Renal Mass Biopsy
Indications, Risks, Technical Aspects and Future Trends

肾 脏 肿 块 活 检
风险、技术与展望

原著 ［美］Raymond J. Leveillee 　　［美］Merce Jorda 　　主译 姚旭东

中国科学技术出版社
·北 京·

图书在版编目（CIP）数据

肾脏肿块活检：风险、技术与展望 /（美）雷蒙德·J.莱维利（Raymond J. Leveillee），（美）梅西·乔达（Merce Jorda）原著；姚旭东主译 . — 北京：中国科学技术出版社，2023.8
书名原文：Renal Mass Biopsy: Indications, Risks, Technical Aspects and Future Trends
ISBN 978-7-5046-9994-7

Ⅰ.①肾… Ⅱ.①雷… ②梅… ③姚… Ⅲ.①肾肿瘤—活体组织检查 Ⅳ.① R737.114

中国国家版本馆 CIP 数据核字 (2023) 第 039063 号

著作权合同登记号：01-2022-5730

First published in English under the title
Renal Mass Biopsy: Indications, Risks, Technical Aspects and Future Trends
edited by Raymond J. Leveillee, Merce Jorda
Copyright © Springer Nature Switzerland AG 2020
This edition has been translated and published under licence from Springer Nature Switzerland AG.
All rights reserved.

策划编辑	宗俊琳　郭仕薪
责任编辑	延　锦
文字编辑	弥子雯
装帧设计	佳木水轩
责任印制	徐　飞

出　　版	中国科学技术出版社
发　　行	中国科学技术出版社有限公司发行部
地　　址	北京市海淀区中关村南大街 16 号
邮　　编	100081
发行电话	010-62173865
传　　真	010-62179148
网　　址	http://www.cspbooks.com.cn

开　　本	889mm×1194mm　1/16
字　　数	236 千字
印　　张	10.5
版　　次	2023 年 8 月第 1 版
印　　次	2023 年 8 月第 1 次印刷
印　　刷	北京盛通印刷股份有限公司
书　　号	ISBN 978-7-5046-9994-7/R·3022
定　　价	138.00 元

译者名单

主 译 姚旭东

译 者 （以姓氏笔画为序）

王光春　车建平　许云飞

李　伟　杨扶涵　吴鹏飞

张俊峰　张海民　陈祎骉

罗　明　顾闻宇　鄢　阳

内容提要

本书引进自 Springer 出版社，由国际知名的泌尿外科专家 Raymond J. Leveillee 联合相关病理学和影像学专家共同编写，是一部系统阐述肾脏肿块活检适应证、风险、技术及未来发展趋势的最新国际权威指南，凝聚了泌尿外科、病理科、放射诊断科等各学科权威专家的智慧与经验，反映了当前对肾脏肿块活检临床认知的最高水平。全书共 12 章，从肾脏肿块活检的历史发展认识谈起，介绍了其适应证演变及对临床决策的影响，重点详述了活检技术的优化进程、导航 / 靶向工具的发展、经皮肾活检的临床应用，并从病理学家的角度阐述了对肾脏肿块组织活检的认识与各型肾肿瘤的解读，同时综述了新型技术（如热消融、激光共聚焦内镜等）在肾脏肿块活检中应用的发展趋势。本书内容全面系统，紧跟当今发展前沿，可为从事临床一线工作的泌尿外科医生、病理科医生及肾脏肿瘤患者提供巨大帮助。

译者前言

　　对于肾脏肿块是否需要穿刺活检，业界一直存有争议。*Renal Mass Biopsy: Indications, Risks, Technical Aspects and Future Trends* 一书从肾脏肿块活检的作用演变开始，详细介绍了肾脏肿块活检的发展历程、临床意义、病理诊断和临床预后等理论及实践知识。通过肾脏肿块活检是否可以改善结局、活检对临床决策的影响，以及肾脏小肿块管理中的成本等问题的提出，回顾了肾脏活检的真实临床状况，分析了肾脏活检临床机制及其利弊，进一步总结了活检在肾脏肿瘤诊疗评估中的实际意义。其中的新穿刺技术、优化导航定位工具、共聚焦激光内膜镜检查等，为读者展示了肾穿刺的最优手段可以达到的最佳病理学结果。这些新型技术着眼于肾脏肿块活检未来的趋势与发展，可以确定该手段精准诊疗的临床价值。

　　Raymond J. Leveillee 教授是世界知名的泌尿外科专家，其编写的这部 *Renal Mass Biopsy: Indications, Risks, Technical Aspects and Future Trends*，共 12 章，内容全面系统，细节讲解清晰，图表精当准确，贴近临床工作实际，是一部非常实用的肾脏肿块穿刺教科书，代表了肾脏肿瘤学的最新动态和前沿水平。

　　参与本书翻译工作的译者均为同济大学附属第十人民医院泌尿外科一直从事临床一线工作的中青年医师。他们在 COVID 大流行期间，在积极防控之余，认真编译，为本书中文版早日与广大读者见面付出了巨大的努力和辛勤的汗水，在此表示衷心的感谢！

　　尽管翻译过程中我们反复斟酌，希望能够准确表达原著者本意，但由于中外术语规范及语言表达习惯有所差异，中文翻译版中可能存在一些疏漏或欠妥之处，恳请各位学界前辈、同仁及读者批评指正！

原著前言

传统的智慧并不总是明智的。

E. Stearns, Esq.

医学教育的变化往往跟不上医学发展的步伐。我在医学院学习和在泌尿科做住院医师期间，一直被告知绝不能对肾脏肿块进行活检。当然，其中的原因很多，包括活检技术不可靠，以及存在癌症扩散、出血、手术区域改变的风险，当时的认知是没必要让患者经历这些风险。关于本书，我邀请了来自行业、学术和社区外科实践的许多同事，以及几位对泌尿系统肿瘤特别感兴趣的病理学家来权衡这些问题。本书旨在消除其中一些过时的观念，让读者从经济、科学、技术和医疗决策方面的权威专家那里获得有关肾脏肿块活检适应证的真实观点，对符合适应证的患者提供咨询和医疗决策方面的帮助。本书非常适合执业泌尿科医生、肾病科医生、放射科医生和病理学家。对于住院医师、医师助理、护士、医学生和相关领域的研究员来说，本书也是一种更好地去了解这一特定医学挑战所涉及争议的良好资源。

我花费了大量时间和精力才使本书顺利出版。我要感谢 Springer 出版社的编辑及团队，特别是 Stephanie Frost 女士，感谢她不断的鼓励和温柔的敦促，帮助我完成了对医学教育这一独特且重要的贡献。

Raymond J. Leveillee
Boynton Beach, FL, USA

献　词

感谢我挚爱的妻子 Tracy 和我们的孩子 Gabrielle、Lucas 和 Delaney 长久以来的鼓励和支持，使我可以顺利完成编写工作。特别感谢我敬爱的朋友和同事 Vladimir Mouraviev 博士，但不幸的是，他因疾病永远地离开了我们。他一直致力于帮助患者和推进医学教育的发展，直到生命的尽头。感谢杰出的先驱 Morgan W. Nields，他为成像和软组织活检工作的进步做出了重要贡献，他拥有开明的企业家精神，是临床医生、科学家、工程师、投资者和行业之间的优秀联络人。感谢 Morgan 和 Vladimir 对本书做出的巨大贡献，谨以此书献给他们，并纪念他们对医学教育和研究的奉献精神。

目　录

第1章　肾脏肿块活检的角色演变：传说、现实和错误观念
Evolving Role of Renal Mass Biopsy: Myths, Facts, and Misconceptions

J. Stuart Wolf Jr.　著

车建平　译

尽管肾脏肿块活检（renal mass biopsy，RMB）的准确性和安全性有所提高，对于肾脏小肿块的处理提供了治疗前的诊断信息，但 RMB 在该情况下的应用比例仍然很低。一项 1992—2007 年的监测、流行病学和最终医疗保险数据结果回顾表明，在 24 702 例诊断为肾细胞癌的患者中，只有 20.7% 的患者在治疗前接受了 RMB[1]。即使是最大径≤4cm，由于在这种情况时良性病变概率大，是 RMB 的最佳指征，其应用率也仅为 21.1%。随着时间的推移，RMB 的应用确实有所增加，但即使在本研究的最后 1 年（2007 年），这一概率也仅为 30%。

RMB 的应用阻力主要基于历史先例。在频繁偶然发现小肾肿块之前的几年中，大多数肾脏肿块是在大且有症状时发现的。这些病变发生恶性肿瘤的可能性非常高，因此旨在检测出良性肿块的诊断性检测应用需求有限。再加上细针穿刺的准确性不高（这是 RMB 早期使用的主要技术），导致人们对 RMB 普遍持轻视态度。

然而，目前大多数肾脏肿块都是在体积很小的情况下偶然发现的。较小的病变更倾向于良性。对于最大径≤4cm 的肾脏肿块，约 25% 为良性[2]。与之相应的是，由于 RMB 的应用率低，大约 25% 的部分肾切除术后病理结果为良性[3-6]。按贝叶斯理论，在假定为恶性肿瘤的手术中结果发现 25% 的良性病变相当于 25% 的假阳性率。考虑到避免错误地预测病变为良性，而实际上病变为恶性（假阴性），一定程度的假阳性是可以接受的。现在的问题是 25% 的假阳性率是否合适，因为目前的技术可以用来预测术前肾脏病变的性质，并且可以降低假阳性率和假阴性率。本章认为，在这些技术中，RMB 是优越的，在多数最大径≤4cm 的肾脏肿块的患者中，应考虑常规 RMB。

反对使用 RMB 的人通常提出以下四个理由。

(1) RMB 没有用，因为病变近乎都是恶性。

(2) RMB 是没有必要的，因为非侵入性技术足够确定恶性肿瘤的风险。

(3) RMB 不安全。

(4) RMB 不准确。

所有这些都是需要推翻的谬论。

一、肿块很可能是恶性肿瘤

这句话的意思是，肾脏实性肿块作为癌症的阳性预测值已经很高了，因此没有必要进行额外的检测。这对于非常大的肾脏肿块是正确的，但是最大径≤4cm 的肿块，约25% 为良性（如上所述）[2]。此外，在恶性肾脏肿块中，只有约20% 具有侵袭性[7]。事实上，在所有患肾脏恶性肿瘤的患者中，最大径≤4cm 时，5 年癌症特异性生存率为95%[8]。这个数字包括有转移的患者。如果我们将评估局限性肾癌且无转移的患者，那么≤4cm 的肾恶性肿瘤患者的 3 年转移风险仅为1%[9]。显然，对于最大径≤4cm 肾脏肿块，认为病变很可能是恶性肿瘤需要治疗而无须进一步评估是不准确的。25% 的假阳性率是目前许多肾部分切除术中良性病变的发生率，这个数字是过度的，任何有助于降低假阳性率的技术（只要不会将假阴性率增加到不可接受的程度）都应该考虑。实际上，RMB 具有这种能力。图 1-1 显示，在密歇根大学，RMB 已经常规实践多年，仅仅超过 10% 的

肾部分切除是良性疾病。

二、无创技术可准确判断恶性肿瘤风险

放射学和非侵入性获得的生物标志物在预测肾脏小肿块的良恶性能力方面已经取得了令人印象深刻的进步。尽管如此，它们仍然不如 RMB 那么准确。最近的一项系统性回顾和 Meta 分析显示，即使使用先进的磁共振成像技术，对良恶性肾脏病变进行分辨的敏感性和特异性也只有 86% 和 78%[10]。此外，区分肾癌的亚型也很重要，因为亚型的生物学特征可以帮助作出精细的处理决策。RMB 在确定肾癌组织学类型方面的准确率超过 90%[11, 12]。确实，放射学检查可以相当准确地区分乳头状肾细胞癌和肾透明细胞癌[13]，以及区分肾嗜酸细胞瘤和肾透明细胞癌[14]。但是，其不能可靠地区分乳头状肾细胞癌的亚型[15, 16]，而且由于 Ⅰ 型乳头状肾细胞癌通常是惰性的，但 Ⅱ 型乳头状肾细胞癌与不良预后相关，这是一个重要的区别。此外，放射学检查不能可靠地区分肾透明细胞癌的

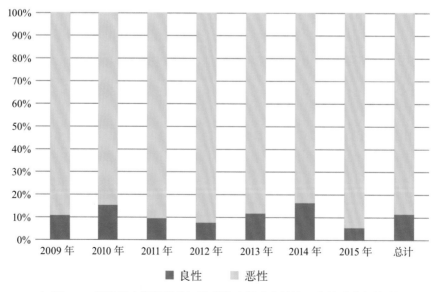

▲ 图 1-1　密歇根大学肾部分切除术治疗肾脏小肿块：良性肿瘤年检率

级别[10]。使用非侵入性获得的生物标志物是一个最新的进展。生物标志物可以从尿液或血液中获得。当然，这是一个令人振奋的检测方法，但目前的文献并不支持其常规临床应用[17, 18]。

三、肾脏肿块活检不安全

这是关于 RMB 的最错误的传言。历史上，人们一直关注出血和其他主要并发症的风险，也担心在针道内植入肾癌细胞的风险。一项最近的文献系统回顾表明，其直接并发症发生率包括血肿（4.9%）、临床显著疼痛（1.2%）、血尿（1.0%）、气胸（0.6%）和出血（0.4%）[11]。主要并发症（Clavien3 级或更高）只发生在＜1% 的病例中[11]。预计 RMB 肿瘤种植风险＜0.01%[19]。自从操作者采用 RMB 同轴技术（用外鞘保持通道）以来，仅有零星的针道播种病例报道[20-24]。虽然有时在进行肾部分切除术时，会发现与活检相关的小的肾周血肿，但根据作者的经验，这点很少改变手术过程。

四、肾脏肿块活检结果不准确

虽然 RMB 的准确性在过去可能是一个问题，但以前的技术是使用细针抽吸，而现在使用的是通过外鞘的同轴穿刺活检技术，其准确性要高得多。根据最新的系统综述报道，RMB（使用穿刺活检，而不是细针穿刺）的敏感性和特异性分别为 98%～99% 和 96%～99%[11, 12]。通过计算测试概率，我们得出了 1%～4% 的假阳性率[11, 12]。假阴性率是 RMB 的最大问题，当 RMB 作为一个孤立的检查时，假阴性率最高可达约 27%[11]。下面将更深入地讨论假阴性率的问题。出现不确定结果（无法诊断）的 RMB 的可能性为

8%～14%[11, 12]。由于单次 RMB 的确诊率仅比重复 RMB 略低[11, 25]，在初次 RMB 不能确诊的情况下，重复 RMB 策略可以在 95% 以上的病例中提供可靠的组织学结果。

在描述 RMB 的准确性时，另一个细微差别不仅是用于确定恶性与良性，而且也用于确定高风险和低风险癌症。如果 RMB 能在这里提供只有中等准确的预测信息，它的有用性也将大大增强。密歇根大学的数据表明，结合基于肿瘤大小的处理策略，RMB 对高风险和低风险癌症的敏感性和特异性分别为 96% 和 100%。在 Halverson 及其同事的研究中[26]，151 例最大径 4cm 以下肾脏肿块的患者接受了肿块切除术，术前都进行了 RMB，他们对这些患者进行了回顾性研究。密歇根大学的处理策略在本研究中进行了相应的简化（图 1-2）。RMB 结果分为良性、低度恶性、中度恶性和高度恶性四组（表 1-1）（高度恶性组中的"其他"包括国际泌尿病理学分类学会中的各种病理亚型）。对低度恶性的肿块进行积极监测。对 RMB 显示恶性程度较高的肿块进行治疗。如果肿块最大径＜2cm，则对中度恶性肿瘤患者进行监测，如果肿块最大径为 2～4cm，则进行治疗。事实上，所有这些肿块都被切除了。这项回顾性研究是一个"思维实验"，目的是评估活检加上这种处理策略是否足够可靠，是否能够准确地做出这种区分。为了评估这一点，作者将 RMB 上的病理与手术标本上的病理进行了比较。他们按照 RMB 病理学的指导确定了处理的组别，然后使用最终病理学确认了处理分组的适当性。151 例活检中，14 例不确定，4 例良性。这 18 名患者被排除在后续分析之外，剩下 133 名患者纳入研究。在 133 名采用 RMB 病理学进行监测的患者中，29 名患者的最终

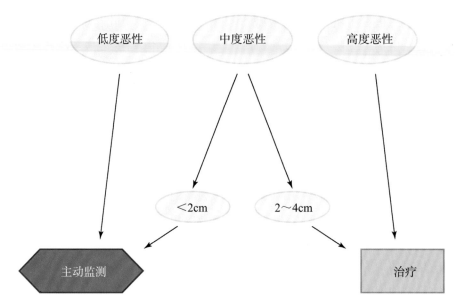

▲ 图 1-2　基于大小和 RMB 结果的肾脏小肿块处理策略 [26]

风险群体见表 1-1（经 Copyright Clearance Center，Inc. 传达，经许可转载自 Halverson et al. [26]，©2013 Elsevier 版权所有）

手术病理证实有 25 名患者的分配是正确的，但有 4 名患者的最终手术病理学比 RMB 所评估的更差，应该分配在治疗组。在 133 名接受治疗的患者中，有 104 名患者的治疗方案被证实是正确的。因此，RMB 对治疗的敏感性为 96%（104/108）。RMB 监测的特异性为 100%（25/25）。治疗的阳性预测值也为 100%（104/104）。唯一值得关注的参数是监测的阴性预测值，为 86%（25/29）。

表 1-1　组织学风险组

风险组	组织学类型
良性	血管平滑肌脂肪瘤，嗜酸细胞瘤，纤维瘤等
低度恶性	肾嫌色细胞癌，Fuhrman Ⅰ级乳头状Ⅰ型
中度恶性	Fuhrman Ⅰ级或Ⅱ级透明细胞，Fuhrman Ⅱ级乳头状Ⅰ型，嗜酸细胞或未另行指定的乳头状分型
高度恶性	Fuhrman Ⅲ级或Ⅳ级透明细胞乳头状Ⅱ型，尿路上皮、未分类、肉瘤样或其他

为了解决前述的内容，即放射学检查可能足以确定风险分组，并且 RMB 不会增加重要的新信息，作者将基于 RMB 的管理策略与仅涉及放射学检查大小的处理方法进行了比较。为了进行比较，他们将最大径＜2cm 的 31 名患者分配到监测组，将最大径为 2～4cm 的 102 名患者分配到治疗组。采用这一策略，31 例接受监测的患者中有 9 例在最后的手术标本中检出为恶性。使用 RMB 处理策略时，这个队列中只有 4 名患者呈恶性表现。此外，使用一个单独的基于大小的标准，102 个接受治疗的患者中有 3 个在最终病理上是低度恶性肿瘤，不需要治疗。而使用基于 RMB 的处理策略，没有患者遭受这种命运。

应用 R.E.N.A.L 评分是对单纯利用影像学大小预测恶性肿瘤的一种改进。R.E.N.A.L 评分使用肿瘤的五个特征（大小、深度和三个位置的度量）对肾肿瘤的解剖特征进行可重复的分类 [27]。Kutikov 及其同事 [28] 设计了基于年龄、性别和 R.E.N.A.L 评分的列线图，以预测良性和恶性肾脏肿块，并预测有低度恶性和高度恶性的肾癌。使用密歇根大学的肾脏小肿块数据库，Osaaa 和 Associates[29] 将基于 RMB 和大小[26] 的上述处理策略与基于年龄、性别和 R.E.N.A.L 评分的 Kutikov 和 Associates[28] 的列线图进行比较。与年龄 – 性别 – 肾功能列线图相比，RMB- 尺寸策略在最终病理中与恶性肿瘤的相关性更大（分别为 29% 和 99%），并且在预测最终病理中的高危因素方面更为优越（分别为 61% 和 67%）。最后，增加年龄、性别和 R.E.N.A.L 评分测定得分并没有改善 RMB 尺寸策略[30]。

前面提到，RMB 最大的可靠性是假阴性结果率。在 RMB 的情况下，假阴性可能被定义为错误地确定是良性疾病，而实际上是恶性疾病的患者人数。实际操作中，更为有用的是将假阴性定义为错误分配到监测组（基于预测为良性或小的低危肿瘤）患者的数量，事实上这部分患者的病理结果更适合干预。在密歇根大学的两个系列[26, 29] 中，使用该定义的 RMB 的假阴性率（与大小调整的管理算法相结合）分别为 14% 和 17%。帮助我们确定假阴性的重要性的一个重要考虑是，是否能够挽救那些被错误地分配到监测的患者。一段时间的监测是否会使患者在随后进行干预时面临更糟糕的结果？如果可以在不影响结果的情况下，鉴别出错误地分配给监测的不良病理患者，并将其转为延迟干预，那么假阴性的危险就可以减轻。为了解决这个问题，对密歇根大学肾脏小肿块数据库中 495 例最大径 4cm 并接受治疗的患者进行了回顾性研究[31]。其中早期干预 376 例，延迟干预 119 例。作者评估了对不良病理学的影响，定义为 III 级或 IV 级肾透明细胞癌、II 型乳头状癌、未分类癌或其他高危类型。多变量 logistic 回归分析比较早期干预组和延迟干预组的差异。评估因素包括年龄、性别、种族、体重指数、初始肿瘤大小和活检结果。部分肾切除术和根治性肾切除术的发生率相似，表明一段时间的监测并没有降低进行保留肾单位手术的能力。此外，延迟干预与不良病理发生率的增加无关。这些发现表明，我们可以挽救被错误地分配到监测的患者，这在一定程度上减轻了人们对 RMB 假阴性的担忧。

总之，肾脏小肿块不超过最大径为 4cm 的肿瘤通常是惰性的，基于良性或非侵袭性恶性肿瘤，因此有必要采取诊断措施来改善风险评估。目前的非侵入性技术不足以进行风险评估，因此应考虑 RMB。RMB 具有良好的安全性记录，在敏感性、特异性和阳性预测值方面具有良好的性能特征。RMB 在负预测值方面的表现是 RMB 面临的一个重要问题；在约 15% 的患者中，RMB 会错误地认为监测是适当的，而实际不随访后发现其病理结果更适合干预。幸运的是，这些患者可以被识别出来，并在不影响结果的情况下改行延迟干预。

现在，反对使用 RMB 的观点已经失败，我们将重点阐述实施 RMB 的理由。实施 RMB 有以下三个主要好处。

(1) RMB 有助于避免良性或非侵袭性肿瘤的干预。

(2) 如果发现意外的恶性肾恶性肿瘤，RMB 可改变治疗方案。

(3) RMB 可以为医生和患者提供更多关于主动监测管理计划的保证。

五、避免良性或非侵袭性肿瘤的手术干预及改变侵袭性肿瘤的治疗方式

密歇根大学的另外一项研究证实，RMB 活检与良性或非侵袭性肿瘤过度治疗的避免及侵袭性恶性肿瘤的积极处理有关联 [32]。在最大径<4cm 的 854 例肾脏肿块中，366 例接受了 RMB，488 例未接受活检。854 例中的 393 例的初始处理方式为主动监测，49 例进行了消融治疗，275 例接受了肾部分切除术，37 例进行了根治性肾切除。对其初始治疗决策进行了多变量回归分析，分析了手术干预与主动监测，也涵盖了干预的方式。评估的影响因素包括年龄、性别、种族、体重指数、初始肿瘤大小及活检结果（图 1-3）。在年龄段为 55—75 岁的患者中（图 1-4），更差的 RMB 结果与根治性肾切除的增长率有关（相对于消融治疗或肾部分切除术）。附加分析建议 RMB 的最大应用是在 55—75 岁而肿瘤直径在 2～4cm 的患者群体。

六、肾脏肿块活检可能有利于持续主动监测

一项合理的对于 RMB 的支持观点是，RMB 可以对肾脏肿块的性质提供更多的保证，提高了患者对主动监测的接受度，以及增加了泌尿外科医生对于主动监测的自信。许多患者由于一些客观因素而接受了延迟的干预，如肿块快速生长、增长超过了一定尺寸或者发生了一些其他的影像学特征的变化。但是，对于肿块性质的不确定性也发挥了一定作用，许多患者停止主动监测并由于一些主观原因 [33, 34] 而进行了延迟的干预。为评估 RMB 在维持主动监测中的作用，对于密歇根大学在 2009—2011 年的直径<4cm 的肾脏肿块而初始进行主动监测的 118 例患者进行了回顾性再评估 [35]。只有影像学随访超过 5 个月（除非受限于非预期死亡或干预）的患者纳入研究，平均影像学随访时间是 29.5 个月，对于延迟干预进行了多因素分析。最初肿瘤直径>2cm 及更快的增长速度的患者干预风险增加。接受

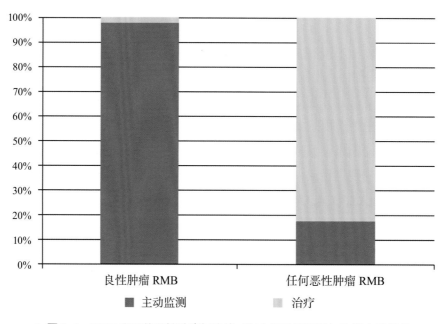

▲ 图 1–3　**RMB 发现的恶性肿瘤与治疗（与主动监测相反）比例上升相关**

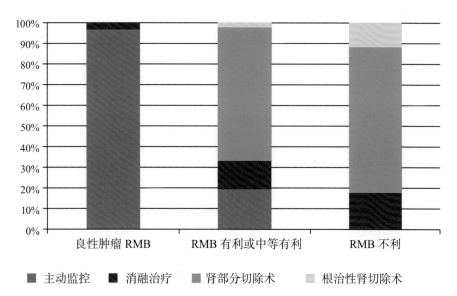

▲ 图 1-4　在 55—75 岁的患者中 RMB 发现的更差的病理类型与根治性肾切除治疗（与消融治疗或肾部分切除相反）比例上升相关

RMB 不影响维持主动监测的比例。严格来说，即使是常规进行 RMB 的密歇根大学，RMB 也不是最大限度在应用。只用于在主动监测和干预及干预类型之间做决定，但是对于维持患者主动监测方面没有帮助。

尽管对于常规应用 RMB 的多少有很激烈的争论，但 RMB 的应用只会逐渐增多，其价值也会愈发明显。Morgan 及其同事[36]已经发表了他们的最初经验，关于细胞增殖周期评分来预测临床局限性肾癌进行根治性肾切术后的结果。细胞增殖周期评分是一个基于 46 个 RNA 表达基因，可以从石蜡切片组织获得。这是一个经过证实的可以预测前列腺癌的癌症特异性死亡风险的预后指标。细胞增殖周期评分与 Karakiewicz 列线图（由一系列临床参数组成的评分，用于肾癌肿瘤特异性死亡的预测）相比较后，产生了组合 Karakiewicz- 细胞增殖周期评分。细胞周期增殖评分的评分截尾值，以及这些截尾值与 Karakiewicz 列线图的最佳组合，是从一个中心治疗的 303 名患者的资料中得出的，然后使用另一个中心治疗的 345 名患者的资料进行确认。细胞周期增殖评分是复发和癌症特异性死亡率的独立预测因子，即使在使用基线列线图调整临床变量后也是如此。Karakiewicz- 细胞周期综合评分将患者分为低风险和高风险两类，分别具有 99% 和 84% 的癌症特异性生存概率。可以从 RMB 组织中获得细胞周期增殖评分，并可能提高 RMB 的预后准确性。

综上所述，规避 RMB 的理由是薄弱的，而实施 RMB 的理由是充分的。RMB 是一种安全、准确的技术，是目前除切除术外确定肾脏肿块性质最有效的技术。当 RMB 提供的额外诊断信息有用的情况下，应考虑施行 RMB，这与当代局限性肾癌处理指南中的建议一致[37, 38]。对于某些极端情况下的患者，RMB 的用处不大，如肾肿块较小而有并发症的患者。只有少数高度恶性肿瘤才会对其造成威胁，或者预期寿命较长但肾肿块较大的患者，漏诊恶性肿瘤是始终存在的风险。除此之外，对于许多患者，尤其是 55—75 岁、肿块大小为 2～4cm 的患者，应常规提供 RMB。

参 考 文 献

[1] Leppert JT, Hanley J, Wagner TH, Chung BI, Srinivas S, Chertow GM, et al. Utilization of renal mass biopsy in patients with renal cell carcinoma. Urology. 2014;83(4):774–80.

[2] Frank I, Blute ML, Cheville JC, Lohse CM, Weaver AL, Zincke H. Solid renal tumors: an analysis of pathological features related to tumor size. J Urol. 2003;170(6):2217–20.

[3] Lane BR, Gill IS. 5–year outcomes of laparoscopic partial nephrectomy. J Urol. 2007;177(1):70–4.

[4] Murphy AM, Buck AM, Benson MC, McKiernan JM. Increasing detection rate of benign renal tumors: evaluation of factors predicting for benign tumor histologic features during past two decades. Urology. 2009;73(6):1293–7.

[5] Jeon HG, Lee SR, Kim KH, Oh YT, Cho NH, Rha KH, et al. Benign lesions after partial nephrectomy for presumed renal cell carcinoma in masses 4 cm or less: prevalence and predictors in Korean patients. Urology. 2010;76(3):574–9.

[6] Johnson DC, Vukina J, Smith AB, Meyer A–M, Wheeler SB, Kuo T–M, et al. Preoperatively misclassified, surgically removed benign renal masses: a systematic review of surgical series and United States population level burden estimate. J Urol. 2015;193(1):30–5.

[7] Thompson RH, Kurta JM, Kaag M, Tickoo SK, Kundu S, Katz D, et al. Tumor size is associated with malignant potential in renal cell carcinoma cases. J Urol. 2009;181(5):2033–6.

[8] Nguyen MM, Gill IS. Effect of renal cancer size on the prevalence of metastasis at diagnosis and mortality. J Urol. 2009;181(3):1020–7.

[9] Thompson RH, Hill JR, Babayev Y, Cronin A, Kaag M, Kundu S, et al. Metastatic renal cell carcinoma risk according to tumor size. J Urol. 2009;182(1):41–5.

[10] Kang SK, Zhang A, Pandharipande PV, Chandarana H, Braithwaite RS, Littenberg B. DWI for renal mass characterization: systematic review and meta–analysis of diagnostic test performance. Am J Roentgenol. 2015;205(2):317–24.

[11] Patel HD, Johnson MH, Pierorazio PM, Sozio SM, Sharma R, Iyoha E, et al. Diagnostic accuracy and risks of biopsy in the diagnosis of a renal mass suspicious for localized renal cell carcinoma: systematic review of the literature. J Urol. 2016;195(5):1340–7.

[12] Marconi L, Dabestani S, Lam TB, Hofmann F, Stewart F, Norrie J, et al. Systematic review and meta–analysis of diagnostic accuracy of percutaneous renal tumour biopsy. Eur Urol. 2016;69(4):660–73.

[13] Sun MRM, Ngo L, Genega EM, Atkins MB, Finn ME, Rofsky NM, et al. Renal cell carcinoma: dynamic contrast–enhanced MR imaging for differentiation of tumor subtypes—correlation with pathologic findings. Radiology. 2009;250(3):793–802.

[14] Gorin MA, Rowe SP, Baras AS, Solnes LB, Ball MW, Pierorazio PM, et al. Prospective evaluation of ^{99m}Tc–sestamibi SPECT/CT for the diagnosis of renal oncocytomas and hybrid oncocytic / chromophobe tumors. Eur Urol. 2016;69(3):413–6.

[15] Egbert ND, Caoili EM, Cohan RH, Davenport MS, Francis IR, Kunju LP, et al. Differentiation of papillary renal cell carcinoma subtypes on CT and MRI. Am J Roentgenol. 2013;201(2):347–55.

[16] Young JR, Coy H, Douek M, Lo P, Sayre J, Pantuck AJ, et al. Type 1 papillary renal cell carcinoma: differentiation from Type 2 papillary RCC on multiphasic MDCT. Abdominal Radiol. 2017;42(7):1911–8.

[17] Takacova M, Bartosova M, Skvarkova L, Zatovicova M, Vidlickova I, Csaderova L, et al. Carbonic anhydrase IX is a clinically significant tissue and serum biomarker associated with renal cell carcinoma. Oncol Lett. 2013;5(1):191–7.

[18] Morrissey JJ, Mellnick VM, Luo J, Siegel MJ, Figenshau RS, Bhayani S, et al. Evaluation of urine aquaporin–1 and perilipin–2 concentrations as biomarkers to screen for renal cell carcinoma: a prospective cohort study. JAMA Oncol. 2015;1(2):204–12.

[19] Herts BR. Imaging guided biopsies of renal masses. Curr Opin Urol. 2000;10(2):105–9.

[20] Mullins JK, Rodriguez R. Renal cell carcinoma seeding of a percutaneous biopsy tract. Can Urol Assoc J. 2013;7:E176–9.

[21] Viswanathan A, Ingimarsson JP, Seigne JD, Schned AR. A single–centre experience with tumour tract seeding associated with needle manipulation of renal cell carcinomas. Can Urol Assoc J. 2015;9(11–12):E890–E3.

[22] Soares D, Ahmadi N, Crainic O, Boulas J. Papillary renal cell carcinoma seeding along a percutaneous biopsy tract. Case Rep Urol. 2015;2015:925254.

[23] Chang DTS, Sur H, Lozinskiy M, Wallace DMA. Needle tract seeding following percutaneous biopsy of renal cell carcinoma. Korean J Urol. 2015;56(9):666–9.

[24] Andersen MFB, Norus TP. Tumor seeding with renal cell carcinoma after renal biopsy. Urol Case Rep. 2016;9:43–4.

[25] Richard PO, Jewett MAS, Bhatt JR, Kachura JR,

Evans AJ, Zlotta AR, et al. Renal tumor biopsy for small renal masses: a single-center 13-year experience. Eur Urol. 2016;68(6):1007–13.

[26] Halverson SJ, Kunju LP, Bhalla R, Gadzinski AJ, Alderman M, Miller DC, et al. Accuracy of determining small renal mass management with risk stratified biopsies: confirmation by final pathology. J Urol. 2013;189(2):441–6.

[27] Kutikov A, Uzzo RG. The R.E.N.A.L. nephrometry score: a comprehensive standardized system for quantitating renal tumor size, location and depth. J Urol. 2009;182(3):844–53.

[28] Kutikov A, Smaldone MC, Egleston BL, Manley BJ, Canter DJ, Simhan J, et al. Anatomic features of enhancing renal masses predict malignant and high-grade pathology: a preoperative nomogram using the RENAL nephrometry score. Eur Urol. 2011;60(2):241–8.

[29] Osawa T, Hafez KS, Miller DC, Montgomery JS, Morgan TM, Palapattu GS, et al. Comparison of percutaneous renal mass biopsy and R.E.N.A.L. nephrometry score nomograms for determining benign vs malignant disease and low-risk vs high-risk renal tumors. Urology. 2016;96:87–92.

[30] Osawa T, Hafez KS, Miller DC, Montgomery JS, Morgan TM, Palapattu GS, et al. Age, gender and R.E.N.A.L. nephrometry score do not improve the accuracy of a risk stratification algorithm based on biopsy and mass size for assigning surveillance versus treatment of renal tumors. J Urol. 2016;195(3):574–80.

[31] Hawken SR, Krishnan NK, Ambani SN, Montgomery JS, Caoili EM, Ellis JH, et al. Effect of delayed resection after initial surveillance and tumor growth rate on final surgical pathology in patients with small renal masses (SRMs). Urol Oncol. 2016;34(11):486. e9–e15.

[32] Montgomery JS, Krishnan NK, Hawken SR, Ambani SN, Morgan TM, Hafe KS, et al. Renal mass biopsy influences the management of small renal masses [MP21–2]. J Endourol. 2015;29:A162.

[33] Crispen PL, Viterbo R, Fox EB, Greenberg RE, Chen DYT, Uzzo RG. Delayed intervention of sporadic renal masses undergoing active surveillance. Cancer. 2008;112(5):1051–7.

[34] Pierorazio PM, Johnson MH, Ball MW, Gorin MA, Trock BJ, Chang P, et al. Five-year analysis of a multi-institutional prospective clinical trial of delayed intervention and surveillance for small renal masses: the DISSRM registry. Eur Urol. 2015;68(3):408–15.

[35] Ambani SN, Morgan TM, Montgomery JS, Gadzinski AJ, Jacobs BL, Hawken S, et al. Predictors of delayed intervention for patients on active surveillance for small renal masses: does renal mass biopsy influence our decision? Urology. 2016;98:88–96.

[36] Morgan TM, Mehra R, Tiemeny P, Wolf JS Jr, Wu S, Sangale Z, et al. A multigene signature based on cell cycle proliferation improves prediction of mortality within 5 yr of radical nephrectomy for renal cell carcinoma. Eur Urol. 2018;73(5):763–9.

[37] Ljungberg B, Bensalah K, Canfield S, Dabestani S, Hofmann F, Hora M, et al. EAU guidelines on renal cell carcinoma: 2014 update. Eur Urol. 2015;67(5):913–24.

[38] Campbell S, Uzzo RG, Allaf ME, Bass EB, Cadeddu JA, Chang A, et al. Renal mass and localized renal cancer: AUA guideline. J Urol. 2017;198(3):520–9.

第2章 肾脏肿块活检对预后及临床决策的影响

Can Renal Mass Biopsy Improve Outcomes? Impact on Clinical Decision-Making

Brian T. Kadow　Jeffrey John Tomaszewski　Miki Haifler　Alexander Kutikov 著

鄢 阳 译

一、概述

肾细胞癌是一种常见的恶性肿瘤，2018年美国约有 63 000 人被诊断为肾细胞癌，大约 15 000 名患者死于此疾病，肾细胞癌是美国十大常见癌症之一，美国男性一生中患肾细胞癌的概率为 1/48，而女性为 1/83。过去的十几年中由于 CT 检查的普及使用，偶发性肾肿瘤患者的数量明显增加[1, 2]。

以前，对于临床上局限性的肾细胞癌最常用的治疗手段是根治性肾切除术。近年来，采用保留肾单位的肾部分切除的手术方式越来越多。腹腔镜手术或机器人辅助腹腔镜手术等微创手术也广泛用于根治或肾部分切除术。同时，临床上也逐渐应用消融技术（如冷冻消融、射频消融或微波消融）治疗肾肿瘤[3, 4]。泌尿外科医生也接受了关于肾细胞癌的新观念，可谨慎选择某些患者（小体积的、临床不局限性肾脏肿块）进行动态监测（active surveillance，AS）。

影像学检查中有增强现象的肾实性肿块中 70%～80% 的病例在切除后病理为恶性，而另外 20%～30% 为良性实体，如嗜酸细胞瘤或血管平滑肌脂肪瘤（angiomyolipoma，AML）。事实上，据估计，在美国每年约有 5600 例良性肿瘤采用部分或根治性肾切除术治疗[5]。

由于医学历史的原因和操作技术限制，过去 RMB 的肾肿瘤的临床诊治中的作用有限[6]，近年来对于影像上有增强表现的肾肿块，RMB 已成为一种有用的工具，可以帮助医生进行准确的诊断、精准的风险分层和个体化的临床决策[7, 8]。

本章综述了目前关于 RMB 的临床数据和文献，讨论了 RMB 的安全性和准确性。在临床决策过程中，我们也将深入分析有关 RMB 诊断效能的各种观点。RMB 作用的变化提高了肾脏肿瘤影像学的诊断功能，有助于医生理解肾细胞癌分子生物学的遗传演进。

二、肾脏肿块活检的安全性

随着越来越多的机构在临床实践中使用 RMB，RMB 已经被证明是一种有着低风险不良事件（adverse event，AE）的安全程序。现代活检技术和成像模式及经皮穿刺活检经验的增加，都有助于树立 RMB 卓越的安全形象。现如今需要干预的 RMB 并发症发生率<1%，

一篇包含 5228 名患者的 37 个研究的 Meta 分析评估了 RMB 的安全性，并且报道表明总体并发症风险为 8.1%，其中大多数是 Clavien-Dindo 分级（手术并发症严重分级）1 级，只有 3 名患者的 Clavien-Dindo 分级大于 2 级[7]。

出血是 RMB 最常见的不良事件，患者可能发现有肾周血肿（4.9%）、动静脉瘘（<1%）、肉眼血尿（1%）、血块尿潴留或针刺部位出血（0.4%）[9]。虽然大多数术后出血本质上是无症状和亚临床的，但是需要输血的严重出血事件的发生率在 0%～5%[10]。对输血没有反应的最严重的出血情况可以通过经皮血管栓塞治疗，但是需要这种干预的并发症极其罕见。RMB 的另一个罕见并发症是气胸（<1%）。

沿着穿刺针引起肿瘤播散是一个令人担忧的问题，历史上肿瘤沿导管播散率非常低（<0.01%），以至于被认为是谣言（奇闻轶事）[11, 12]。文献中确实出现了肾细胞癌导管播散的个例，而与透明细胞亚型和乳头状亚型都有关系，而且至少有 3 个病例是使用同轴鞘管技术进行的[7, 13-15]。少数报道的病例证实了肿瘤播散的可能性，但也说明了这种事件极其罕见的概率。肿瘤破裂和随后肾周脂肪溢出是 RMB 的另一个潜在并发症；然而，这一情况对随后的切除或消融影响有限，而且似乎主要是尚未记载的事情。

三、肾脏肿块活检的适应证

RMB 获得肾脏肿块标本进行病理诊断明确是否需要手术切除，如疑似淋巴瘤、转移性癌、感染 / 脓肿、假定不可切除的疾病或需同时进行消融治疗[16]。在靶向治疗时代，对于转移性肾肿瘤患者建议 RMB 活检，在使用酪氨酸激酶抑制药（tyrosine kinase inhibitor,

TKI）进行系统治疗之前确定组织学亚型[17]。

然而，最近 RMB 的相关适应证已扩大到包括选定的肾脏病变较小、有影像增强的患者，以及包括在医学上不适合手术切除或消融治疗但可能受益于系统治疗的患者。在复杂囊性肾病变中 RMB 的作用存在争议且研究较少，Li 等进行了一项前瞻性研究，纳入 32 例 Bosniak ⅡF～Ⅳ级复杂囊性肾病变患者在 CT 引导下接受了细针穿刺抽吸（fine needle aspiration，FNA）活检，11 例（34%）患者根据活检术前诊断为恶性肿瘤，而 21 例（65%）活检未发现肿瘤，26 名患者随后接受了手术切除，21 名患者发现患有恶性肿瘤，5 名患者患有良性囊肿，在最终组织病理学检查发现为恶性肿瘤的 21 名患者中，11 名（52%）术前 FNA 诊断为阴性[18]。虽然 RMB 在复杂肾脏病变中的诊断作用价值有限，但本研究强调了在这种情况下较低的阴性预测值和较高的不可诊断率。

过去几十年，随着 CT 成像技术的应用普及，小体积肾脏偶发癌患者数量也急剧增加，这对临床医生来说是一个诊断和治疗上的挑战，尤其在基础条件差、高危患者中亦是如此。对于小肾癌可应用动态监测的情况越来越多，因为人们已经认识到，这些高风险患者接受手术治疗对于总生存率或癌特异性生存率影响不大[19]。RMB 在 AS 患者的主动监测管理中发挥作用，它可以根据组织学亚型或病理核分级对患者进行风险分层，临床医生必须意识到 RMB 识别这些指标的准确性仍具有局限性。RMB 在临床决策中的作用将在后面的章节中讨论。

RMB 还被用于表现为多灶性或双侧肾脏肿块的患者，因为这些病变在恶性肿瘤、组织学亚型和核分级存在时可能不一致。利用机构特定的登记和监测、流行病学和最终结果计划数据的研究已经表明，双侧同步或不同步肾病变的恶性一致性为 84%～95%，组织学亚型一致性为 93%，核分级一致性为 85%[20, 21]。Simhan 及其同事还发现，在接受手术切除的单侧多灶性肾脏肿块患者中，恶性疾病的一致性为 77.2%，良性疾病的一致性为 48.6%。此外，恶性病变组组织学亚型一致性为 58.8%，核分级一致性为 51.5%[22]。多灶性或双侧肾脏肿块的 RMB 数据可能有助于作出合理的诊疗决策，因为这些病变中有一部分是良性或惰性的，特别是怀疑有良性肾脏肿块综合征（如嗜酸细胞增多症或 Birt-Hogg-Dubé 综合征）的患者。

RMB 的绝对禁忌证包括未纠正的凝血障碍和后续治疗不会改善患者的预期寿命，相对禁忌证包括经皮穿刺困难的肿瘤和穿刺操作的风险超过临床决策获益的肿瘤（表 2-1）。

表 2-1 目前肾脏肿块活检的适应证和禁忌证

适应证	绝对	• 腹部影像不确定的肾脏小肿块 • 可疑的肾脏肿块和已知的肾外恶性肿瘤 • 动态监测或消融治疗候选人中的偶发瘤 • 疑似淋巴瘤 • 确认组织学成功并监测热消融后的复发 • 肾脏肿块和发热性 UTI，可能是脓肿 • 转移性肾肿瘤，选择最佳的生物系统治疗 • 不可切除的累及肾脏的腹膜后肿瘤
	相对	• 单侧 / 双侧多灶性肿瘤 • 孤立肾 • 医学上不适合治疗
	新兴	• 增强的肾脏较小肿块 • 不确定的囊性病变 • 确定转移性肾细胞癌的组织学亚型
禁忌证		• 凝血性疾病（未纠正） • 预期寿命有限，不适合任何类型治疗（手术、消融、药物治疗）的患者

转载自 Tomaszewski 等[16]

四、肾脏肿块活检的准确性

对于具有熟练放射影像医生和病理科医生的诊疗机构中，在 80%～100% 的病例中 RMB 被证明是可诊断的[7-9, 12]。在不能完成病理诊断的标本中，如表现正常肾实质、组织纤维化、坏死组织或组织量不足的标本，建议再次活检，再次穿刺有 80%～100% 的概率可以获得病理诊断。Leveridge 及其同事前瞻性地评估了接受 RMB 的诊断价值，如果初次 RMB 不能诊断，随后进行的再次活检中有 83% 的患者可以确诊[23]。只有不到 10% 的患者被证明是非诊断性的，这表明 RMB 在大多数情况下是可诊断的。需要注意的是，RMB 的准确性依赖于训练有素的放射科医生，他们能够熟练进行经皮活检穿刺。同时需要经验丰富的组织病理学专家和细胞病理学专家，他们在诊断肾脏穿刺病理方面有丰富的经验。如果诊疗小组中缺乏熟练配合的团队，不能诊断及活检不准确的概率会更高。

一些患者的个体因素会影响 RMB 诊断的整体准确率，如肿瘤体积小和皮肤与肾距离较远都会增加穿刺难度。进行 RMB 时，腹侧、上极或肾门周围的肿瘤会明显增加穿刺的难度。此外，囊性病变和高度内生病变在技术上很难取样，活检前必须考虑患者个体因素，穿刺前与进行手术的放射学介入医生的明确活检部位，有助于提升活检的安全性和可行性。

五、穿刺活检与细针穿刺抽吸的对比

RMB 的准确性取决于活检方法，RMB 的两个类别包括经皮穿刺活检（percutaneous core biopsy，PCB）和 FNA。人们普遍认为，由于使用了更小规格的针，FNA 侵入性可能更小，因此可能发生更少的出血（出血为 RMB 最常见的并发症）。然而，多项研究表明，PCB 在诊断准确性方面可能更胜一筹[24]。

分析 118 例接受 RMB 患者诊断的准确性，Schmidbauer 等发现，FNA 在 11% 的活检中是非诊断性的，而只有 3% 的 PCB 证明是非诊断性的。此外还发现，PCB 具有较高的灵敏度（95.2% vs. 90.6%），在确定肾肿瘤组织学亚型（91% vs. 86%）和 Fuhrman 核等级（76% vs. 28%）优于 FNA[25, 26]。

Yang 在一项回顾性研究评估了 PCB 和 FNA 的使用，以确定在同一病变中使用这两种技术进行 RMB 诊断是否优于单独使用这两种方法。当他们将这两种技术结合起来时，他们发现他们的诊断率从 72%～87% 提高到 92%。这导致一些机构同时使用这两种技术来提高诊断率，利用 FNA 来改善针的放置。然而，鉴于加入 FNA 的协同效用有限，目前的欧洲泌尿外科学学会（European Association of Urology，EAU）指南倾向于仅使用 PCB。PCB 在诊断准确性、敏感性、特异性和组织学亚型测定方面明显优于 FNA，PCB 联合或不联合 FNA 是目前的诊疗标准[7]。

六、区分良性和恶性疾病

RMB 能准确区分良性肿瘤和恶性肿瘤，这一点意义重大。因为 RMB 常用于鉴别、恶良性肾脏病变，以避免不必要的手术治疗。目前纳入最多病例的两项 Meta 分析证实，在经验丰富的医疗机构，RMB 对鉴别良恶性肿瘤具有高度敏感性（97.5%～99.7%）和特异性（96.2%～99.1%）[7, 9]。

数项临床研究表明，RMB 对于诊断囊性肾脏病变患者的价值有限。原因之一就是取样困难，因为与实性肿瘤相比，从囊性病变中准确获得组织的代表性样本更加困难。虽然用于诊断囊性肾病变的 RMB 准确性不足，但是两个最大的 RMB Meta 分析评估准确性仍然显示了其具有相当高的敏感性（83.6%）和特异性（98%），表明 RMB 在鉴别囊性肾病变中具有重要的诊断作用[7, 9]。

七、区分组织学亚型

肾细胞癌的组织学亚型是确定肾脏肿块发展的一个已知预后因素，并且可以影响临床决策。某些组织学亚型的肾细胞癌，如肾透明细胞癌，与乳头状 1 型肾细胞癌或肾嫌色细胞癌相比预后较差，后者往往是更惰性的肿瘤。因为靶向治疗的发展是基于每个肾细胞癌亚型信号通路，所以组织学亚型的准确诊断在未来也将变得更加重要。

Marconi 等的一项大型 Meta 分析报道称，在将 RMB 组织学亚型与最终手术组织病理学进行比较时，一致率为 90.3%（IQR=84%～94.4%）[7]。Patel 等的另一项现代 Meta 分析报道一致率为 91.3%～96.5%[27]。在当今最大的单个系列数据中，Richard 及其同事表明，RMB 和随后的手术组织病理学诊断之间有 93% 的一致率[8]。在该系列的 12 例不一致病例中，RMB 上的 5 例肾透明细胞癌被发现为乳头状肾细胞癌或 Xp11 易位肾细胞癌，而 3 例乳头状肾细胞癌最终被分类为血管平滑肌脂肪瘤（肾错构瘤）、肾透明细胞癌或 Xp11 易位肾细胞癌。

良性肾嗜酸细胞瘤与罕见变异型肾细胞癌（如嫌色细胞）在组织病理学上的重叠增加了 RMB 对于该两类患者病理鉴别的难度，RMB 对良性嗜酸细胞瘤的诊断具有重要的临床意义，会让许多患者避免手术，尤其是那

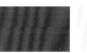

些无症状的小病灶患者。研究对 RMB 准确诊断嗜酸细胞瘤的能力提出了质疑。Patel 及其同事在 2017 年进行的 9 项研究的系统回顾和 Meta 分析显示，在 RMB 上诊断的 48 例嗜酸细胞瘤中，只有 31 例（64.6%）在最终手术病理中被确认为嗜酸细胞瘤[27]。在不一致的诊断中，12.5% 的病变在最终病理上被发现为肾嫌色细胞癌，12.5% 的病变被发现为肾细胞癌的其他变异型［混合嗜酸细胞 / 嫌色细胞癌（6.3%）或乳头状腺瘤（4.2%）］。

RMB 上发现嗜酸细胞瘤时，混合性嗜酸细胞瘤是另一个让人担忧的问题。这种多相肿瘤由良性嗜酸细胞瘤和邻近的恶性肿瘤组成。虽然这种组织学可能在多灶性肿瘤或已知遗传综合征的患者中更常见，但在散发性孤立性肾脏肿块中，混合瘤极为罕见。分析孤立性肾肿瘤患者数据库用于在组织病理学分析中识别具有嗜酸细胞瘤、血管平滑肌脂肪瘤或其他良性病理成分的患者，以确定并存恶性病理的概率。他们发现，在 147 名患者中，只有 4 名（2.7%）患有混合恶性病变。在那些患有混合瘤且在切除后 44 个月的中位随访的患者中，没有患者出现局部或转移性进展[28]。

八、区分 Fuhrman 分级

肾恶性肿瘤的组织学核分级是肾细胞癌的一个重要预后因素，可用于对患者进行风险分层[29]。核分级可能会影响选择患者进行动态监测还是手术干预的决定。不幸的是，RMB 对 Fuhrman 分级的评估通常被认为是不可靠的，活检分级和最终手术组织病理学分级之间经常不一致。

最近对 RMB 进行的一项大型 Meta 分析显示，如果使用四级分级系统（Fuhrman Ⅰ～Ⅳ级），RMB 与组织病理学核分级的中位一致率为 62.5%（IQR=52.1%～72.1%）；如果使用二级分级系统（低级别或高级别）[7]，则为 87%（IQR=71%～98%）。此外，已知在高达 25% 的患者中，肾细胞癌可能存在核分级异质性，这使得精确的核分级更加复杂[30]。这些数据指出 RMB 不能准确识别不同核分裂象区别。

应用基因组生物标志物有可能减少核分级和组织学亚型方面的误差。利用从癌症基因组图谱获得的信息，Wan 及其同事最近开发了一种预测核分级的八基因标记。对 127 名因肾脏肿块行肾切除术的患者进行了离体活检，使用 TCGA 热图数据，该小组确定了 8 个候选基因改变，这些改变被认为是高分级（Fuhrman Ⅲ～Ⅳ级）肾细胞癌的预测。他们将这一特征应用于离体活检标本，发现 RMB 的八个基因标记和最终的高级组织病理学之间有很好的一致性（AUC=0.821）[31]。作者强调了分子表征技术应用于 RMB 的前景，这可以缓解目前 RMB 在准确确定核分级方面的局限性。

九、提高肾脏肿块活检的准确性

虽然 RMB 在确定良性和恶性肾脏病变方面相当准确，但固有的局限性（如采样误差、技术限制和肿瘤内异质性）降低了该程序的整体敏感性。目前已经提出了几种方法来提高 RMB 的敏感性并降低非诊断性活检率，包括多象限肿瘤活检和在 RMB 期间获得的肿瘤组织的分子表征。

Abel 研究了多象限 RMB 的安全性和实用性以降低非诊断性活检的概率，并提高活检和最终组织病理学之间的一致性。他们总共对 116 名患者的 117 个肿瘤进行了 122 次活检。46 例活检采用标准技术进行，其余活检采用多象限方法（来自肿瘤内至少四个单独的实体增强区域的多个穿刺活检）。当采用多象限活检技术时，非诊断率从 10.9% 降至 0%。此外，使用多象限技术识别肉瘤样特征的敏感性更高（86.7% vs. 25.0%）；重要的是，他们注意到多象限活检组的并发症没有增加[32]。

在靶向癌症治疗的时代，基因水平的精确诊断肿瘤特征可能具有重要的治疗意义。目前，RMB 过程中获得的组织分子表征并不常用[33]。然而，多项研究表明利用荧光原位杂交（fluorescence in situ hybridization，FISH）和基因芯片分析提高 RMB 的准确性是有希望的。

Chopra 及其同事研究了表观遗传失调的标志，如 DNA 甲基化改变，试图提高 RMB 的敏感性。在体外环境中，在根治性或肾部分切除术后，从 100 个肾脏肿块中获得 272 个针活检，然后利用 TCGA 甲基化数据，对甲基化模式进行了描述，并建立了一个分类模型来预测良性和恶性肾脏肿块的亚型，DNA 甲基化数据分别被用于正确识别 92% 和 86% 的恶性和良性肿瘤。

Gowrishankar 及其同事对 122 例切除的肾肿瘤进行了体外 FNA 研究，并利用 FISH 评估了 10 种基因改变的得失，这些改变被发现与肾细胞癌的主要组织学亚型有关。他们发现，当运用 FISH，与体外活检相比非诊断率更低（12% vs. 22%）。此外，当组织学和 FISH 数据相结合时，对肾细胞癌组织学亚型的诊断准确率从仅用组织学的 80% 提高到 94%[34]。

十、肾脏肿块活检的应用

（一）对临床决策的影响

RMB 文献中的主要争论之一是活检如何影响临床决策和患者管理。在历史上，RMB 并没有被常规使用，因为大多数偶然发现的肾脏小肿块是在手术切除后发现的肾细胞癌[35]。随着近几十年横断面成像应用的增加，小的肾脏偶发肿块的发现率也急剧增加。虽然根治性肾切除术传统上是肾脏病变的首选治疗方法，但微创手术和消融技术的技术进步有助于肾单位保留的增加。在过去的 10 年里，选择肾脏小肿块进行 AS 检测获得了巨大的关注[36]。由于 SRM 的患者治疗选择的复杂性增加，RMB 可用于进一步对患者进行风险分层，并指导临床医生确定理想的治疗策略。

偶然发现的肾脏肿块分为三类，即侵袭性恶性肿瘤、惰性恶性肿瘤、良性肿瘤[37]。

在现代 RMB 出现之前，术前风险分层主要基于影像学特点，如肿瘤大小或是否有坏死的存在[35]。患者发展为局部复发或转移疾病的风险只能在术后根据组织病理学特征来确定，核分级、表现为不良病理特征（肉瘤样或横纹肌样分化）和病理 T 分期都是公认的复发或转移的预后指标。

在某些情况下，随着 RMB 使用率的增加，可以精准地划分预处理风险。区分侵袭性恶性肿瘤患者和良性肿瘤患者的能力对治疗的选择有着深远的影响，无论是手术切除、消融还是 AS。

专家们的意见涉及治疗全程，从为所有患者实施 RMB 手术，考虑为 AS 患者实施 RMB 手术，到 RMB 最终决定或改变手术决定的患者。对于正在考虑接受 AS 治疗的患者，一些人认为 RMB 很少改变治疗管理。适合 AS 的患者是那些肾脏肿块较小或存在重大风险排除手术的患者。因为 RMB 标本在进行 Fuhrman 分级时准确度有限，所以尚不能完全依靠 RMB 信息来选择对患者进行 AS 或手术干预。此外，在短期 AS 方案中，患者发展为局部晚期或转移性疾病的概率极低，因此关于病变的遗传信息可能没有帮助；了解病变的组织学亚型在某些情况下可能有重要意义，如发现是良性或表现惰性生长等[4, 38]；对于表现出担心肿瘤生长动力以确定是否需要干预或继续监测的患者来说，RMB 在 AS 情况中可能是积极意义。对于那些对自己的肾脏肿块诊断有严重焦虑，并且犹豫是否继续进行 AS 的肾肿块患者，如果 RMB 组织学发现良性，可能会缓解这类患者的焦虑情绪[39]。

最后，对于肾脏肿块较小，手术意愿较低的患者，RMB 可能无法提供额外的可操作信息。虽然 RMB 有助于为患有多种疾病的老年人的治疗决策提供信息，但对于手术干预风险较低且不太可能热衷于长期监测方案的年轻健康人群，这些数据说服力有限（图 2-1）。

（二）RMB 的成本效益

RMB 对医疗体系来说，RMB 的额外成本是一个经常被提及的问题。反对活检的人认为，肾脏肿块的手术切除既是诊断性的，也是治疗性的，而且比 RMB 更有效，因此 RMB 是不必要的费用。常规 RMB 的支持者认为，如果 15%～20% 的良性肾脏病变患者可以避免手术干预，就可以显著节约成本。

针对 RMB 进行成本效益分析，指导偶发的肾脏小肿块的治疗决策，比较两种 RMB 使用策略：活检分类患者选择手术或影像监测和经验保留肾单位手术。人们建立了 Markov 决策分析模型来评估肾脏小肿块患者的预期寿命和终身费用。他们发现 RMB 的使用产生了最低限度且更高质量调整后的预期寿命（4 天），但终身成本显著降低，节省了 3466 美元。他们得出结论，使用 RMB 来指导肾脏小肿块患者的治疗决策是有成本效益的，并且在某些情况下可以防止不必要的手术[40]。Heilbrun 及其同事的一项类似分析发现，就获得的质量调整寿命年数而言，RMB 随后进行 AS 的治疗比立即治疗更具成本效益[41]。

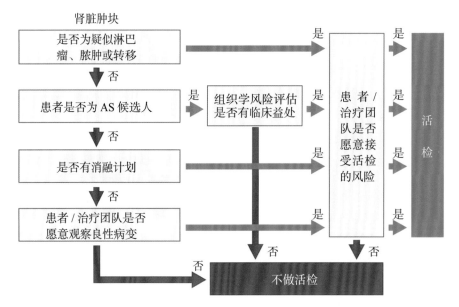

▲ 图 2-1　肾脏活检前关键临床决策的流程
转载自 Kutikov 等[38]；© 2016 Elsevier 版权所有

在门诊进行 RMB 操作可明显降低 RMB 相关成本的一种潜在策略。Dave 等进行了一项回顾性研究，其中 108 名挑选出来的患者在门诊、住院部接受了超声引导下的 RMB。他们发现，与最终的组织病理学相比，门诊进行活检的非诊断率为 13.0%，从良性疾病中确定恶性疾病的一致率为 97.1%。此外，组织学亚型和 Fuhrman 分级的一致率分别为 97.8% 和 53.7%[42]。一项随访成本分析显示，门诊进行 RMB 平均成本为 1800 美元，而医院 RMB 成本在 4000～5600 美元，这显示门诊操作能明显减少成本[43]。他们得出结论，门诊进行超声引导 RMB 是一种安全有效的方法，相比住院进行 RMB 操作或 CT 引导的 RMB，可以显著降低总体成本。

（三）RMB 的限制性

尽管用于诊断肾脏小肿块的 RMB 已变得越来越普遍，但仍存在一些缺点限制其广泛使用。虽然美国 63% 的泌尿科医生会在选定的肾脏小肿块患者中使用 RMB，但只有 8% 的泌尿科医生会在超过 20% 的患者中常规使用活检[44]。

并非所有肾脏病变都可进行 RMB，一些特殊位置或靠近肾周围其他重要器官（如肾门、脾或胰腺）的肿块，不适合进行 RMB。RMB 是一种侵入性的过程，并带有微弱的潜在有害不良反应，如出血或气胸。一些人认为，因为只有 10%～20% 的肾脏小肿块是良性的，所以 RMB 不会改变大多数患者的临床决策，因此不值得冒潜在的风险。

RMB 区分良性肿瘤和恶性肿瘤的能力既不是 100% 敏感的，也不是特异性的，在常规系列中仍有大约 10% 的不可诊断率[7, 9, 12]。在区分组织学亚型和 Fuhrman 分级方面还

有进一步的限制。最后，由于肿瘤内异质性存在于约 25% 的肾脏恶性肿瘤中，在某些情况下，RMB 病理诊断还受到采样误差的限制[30]。

十一、肾脏肿块活检的未来方向

（一）成像

人们希望使用功能成像来更准确地诊断肾脏肿块。使用靶向探针，如小分子、抗体和多肽类来描写和测量体内的分子过程[45]。这些成像模式可能允许以无创的方式区分不同亚型的肾细胞癌，并且当与 RMB 结合使用时，可能增加其诊断准确性和实用性。

正电子发射断层扫描（positron emission tomography，PET）放射性示踪剂已经被研究用于表征器官受限的肾细胞癌，最常用的正电子发射断层显像剂 2- 脱氧 -2- ^{18}F- 氟代 -D- 葡萄糖（^{18}F-FDG），由于其高肾排泄量和背景活性，不是诊断局限性肾细胞癌的可靠放射显像剂，而且由于其非特异性摄取机制，它也不能很容易地区分肾细胞癌的亚型。

^{11}C- 乙酸盐是另一种放射性示踪剂，已对其区分肾细胞癌和良性肾脏肿块亚型的能力进行了研究。AML 具负性 ^{18}F-FDG 摄取，但是具有强烈的 ^{11}C- 乙酸摄取。Ho 等指出，这两种放射性示踪剂的联合使用能够以 93.8% 的灵敏度和 98% 的特异性区分 AML 和肾细胞癌[46]。双示踪 PET/CT 具有高度的敏感性和特异性，但尚未被临床采用，一部分原因是该检查的成本昂贵[47]。

放射基因组学是另一个新兴的放射学分支，它使用成像作为肿瘤突变状态的非侵入性决定因素，并寻求补充基因组分析以更好

地描述疾病生物学[48]。放射基因组学已应用于肾透明细胞癌的分析。Shinagare 及其同事对 TCGA 数据门户中的 103 名患者进行了一项多机构研究，这些患者接受了术前影像和随后的肿瘤组织术后突变分析，评估的特定突变包括 VHL、BAP1、PBRM1、SETD2、KDM5C 和 MUC4。三名独立的放射科医生对表现了肿瘤的影像学特征的突变数据视而不见，包括大小、边缘（界限清楚或界限不清）、成分（实性或囊性）、坏死、生长模式（内生或外生）和钙化。然后评估影像学特征与突变状态的关系，分析显示 BAP1 突变与不明确的肿瘤边缘和钙化有关，而 MUC4 突变与外生性生长模式有关。他们认为：目前的发现支持使用放射基因组学来帮助肾脏肿块患者的术前预测和管理[49]。

分子影像学和放射基因组学的支持者认为，RMB 的技术局限性和新型影像工具无创性的优点，将来通过功能成像能明确鉴别恶性肿瘤和良性肿瘤及准确区分肾细胞癌组织学亚型，将来可能会减少 RMB 的使用。

（二）司他比锝扫描鉴别嗜酸细胞瘤和肾细胞癌

如何区分良性病变和恶性病变，人们希望尽快开发能替代或补充 RMB 的功能成像工具。最常见的良性肾脏病变是嗜酸细胞瘤，准确区分这些惰性肿瘤和肾细胞癌是肾脏肿块影像学的主要挑战之一。此外，嗜酸细胞瘤的组织病理学特征可能与肾嫌色细胞癌重叠。如果临床医生追求嗜酸细胞的 RMB，而病理报告为"嗜酸细胞瘤"，因为不清楚病变是良性还是恶性，他们会面临一个困难的临床难题。

嗜酸细胞瘤由密集分布着线粒体的细胞组成。最近，人们发现可以用 99mTc- 司他比锝（一种定位于线粒体的亲脂性阳离子放射性示踪剂）的 SPECT/CT 来区分嗜酸细胞瘤及其密切相关的混合嗜酸细胞 / 嫌色细胞癌以及肾细胞癌[50]。Gorin 及其同事前瞻性地研究了这种区分嗜酸细胞瘤和混合嗜酸细胞 / 嫌色细胞癌与另一种肾脏肿瘤组织学方法的准确性。50 名偶然发现 cT_1 期肾脏肿块的患者在手术切除病变前接受了 SPECT/CT 检查，使用 99mTc- 司他比锝 SPECT/CT，他们能够正确识别病灶中的 5/6（83.3%）为嗜酸细胞瘤，2/2（100%）为 HOCT。他们发现，这种 SPECT/CT 的敏感性为 87.5%，特异性为 95.2%[51]。他们的结论是，司他比锝扫描可能提高一些少见的肾脏肿块的诊断效率。

（三）光学相干断层扫描

光学相干断层扫描（optical coherence tomography，OCT）是一种测量组织样本内在光学特性的干涉测量方法。Bujis 等最近开发了一种用于支气管内、血管内和经皮应用的光纤 OCT 探针。作者测量了手术切除前接受 RMB 的肾脏肿块（36 个肾细胞癌，4 个嗜酸细胞瘤）的衰减系数（每毫米组织穿透的信号强度损失）。嗜酸细胞瘤和肾细胞癌的平均动脉压分别为 3.38/mm（IQR=2.77～4.20）和 4.37/mm（IQR=4.17～4.96），与肾细胞癌相比，嗜酸细胞瘤具有统计学意义的低 AC（P=0.043）[52]。对正常和恶性肾组织进行的体内 OCT 试验显示，当比较良性和恶性样本时，AC 不同（P<0.001）[53]。

Bensalah 及其同事使用 Raman 光谱（Raman spectroscopy，RS），即一种用于观察系统中振动、旋转和其他低频模式的成像技术，来区分 34 个恶性肾脏肿块、2 个良性肾脏肿块和正常肾实质，作者在区分这些组织类型时准确率达到了 84%[54]。Couapel 等用 RS 对 53 例恶性和 7 例良性肾肿瘤进行比较，得到了相似的结果，准确率为 96%[55]。最后，Haifler 等开发了一种基于新型遥感系统和先进机器学习算法的组织分类器，分类器准确率为 92.5%[56]。

这些结果显示了光学诊断工具在 RMB 领域改善经典病理学的潜力。

（四）基因组学

在过去的 20 年里，我们对肾细胞癌根本的遗传学理解有了很大的进步，现在已经认识到了 12 种不同的亚型。这些新的亚型包括 MiT 家族易位相关肾细胞癌、延胡索酸盐水合酶缺陷型肾细胞癌、琥珀酸脱氢酶（succinate dehydrogenase，SDH）缺陷型肾细胞癌和黏液性管状和梭形细胞癌（mucinous tubular and spindle cell carcinoma，MTSCC）[57]。

随着已识别的肾细胞癌亚型数量的增加，精确的亚分类难度也增加，这对于临床决策非常重要，尤其是当转向基于基因突变的个性化药物和靶向治疗时。肾细胞癌的不同亚型具有独特的分子特征，如体细胞突变、复制数目改变、基因组重排和易位[58]。随着我们对肾细胞癌根本基因改变的进一步了解，分子和基因检测可能有助于更准确地识别接受肾细胞癌治疗的患者的良性和恶性疾病，更重要的是，还可能有助于准确确定组织学亚型。对 RMB 标本进行分子和遗传分析的目的是准确识别恶性肿瘤，并提供可能影响患者管理的重要预后数据。

近期，Morgan 及其同事评估了多基因细胞周期增殖信号是否可以预测手术切除肾细胞癌患者的长期肿瘤结局。他们对 565 例肾癌患者行根治性肾切除术后进行多基因细胞周期增殖评分，并与癌症特异性死亡率和复发率进行比较，他们发现细胞周期增殖评分是疾病特异性死亡（HR=2.49，95%CI 1.53~4.04）和复发（HR=1.50，95%CI 1.07~2.09）的独立预测因子[59]。他们得出结论，在基线临床变量中增加分子分类可能允许对肾细胞癌患者进行更准确的预测和风险分层。这种分子分类可以在未来应用于 RMB 标本，以帮助临床决策，就像在男性前列腺癌治疗中越来越普及的基因检测。

随着我们开始重视对 RMB 的患者进行融合基因组生物标志物检测和组织病理学诊断，对各种肾细胞癌亚型中普遍常见遗传异常的深入了解。Salami 等最近对肾细胞癌各种组织学亚型中常见的分子结构改变和基因突变进行了精准的综述，开始将这些遗传改变用于临床[58]。

由于存在于许多肾脏肿块中的肿瘤内异质性，使用从单个 RMB 标本中获得的分子谱可能不能完全代表潜在的分子和遗传改变，这可能会限制进行此类研究的有效性。

十二、总结

RMB 是一种安全、准确的临床工具，有助于偶发肾脏肿块的患者提供诊断信息，从而为关键的临床决策提供细致入微的方法。与所有诊断工具一样，RMB 有其固有的局限性，在考虑使用时，必须权衡其可交付成果。未来趋势是联合新的成像模式、基因组评估和光学诊断设备，可能会提高 RMB 的可靠性，从而使其在常规临床实践中得到更广泛的应用。

参 考 文 献

[1] Cooperberg MR, Mallin K, Ritchey J, Villalta JD, Carroll PR, Kane CJ. Decreasing size at diagnosis of stage 1 renal cell carcinoma: analysis from the National Cancer Data Base, 1993 to 2004. J Urol. 2008;179(6):2131–5.

[2] Shuch B, Amin A, Armstrong AJ, Eble JN, Ficarra V, Lopez–Beltran A, et al. Understanding pathologic variants of renal cell carcinoma: distilling therapeutic opportunities from biologic complexity. Eur Urol. 2015;67(1):85–97.

[3] Ginzburg S, Tomaszewski JJ, Kutikov A. Focal ablation therapy for renal cancer in the era of active surveillance and minimally invasive partial nephrectomy. Nat Rev Urol. 2017;14(11):669–82.

[4] Smaldone MC, Kutikov A, Egleston B, Simhan J, Canter DJ, Teper E, et al. Assessing performance trends in laparoscopic nephrectomy and nephron–sparing surgery for localized renal tumors. Urology. 2012;80(2):286–91.

[5] Johnson DC, Vukina J, Smith AB, Meyer AM, Wheeler SB, Kuo TM, et al. Preoperatively misclassified, surgically removed benign renal masses: a systematic review of surgical series and United States population level burden estimate. J Urol. 2015;193(1):30–5.

[6] Lane BR, Samplaski MK, Herts BR, Zhou M, Novick AC, Campbell SC. Renal mass biopsy––a renaissance? J Urol. 2008;179(1):20–7.

[7] Marconi L, Dabestani S, Lam TB, Hofmann F, Stewart F, Norrie J, et al. Systematic review and meta–analysis of diagnostic accuracy of percutaneous renal tumour biopsy. Eur Urol. 2016;69(4):660–73.

[8] Richard PO, Jewett MA, Bhatt JR, Kachura JR, Evans AJ, Zlotta AR, et al. Renal tumor biopsy for small renal masses: a single–center 13–year experience. Eur Urol. 2015;68(6):1007–13.

[9] Patel HD, Johnson MH, Pierorazio PM, Sozio SM, Sharma R, Iyoha E, et al. Diagnostic accuracy and risks of biopsy in the diagnosis of a renal mass suspicious for localized renal cell carcinoma: systematic review of the literature. J Urol. 2016;195(5):1340–7.

[10] Delahunt B, Samaratunga H, Martignoni G, Srigley JR, Evans AJ, Brunelli M. Percutaneous renal tumour biopsy. Histopathology. 2014;65(3):295–308.

[11] Soares D, Ahmadi N, Crainic O, Boulas J. Papillary renal cell carcinoma seeding along a percutaneous biopsy tract. Case Rep Urol. 2015;2015:925254.

[12] Jeon HG, Seo SI, Jeong BC, Jeon SS, Lee HM, Choi HY, et al. Percutaneous kidney biopsy for a small renal mass: a critical appraisal of results. J Urol. 2016;195(3):568–73.

[13] Richard PO, Jewett MA, Tanguay S, Saarela O, Liu ZA, Pouliot F, et al. Safety, reliability and accuracy of small renal tumour biopsies: results from a multi–institution registry. BJU Int. 2017;119(4):543–9.

[14] Jason AE. Percutaneous biopsy facilitates modern treatment of renal masses. Abdom Radiol (NY). 2016;41(4):617–9.

[15] Cheville JC, Lohse CM, Zincke H, Weaver AL, Blute ML. Comparisons of outcome and prognostic features among histologic subtypes of renal cell carcinoma. Am J Surg Pathol. 2003;27(5):612–24.

[16] Tomaszewski JJ, Uzzo RG, Smaldone MC. Heterogeneity and renal mass biopsy: a review of its role and reliability. Cancer Biol Med. 2014;11(3):162–72.

[17] Abel EJ, Carrasco A, Culp SH, Matin SF, Tamboli P, Tannir NM, et al. Limitations of preoperative biopsy in patients with metastatic renal cell carcinoma: comparison to surgical pathology in 405 cases. BJU Int. 2012;110(11):1742–6.

[18] Li G, Forest F, Feng G, Cuilleron M, Peoc'h M, Cottier M, et al. Fine needle aspiration biopsy of complex renal cystic tumors in the era of modern imaging modalities: where shall we go? Anal Quant Cytopathol Histpathol. 2014;36(4):231–4.

[19] McIntosh AG, Ristau BT, Ruth K, Jennings R, Ross E, Smaldone MC, et al. Active surveillance for localized renal masses: tumor growth, delayed intervention rates, and >5–yr clinical outcomes. Eur Urol. 2018;74(2):157–64.

[20] Arnoux V, Fiard G, Descotes JL, Rambeaud JI, Long JA. Bilateral renal masses: pathologic concordance and impact of temporal presentation. Minerva Urol Nefrol. 2012;64(4):287–93.

[21] Rothman J, Crispen PL, Wong YN, Al–Saleem T, Fox E, Uzzo RG. Pathologic concordance of sporadic synchronous bilateral renal masses. Urology. 2008;72(1):138–42.

[22] Simhan J, Canter DJ, Sterious SN, Smaldone MC, Tsai KJ, Li T, et al. Pathological concordance and surgical outcomes of sporadic synchronous unilateral multifocal renal masses treated with partial nephrectomy. J Urol. 2013;189(1):43–7.

[23] Leveridge MJ, Finelli A, Kachura JR, Evans A, Chung H, Shiff DA, et al. Outcomes of small renal mass needle core biopsy, nondiagnostic percutaneous biopsy, and the role of repeat biopsy. Eur Urol. 2011;60(3):578–84.

[24] Scanga LR, Maygarden SJ. Utility of fine–needle aspiration and core biopsy with touch preparation in

the diagnosis of renal lesions. Cancer Cytopathol. 2014;122(3):182–90.

[25] Schmidbauer J, Remzi M, Memarsadeghi M, Haitel A, Klingler HC, Katzenbeisser D, et al. Diagnostic accuracy of computed tomography–guided percutaneous biopsy of renal masses. Eur Urol. 2008;53(5):1003–11.

[26] Yang CS, Choi E, Idrees MT, Chen S, Wu HH. Percutaneous biopsy of the renal mass: FNA or core needle biopsy? Cancer Cytopathol. 2017;125(6):407–15.

[27] Patel HD, Druskin SC, Rowe SP, Pierorazio PM, Gorin MA, Allaf ME. Surgical histopathology for suspected oncocytoma on renal mass biopsy: a systematic review and meta–analysis. BJU Int. 2017;119(5):661–6.

[28] Ginzburg S, Uzzo R, Al–Saleem T, Dulaimi E, Walton J, Corcoran A, et al. Coexisting hybrid malignancy in a solitary sporadic solid benign renal mass: implications for treating patients following renal biopsy. J Urol. 2014;191(2):296–300.

[29] Millet I, Doyon FC, Hoa D, Thuret R, Merigeaud S, Serre I, et al. Characterization of small solid renal lesions: can benign and malignant tumors be differentiated with CT? AJR Am J Roentgenol. 2011;197(4):887–96.

[30] Halverson SJ, Kunju LP, Bhalla R, Gadzinski AJ, Alderman M, Miller DC, et al. Accuracy of determining small renal mass management with risk stratified biopsies: confirmation by final pathology. J Urol. 2013;189(2):441–6.

[31] Wan F, Zhu Y, Han C, Xu Q, Wu J, Dai B, et al. Identification and validation of an eight–gene expression signature for predicting high Fuhrman grade renal cell carcinoma. Int J Cancer. 2017;140(5):1199–208.

[32] Abel EJ, Heckman JE, Hinshaw L, Best S, Lubner M, Jarrard DF, et al. Multi–quadrant biopsy technique improves diagnostic ability in large heterogeneous renal masses. J Urol. 2015;194(4):886–91.

[33] Chopra S, Liu J, Alemozaffar M, Nichols PW, Aron M, Weisenberger DJ, et al. Improving needle biopsy accuracy in small renal mass using tumor–specific DNA methylation markers. Oncotarget. 2017;8(3):5439–48.

[34] Gowrishankar B, Cahill L, Arndt AE, Al–Ahmadie H, Lin O, Chadalavada K, et al. Subtyping of renal cortical neoplasms in fine needle aspiration biopsies using a decision tree based on genomic alterations detected by fluorescence in situ hybridization. BJU Int. 2014;114(6):881–90.

[35] Frank I, Blute ML, Cheville JC, Lohse CM, Weaver AL, Zincke H. Solid renal tumors: an analysis of pathological features related to tumor size. J Urol. 2003;170(6 Pt 1):2217–20.

[36] Ristau BT, Kutikov A, Uzzo RG, Smaldone MC. Active surveillance for small renal masses: when less is more. Eur Urol Focus. 2016;2(6):660–8.

[37] Blute ML Jr, Drewry A, Abel EJ. Percutaneous biopsy for risk stratification of renal masses. Ther Adv Urol. 2015;7(5):265–74.

[38] Kutikov A, Smaldone MC, Uzzo RG, Haifler M, Bratslavsky G, Leibovich BC. Renal mass biopsy: always, sometimes, or never? Eur Urol. 2016;70(3):403–6.

[39] Parker PA, Alba F, Fellman B, Urbauer DL, Li Y, Karam JA, et al. Illness uncertainty and quality of life of patients with small renal tumors undergoing watchful waiting: a 2–year prospective study. Eur Urol. 2013;63(6):1122–7.

[40] Pandharipande PV, Gervais DA, Hartman RI, Harisinghani MG, Feldman AS, Mueller PR, et al. Renal mass biopsy to guide treatment decisions for small incidental renal tumors: a cost–effectiveness analysis. Radiology. 2010;256(3):836–46.

[41] Heilbrun ME, Yu J, Smith KJ, Dechet CB, Zagoria RJ, Roberts MS. The cost–effectiveness of immediate treatment, percutaneous biopsy and active surveillance for the diagnosis of the small solid renal mass: evidence from a Markov model. J Urol. 2012;187(1):39–43.

[42] Dave CN, Seifman B, Chennamsetty A, Frontera R, Faraj K, Nelson R, et al. Office–based ultrasound–guided renal core biopsy is safe and efficacious in the management of small renal masses. Urology. 2017;102:26–30.

[43] Faraj K, Dave CN, Patel K, Seifman B, Vartanian S, Frontera R, et al. A retrospective comparative outcomes and cost analysis of office based, ultrasound guided renal mass biopsy performed by urologists and standard hospital biopsies for small renal masses. Urol Pract. 2018;5(4):260–5.

[44] Breau RH, Crispen PL, Jenkins SM, Blute ML, Leibovich BC. Treatment of patients with small renal masses: a survey of the American Urological Association. J Urol. 2011;185(2):407–13.

[45] Weissleder R, Mahmood U. Molecular imaging. Radiology. 2001;219(2):316–33.

[46] Ho CL, Chen S, Ho KM, Chan WK, Leung YL, Cheng KC, et al. Dual–tracer PET/CT in renal angiomyolipoma and subtypes of renal cell carcinoma. Clin Nucl Med. 2012;37(11):1075–82.

[47] Meyer AR, Allaf ME, Rowe SP, Gorin MA. The role of molecular imaging in the characterization of renal masses. Curr Opin Urol. 2018;28(2):159–65.

[48] Kuo MD, Jamshidi N. Behind the numbers: decoding molecular phenotypes with radiogenomics–– guiding principles and technical considerations. Radiology. 2014;270(2):320–5.

[49] Shinagare AB, Vikram R, Jaffe C, Akin O, Kirby J, Huang E, et al. Radiogenomics of clear cell renal cell

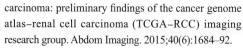

carcinoma: preliminary findings of the cancer genome atlas–renal cell carcinoma (TCGA–RCC) imaging research group. Abdom Imaging. 2015;40(6):1684–92.

[50] Jones KM, Solnes LB, Rowe SP, Gorin MA, Sheikhbahaei S, Fung G, et al. Use of quantitative SPECT/CT reconstruction in (99m)Tc–sestamibi imaging of patients with renal masses. Ann Nucl Med. 2018;32(2):87–93.

[51] Gorin MA, Rowe SP, Baras AS, Solnes LB, Ball MW, Pierorazio PM, et al. Prospective evaluation of (99m)Tc–sestamibi SPECT/CT for the diagnosis of renal oncocytomas and hybrid oncocytic/chromophobe tumors. Eur Urol. 2016;69(3):413–6.

[52] Buijs M, Wagstaff PGK, de Bruin DM, Zondervan PJ, Savci–Heijink CD, van Delden OM, et al. An in–vivo prospective study of the diagnostic yield and accuracy of optical biopsy compared with conventional renal mass biopsy for the diagnosis of renal cell carcinoma: the interim analysis. Eur Urol Focus. 2018;4(6):978–85. https://doi.org/10.1016/j.euf.2017.10.002. pii: S2405–4569(17)30239–0.

[53] Barwari K, de Bruin DM, Faber DJ, van Leeuwen TG, de la Rosette JJ, Laguna MP. Differentiation between normal renal tissue and renal tumours using functional optical coherence tomography: a phase I in vivo human study. BJU Int. 2012;110(8 Pt B):E415–20.

[54] Bensalah K, Fleureau J, Rolland D, Lavastre O, Rioux–Leclercq N, Guille F, et al. Raman spectroscopy: a novel experimental approach to evaluating renal tumours. Eur Urol. 2010;58(4):602–8.

[55] Couapel JP, Senhadji L, Rioux–Leclercq N, Verhoest G, Lavastre O, de Crevoisier R, et al. Optical spectroscopy techniques can accurately distinguish benign and malignant renal tumours. BJU Int. 2013;111(6):865–71.

[56] Haifler M, Pence I, Sun Y, Kutikov A, Uzzo RG, Mahadevan–Jansen A, et al. Discrimination of malignant and normal kidney tissue with short wave infrared dispersive Raman spectroscopy. J Biophotonics. 2018;11(6):e201700188.

[57] Montironi R, Cheng L, Scarpelli M, Lopez–Beltran A. Pathology and genetics: tumours of the urinary system and male genital system: clinical implications of the 4th edition of the WHO classification and beyond. Eur Urol. 2016;70(1):120–3.

[58] Salami SS, George AK, Udager AM. The genomics of renal cell carcinoma and its role in renal mass biopsy. Curr Opin Urol. 2018;28:383–91.

[59] Morgan TM, Mehra R, Tiemeny P, Wolf JS, Wu S, Sangale Z, et al. A multigene signature based on cell cycle proliferation improves prediction of mortality within 5 yr of radical nephrectomy for renal cell carcinoma. Eur Urol. 2018;73(5):763–9.

第3章 肾脏小肿块治疗中经济方面的考虑
Financial Considerations in the Management of Small Renal Masses

Yuval Freifeld　Yair Lotan　著
罗　明　译

一、概述

2017 年美国国家卫生支出（National Health Expenditure，NHE）达到了 3.5 万亿美元，占 GDP 的 18.3%，预计年增长率为 5.6%[1]。医疗质量的主要衡量标准通常是生存率或生活质量（quality of life，QoL），然而随着成本持续上升，经济方面的考虑将在指导政府机构、保险公司和医院的决策上发挥越来越大的作用。诊断和治疗的成本效益模式将会作用于可获得的医疗服务和技术，并最终影响到为患者提供的医疗保健。

随着腹部成像技术应用的增多，如超声（ultrasound，US）和计算机断层扫描（computedtomography，CT）使得肾脏小肿块（small renal mass，SRM）的检出率增加[2]。然而，在没有明确的放射学参数区分 SRM 为良性或恶性的情况下，高达 30% 的 SRM 最终被分类为良性[3, 4]。

有几个因素影响了 SRM 的治疗。肾脏肿块活检准确性的提高可提供更多的信息用于确定最佳的治疗策略[3]。主动监测及成功实施消融技术的长期数据得到越来越多的认可[5]。监测和消融联合其他广为接受的治疗肾脏肿块的策略包括用微创和开放方式施行肾部分切除术及根治性肾切除术。随着 SRM 的发病率不断上升，卫生系统的负担也日益加重，很重要的一点就是评估针对 SRM 的各种治疗方式和处理措施的相关成本，这可能对我们的患者和医疗保健系统产生影响。

本章将介绍成本分析和管理的基本术语和概念，提供一篇近期文献的评论，在此文献中讲述了成本效益应用于治疗肾脏肿块的不同策略。

二、成本分析文献中的基本术语

为了解文献中关于处理 SRM 的经济学，很重要的一点是了解成本分析的基本概念。首先，结果评估对于理解是非常重要的。结果可以是两种技术在一个医疗保健系统内的简单的成本比较，也可以是在不同的医疗保健系统内或此文献中作为成本模型进行比较[6, 7]。这些比较仅用来评估成本而非有效性。例如，在开放或者腹腔镜肾切除术上，如果两种方法被认为具有相似的效果，则认为它们是有效的；但是在如监测和肾部分切除（partial nephrectomy，PN）上，这两种方法的效果不同，则认为它们是无效的。如果效益不同，那么在理想情况下应使用成本 – 效果模型来考虑疾病复发或监测差异的长期影响[8]。

其他方面，如成本和费用数据之间的差

异及付款人视角，将会在下面讨论。

（一）成本与费用

成本和费用是两个独立的术语；然而，它们经常互换使用。成本和费用都真实反映资源利用，由于它们计算方式的不同，理解这些术语对于作为一个整体来分析文献是必要的。费用是一个术语，其包含一个诊疗过程或治疗的直接成本及伴随的利润和任何的间接成本。而费用数据很容易通过医院的收费部门获得，由于利润在不同地区、医院甚至同一机构内的不同部门之间可能存在差异，造成使用此类数据存在固有的缺点，想要准确的对比诊疗过程会更加困难。此外，在不同的保单条件下，报告中的费用和实际支付给设施的金额存在差异；因此，成本比较可能是评估不同治疗的经济影响的更统一的方法。

然而，成本比较也有限制。首先，评估手术过程中使用的一次性设备的成本相对容易，但它仍然受到供应商给特定设施的不同合同和折扣的影响，也可能受到设施体积的影响。其次，根据昂贵的资本设备（如手术机器人或腹腔镜设备、成像设备等）估算的每位患者的成本比例可能会受到设施体积和设备利用率的很大影响[9]。再次，应考虑通货膨胀率等不同变量，尤其是将新旧技术比较时，看起来成本可能会增加，但事实上没有实际变化。最后，基于成本分析得出的结果和结论是基于特定的假设，这些假设可能不适用于其他环境，如不同国家或卫生系统[10]。

（二）其他结果指标

在阐述基于决策分析模型的成本效益研究时，需要在报告结果中使用几个术语，最直截了当的一个就是如上所述的总成本及预期寿命的总成本。不过，其他指标也常被用来进一步完善结果和表达其影响。质量调整生命年（quality-adjusted life year，QALY）是一种不仅反映整体预期寿命，而且反映生活质量的指标。生活质量以 0～1 的量表来衡量，其中 1 代表健康状况良好的 1 年生命，分数根据不同的参数而降低，如执行日常生活活动的能力、没有疼痛等。在比较监测治疗方案或预防策略时，增加生活质量指标很重要[11]。生活质量的最佳数据包括有效的问卷调查，同时并不总是适用于不同的疾病状态。确定短期终点（如术后疼痛）的生活质量也是一个挑战。结合生活质量的成本分析是最能被接受的结果，即每 QALY 的总成本（美元 /QALY）。两种方法之间的差异形成了增量成本效益比（incremental cost-effectiveness ratio，ICER）。ICER 将有助于对成本效益进行更为标准化的评估，并可能进一步取决于社会根据获得的 QALY 所愿意支付的估值作出决策。

三、患者和环节层面

了解执行成本分析的层面有助于确定特定研究的含义。成本分析的不同层面包括患者的、医院的和社会的。了解这些层面将有助于了解医疗保健的实际成本及其对系统的影响。从患者的层面来看，医疗成本可能难以衡量，因为它包括各种因素，如反映直接自付费用的保险状况、社会和经济状况及支持和就业状况。这些因素可能会影响个人寻求护理的意愿。例如，具有良好经济条件和保险覆盖的个人更有可能在疾病的早期阶段寻求护理，而不是将护理推迟到紧急护理必不可少的时候。基于社会本身提供的经济援助和支持能够有利于获得医疗服务，这些因素对寻求护理的个人的影响可能会进一步增强；在提供免费医疗服务的国家，此类个人因素的影响可能不那么深刻。社会可能对成本有更广泛的看法，不仅要考虑诊疗过程或住院的直接成本，还要考虑间接成本，如干预对疾病预防或未来进一步治疗的影响，由于患者的社会经济地位下降导致的额外财政支持、生产力损失和对 GDP 的影响。这种观点可以在基于决策分析模型的研究中得到体现，这些模型反映了选择的每个诊疗过程或管理途径的成本及这些决策的进一步影响，包括因疾病复发等事件引起的成本估算，最终估算每生命年的成本。医院的层面通常更容易衡量，包括可能为每位患者提供的个性化诊疗的直接成本（诊断测试、施行的治疗措施、护理等）及非个性化的成本，如昂贵的资本设备和行政管理费用。从医院的层面分析成本时，必须考虑所有因素，如通过引入腹腔镜或机器人手术，由于设备昂贵，每台手术的成本可能更高；然而，由于住院时间缩短和术后并发症少，最终总的成本会更低 [12, 13]。

四、SRM 管理的成本考虑

治疗肾脏小肿块的金标准仍然是切除肿块和保留肾单位手术（nephron sparing surgery, NSS）；然而，随着 SRM 发生率的增加，其他选择（如监测或消融）的接受度也在增加。在对这些不同策略进行成本分析时，某些成本构成可能对所有治疗都是通用的，如疾病复发或转移的概率；不过它们的权重可能不同，同时其他构成可以是独特的。

（一）手术

在遵循 NSS 最直接的路径时，计算总成本必须考虑几个因素。直接成本包括手术、住院治疗，以及可能出现的并发症。由于开放手术、腹腔镜手术和机器人辅助手术之间的资本设备差异，需要特别考虑手术类型的成本变化 [14]。还应考虑初始影像学研究和随访程序，这些程序可能会根据病变的初始特征和所实施的治疗类型而有所不同，尤其是将手术与其他方式（如监测或肿瘤消融）进行比较时，因为监测和肿瘤消融在随访成本中占有大量份额。

（二）监测

乍一看，选择监测将消除手术或消融治疗本身的成本；但是，从成本方面考虑此选项时，必须考虑几个因素。第一，有诊断成本，与手术不同，在许多情况下可能需要对病变进行活检，以及考虑其潜在的并发症和间接费用 [15]。第二，与明确治疗相比，随访方案包括门诊随访和影像学检查，需要的时间更长，并且可能构成成本的重要组成部分。最后，应该始终认识到，多达 30% 的最初选择监测的患者最终需要确定性治疗 [16]，从而将这一成本增加到综合评估里。

（三）消融治疗

近年来，SRM 消融方法已显示出改善的肿瘤学结果，是广泛接受的用于治疗 SRM 的选项 [5]。消融治疗的成本考虑应包括 SRM 活检和潜在并发症；然而，与监测不同，应该考虑活检和消融可能同时进行，从而有可能降低成本。此外，应考虑采用比手术更强化的方案进行随访，成本估算中还应包括高达 20% 的因复发或初始消融不完全而导致的重复消融 [17]。

五、SRM 的当前成本文献

（一）肾脏肿块活检

根据目前的文献，尽管肾脏肿块活检

（RMB）的阴性预测值（negative predictive value，NPV）（基于活检阴性仍接受手术的患者）相对较低，为 63%[18]，但其敏感性和特异性都很高，分别达到了 97.5% 和 96.2%[15]。很少有文章直接评估患者 RMB 的成本效益。Dutta 等比较了三种 RMB 策略的成本：住院超声引导、门诊超声引导和 CT 引导下活检。他们发现门诊超声引导活检最便宜，估计其费用为 2129 美元，而住院超声引导和 CT 引导活检的成本明显更昂贵，分别达到了 4598 美元和 4470 美元[19]。需要着重注意的是，门诊活检仅限于后侧外生型肿块。然而，更重要的成本效益分析是将 RMB 纳入 SRM 的诊断和管理算法。Pandharipande 等进行了一项成本效益研究，比较了应用 RMB 指导的进一步管理与未经事先活检的经验性 NSS。他们将 SRM≤4cm 的 65 岁男性定义为基础病例，并报道两种策略的总体预期寿命相似（有利于活检的 4 天差异），有利于活检的终身成本降低了 3466 美元。他们进行了敏感性分析，发现如果恶性 SRM 的患病率＞98%，则 NSS 策略更具成本效益，这似乎并不现实[16]。Heilbrun 等使用马尔可夫模型比较了治疗＜2cm SRM 的不同策略的成本效益，包括立即治疗、活检和监测[20]。他们报道，立即手术的策略最昂贵，终身总成本为 51 000 美元，虽然差异很小，但存活时间最长。监测的终身成本最低（33 000 美元），生存期较短（18.2 年 vs. 手术 18.52 年）。当用质量调整寿命年（QALY）调整并计算增量成本效益比（ICER）时，活检是最具有成本效益的策略，ICER 为 33 000 美元，总成本为 49 500 美元，总生存期为 18.5 年[20]。然而，需要特别注意的是，本研究中肿瘤大小被限制在 2cm，并且对 RMB 的敏感性和特异性的估计低于现有文献中的报道[3]。

（二）治疗选择

正如上面提到的，对于 SRM 的治疗选择包括开放肾部分切除术（open，OPN）、腹腔镜（laparoscopic，LPN）或机器人辅助（robotic-assisted，RPN）方法，或者消融技术。许多能量已被用于 SRM 的消融；然而，成本分析文献中最常见并被报道的方法是冷冻消融（cryoablation，CA）和射频消融（radiofrequency ablation，RFA）。两者都可以经皮或经腹腔镜进行。根治性肾切除将不作为 SRM 的治疗选项[5]。因此，本章我们主要考虑肾部分切除术。Castle 等直接比较了除腹腔镜肾切除（PN）之外的所有上述干预措施的 6 个月费用，发现 RPN 是最昂贵的手术，中位费用为 20 314 美元，而 CT 引导的 RFA 最便宜，为 6475 美元[21]。同样，Lotan 和 Cadeddu 比较了经皮 RFA、OPN 和 LPN，结果表明 RFA 与较短的住院时间（0.5 天）相关，并且是最便宜的方法，总成本为 4454 美元，而 OPN 和 RPN 的总成本均大于 7000 美元[6]。尽管如此，虽然 RPN 或 LPN 的总体成本可能高于 OPN，但总体护理的不同组成部分对手术成本的影响最大。住院时间是 OPN 的主要成本组成部分，而昂贵的资本设备和操作手术间耗材将是 LPN 和 RPN 的主要组成部分[6, 14]。Mir 等认为，最具成本效益的方法实际上是 LPN，比 OPN 和 RPN 便宜 1100～1600 美元。RPN 的主要成本是设备和维护，但其能够从最短的住院时间得到部分补偿[14]。与这些结果相反，Alemozaffar 等发现，LPN、RPN 和 OPN 的总体成本相似；但是他们也建议，由于每种方法的成本组成分布不同，手术时间少于 3h 且住院时间为 2 天或更短时，LRN 和 RPN 可能比 ORN 便宜[22]。在纳入间接成本时，Chang 等使用马尔可夫模型评估即时干预措施（包括 LPN、OPN 和肿瘤消融）以进行主动监测和观察，发现最具成本效益的管理选择是即时 LPN，而成本最低的是观察；但是，受观察的患者的总体预期寿命和 QALY 时间较短[8]。需要注意的是，这个模型不包括 RMB，可能会影响结果。Pandharipande 等专门将 RFA 与 OPN 进行比较，发现 OPN 的预期寿命最低（2.5 天差异），成本较高，为 7989 美元，在调整 QALY 后明显更高。他们建议仅在 RFA 后局部复发性肾细胞癌的概率高于每年 0.55% 时，OPN 会更具成本效益[23]。在解释 SRM 成本效益模型时，我们应该考虑到，由于 SRM 大多是惰性的，并且随后发生转移的可能性很小，因此在比较有效的治疗方法时，QALY 的变化可能很小，而绝对总成本因为特定的干预可能会略有下降。最终，由于分母值非常低，

ICER 可能会逐渐增高，Pandharipande 的研究就是这种情况，特定的方法组成成本效益使得 ORN 的 ICER 非常高，为 1 152 529 美元[23]。

最后，在解释这些模型时，我们必须记住它们的有效性和功能取决于用于开发模型的原始数据的有效性，而且没有一个模型能够面面俱到地考虑到每种合适的治疗方式及为患者选择个体化治疗方式[24]（表 3-1）。

六、总结

随着早期检测 SRM 的日益增加，有许多具有相同肿瘤学结果的治疗方法可用，探索不同治疗方法的经济影响非常重要。虽然医疗保健的最终目标是延长和改善 QoL，但在护理成本不断上升和资源有限的情况下，在决策过程中可能会更加强调经济方面的考虑。

表 3-1　关键成本分析研究 [6, 14, 19-23]

作　者	分析类型	成本构成	诊疗内容比较	成本金额（美元）	备　注
Dutta 等[19]	直接成本比较	诊疗过程及相关的直接成本	门诊超声引导下 RMB 住院超声引导下 RMB 住院 CT 引导下 RMB	2129 4598 4470	门诊仅限于后部外生型肿块
Alemozaffar 等[22]	直接成本比较	诊疗过程及相关的直接成本	OPN LPN RPN	5774 6075 6375	
Castle 等[21]	直接成本比较	6 个月成本	PC-RFA Lap-RFA OPN RPN	6475 13 965 17 018 20 314	
Heilborn 等[20]	成本 - 效益马尔可夫模型	寿命成本	观察 所有活检 立即治疗	33 015 49 500 51 356	用于肾脏肿块≤2cm
Mir 等[14]	直接成本比较	诊疗过程及相关的直接成本	OPN LPN RPN	11 427 10 311 11 962	
Pandharipande 等[23]	成本 - 效益马尔可夫模型	寿命成本	PC-RFA OPN	51 952 59 941	
Lotan 和 Cadeddu[6]	直接成本比较	诊疗过程及相关的直接成本	PC-RFA OPN LPN	4454 7767 7013	

RMB. 肾脏肿块活检；OPN. 开放肾部分切除术；LPN. 腹腔镜下肾部分切除术；RPN. 机器人肾部分切除术；PC-RFA. 经皮射频消融术；Lap-RFA. 腹腔镜射频消融术

参考文献

[1] Keehan SP, Stone DA, Poisal JA, Cuckler GA, Sisko AM, Smith SD, et al. National health expenditure projections, 2016–25: price increases, aging push sector to 20 percent of economy. Health Aff. 2017;36(3):553–63.

[2] Sun M, Thuret R, Abdollah F, Lughezzani G, Schmitges J, Tian Z, et al. Age–adjusted incidence, mortality, and survival rates of stage–specific renal cell carcinoma in North America: A trend analysis. Eur Urol. 2011;59(1):135–41.

[3] Richard PO, Jewett MAS, Bhatt JR, Kachura JR, Evans AJ, Zlotta AR, et al. Renal tumor biopsy for small renal masses: a single–center 13–year experience. Eur Urol. 2015;68(6):1007–13.

[4] Johnson DC, Vukina J, Smith AB, Meyer A–M, Wheeler SB, Kuo T–M, et al. Preoperatively misclassified, surgically removed benign renal masses: a systematic review of surgical series and United States population level burden estimate. J Urol. 2015;193(1):30–5.

[5] Campbell S, Uzzo RG, Allaf ME, Bass EB, Cadeddu JA, Chang A, et al. Renal mass and localized renal cancer: AUA guideline. J Urol. 2017;198(3):520–9.

[6] Lotan Y, Cadeddu JA. A cost comparison of nephron–sparing surgical techniques for renal tumour. BJU Int. 2005;95(7):1039–42.

[7] Lotan Y, Haddad AQ, Costa DN, Pedrosa I, Rofsky NM, Roehrborn CG. Decision analysis model comparing cost of multiparametric magnetic resonance imaging vs. repeat biopsy for detection of prostate cancer in men with prior negative findings on biopsy. Urol Oncol. 2015;33(6):266.e9–e16.

[8] Chang SL, Cipriano LE, Harshman LC, Garber AM, Chung BI. Cost–effectiveness analysis of nephron sparing options for the management of small renal masses. J Urol. 2011;185(5):1591–7.

[9] Lotan Y, A Cadeddu J, T Gettman M. The new economics of radical prostatectomy: cost comparison of open, laparoscopic and robot assisted techniques. J Urol. 2004;172(4 Pt 1):1431–5.

[10] Lotan Y, Cadeddu JA, Pearle MS. International comparison of cost effectiveness of medical management strategies for nephrolithiasis. Urol Res. 2005;33(3):223–30.

[11] Svatek RS, Lotan Y. Cost utility of prostate cancer chemoprevention with dutasteride in men with an elevated prostate specific antigen. Cancer Prev Res. 2011;4(2):277.

[12] Lotan Y, Duchene DA, Cadeddu JA, Koeneman KS. Cost comparison of hand assisted laparoscopic nephrectomy and open nephrectomy: analysis of individual parameters. J Urol. 2003;170(3):752–5.

[13] Lotan Y, Gettman MT, Roehrborn CG, Pearle MS, Cadeddu JA. Cost comparison for laparoscopic nephrectomy and open nephrectomy: analysis of individual parameters. Urology. 2002;59(6):821–5.

[14] Mir SA, Cadeddu JA, Sleeper JP, Lotan Y. Cost comparison of robotic, laparoscopic, and open partial nephrectomy. J Endourol. 2011;25(3):447–53.

[15] Marconi L, Dabestani S, Lam TB, Hofmann F, Stewart F, Norrie J, et al. Systematic review and meta–analysis of diagnostic accuracy of percutaneous renal tumour biopsy. Eur Urol. 2016;69(4):660–73.

[16] Pandharipande PV, Gervais DA, Hartman RI, Harisinghani MG, Feldman AS, Mueller PR, et al. Renal mass biopsy to guide treatment decisions for small incidental renal tumors: a cost–effectiveness analysis. Radiology. 2010;256(3):836–46.

[17] Pierorazio PM, Johnson MH, Patel HD, Sozio SM, Sharma R, Iyoha E, et al. Management of renal masses and localized renal cancer: systematic review and meta–analysis. J Urol. 2016;196(4):989–99.

[18] Patel HD, Johnson MH, Pierorazio PM, Sozio SM, Sharma R, Iyoha E, et al. Diagnostic accuracy and risks of biopsy in the diagnosis of a renal mass suspicious for localized renal cell carcinoma: systematic review of the literature. J Urol. 2016;195(5):1340–7.

[19] Dutta R, Okhunov Z, Vernez SL, Kaler K, Gulati AT, Youssef RF, et al. Cost comparisons between different techniques of percutaneous renal biopsy for small renal masses. J Endourol. 2016;30(Suppl 1):S28–33.

[20] Heilbrun ME, Yu J, Smith KJ, Dechet CB, Zagoria RJ, Roberts MS. The cost–effectiveness of immediate treatment, percutaneous biopsy and active surveillance for the diagnosis of the small solid renal mass: evidence from a Markov model. J Urol. 2012;187(1):39–43.

[21] Castle SM, Gorbatiy V, Avallone MA, Eldefrawy A, Caulton DE, Leveillee RJ. Cost comparison of nephron–sparing treatments for cT1a renal masses. Urol Oncol. 2013;31(7):1327–32.

[22] Alemozaffar M, Chang SL, Kacker R, Sun M, DeWolf WC, Wagner AA. Comparing costs of robotic, laparoscopic, and open partial nephrectomy. J Endourol. 2013;27(5):560–5.

[23] Pandharipande PV, Gervais DA, Mueller PR, Hur C, Gazelle GS. Radiofrequency ablation versus nephron–sparing surgery for small unilateral renal cell carcinoma: cost–effectiveness analysis. Radiology. 2008;248(1):169–78.

[24] Lotan Y. The future of nephron sparing procedures for renal masses: balancing costs, efficacy, patient outcomes and experience. J Urol. 2011;185(5):1560–1.

第4章　肾脏肿块活检的发展与现状

Renal Mass Biopsy: An Evolution and Current Status

Julio Slongo　　Michael W. McDonald　　Nainesh Parikh　　Wade J. Sexton
Philippe E. Spiess　　Vladimir Mouraviev　著
许云飞　译

缅怀

我们最近极为悲伤地获悉 Vladimir Mouraviev 博士去世的消息。正如我们所知，Vlad 是一位孜孜不倦的学者，致力于推进泌尿生殖肿瘤领域的发展，他为前列腺癌和局灶治疗的发展做出了重要的贡献。我（Phil）和 Vlad 的合作始于此，这是前列腺癌冷冻疗法在线数据（cryotherapy on-line data，COLD）注册的一部分，由 Mouraviev 博士主导发表了几篇高质量同行评议出版物。Vlad 将被我们所有人深深地怀念，我们的领域失去了一位致力于寻找并提高患者疗效的启明星。我们感谢他宝贵的贡献和亲密的友谊。

一、概述

第 1 例肾切除术于 1861 年由 Wolcott[1] 实施。1869 年，Simon 为治疗持续性输尿管瘘进行了第一次计划性的肾切除术[1]。在此之后，肾切除术有了很大的发展，成为一种非常普遍的手术：在美国每年大约有 24 000 例肾脏切除手术[2]，该手术的主要适应证是肾肿瘤，以肾细胞癌（renal cell carcinoma，RCC）为主。根据美国癌症协会（American Cancer Society，ACS）的数据，每年约有 63 340 例肾癌新增病例（男性 42 680 例，女性 22 660 例），其中约有 14 970 人（男性 10 010 人和女性 4960 人）死于这种疾病[3]。

由于肾肿瘤可能是恶性的，因此需要充分的诊断。随着影像学的发展，目前对肾脏肿块的诊断通常仅依靠影像学检查，特别是增强 CT 或 MRI。与人体许多其他部位（如前列腺、胰腺和乳腺）的肿瘤相反，肾癌在治疗前通常不进行组织诊断。这有以下多种原因，其中大部分基于泌尿外科教条：①肾脏肿瘤都具有充分的影像特征；②绝大多数肿瘤不是良性的；③活检结果不会改变治疗方法；④组织诊断存在局限性和风险。此外，有证据表明，恶性肿瘤的概率随着肿瘤大小（特别是＞4cm）的增加而增加，即便良性肿瘤如嗜酸细胞瘤，手术或经皮治疗仍然是标准治疗，而随着保留肾单位手术技术的改进，泌尿系统功能和手术效果显著改善[3]。

最近的数据表明，在某些特殊情况下，肾脏肿块治疗前进行组织取样对这些患者的治疗非常有帮助。事实上，有时肾脏肿块取样可以避免不必要的手术，以及相应的并发症。基于共同决策，肾脏肿块活检（RMB）会变得更加重要，并将在这些患者的治疗和监测中发挥重要作用。在作为全书概述的这

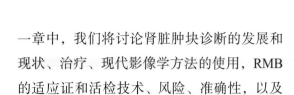

一章中，我们将讨论肾脏肿块诊断的发展和现状、治疗、现代影像学方法的使用，RMB的适应证和活检技术、风险、准确性，以及在肾脏肿块治疗中的潜在获益。

二、历史回顾

在过去，肾癌的诊断是基于其典型的三联征：侧腹肿块、疼痛和血尿。但目前典型的三联征很罕见，在全球肾癌临床表现中占比不到10%，并且出现时通常提示肿瘤已为晚期，预后较差[4]。随着影像学检查的发展及其广泛应用，肾肿瘤的诊断成为一种比较常见的偶然发现。目前多达60%的肾细胞癌的诊断基于偶然发现[5]。

这些偶然发现应该引发深入的探讨，因为它们可能是引起患者焦虑的一个重要来源，特别是在诊断没有明确的情况下。然而，患者往往容易忽视掉这些偶然发现在影像检查中的重要性，适当的探讨有助于理解确切的风险并支持患者做出知情决策[6]。标准方法是根据影像学检查结果对肾癌进行诊断。

但需要进行明确的是，用影像学检查来诊断肾肿瘤是否准确。对于大的肿瘤，尤其是＞4cm的肿瘤，这似乎是准确的。但对于较小的肿瘤来说，影像学检查可能并不准确，有大量的数据表明，那些较小的肿瘤很难仅仅通过影像学检查来诊断。例如，即使影像学提示恶性倾向，在大约25%的病例中＜4cm的肿块被发现为良性[7]，这可能会引起不必要的治疗。术前被认为是癌性而手术切除的肾实质肿块中，8%～27%是良性的[8]。使这些患者免受不必要的手术风险是非常有意义的。

一个老的观点认为，活检结果不会显著改变这些患者的治疗方案。鉴于目前存在多种治疗方案，包括主动监测（active surveillance，AS）、局灶经皮热消融（thermal ablative technique，TA）、微创机器人辅助和开放性肾部分切除术（PN）、根治性肾切除术（radical nephrectomy，RN）等，这一观点可能并不正确。特别是对于肾脏小肿块（small renal mass，SRM），当其转移的风险非常低（肿瘤＜3cm的患者转移风险可以忽略不计）时，可以选择多种治疗方案[9]。例如，接受活检的患者可能更容易选择AS方案，并且与TA或PN之后频繁的间隔检查相比，随着时间推移，它会潜在地减少暴露辐射。

目前的指南仅支持基于影像的管理决策。最新的2017年美国泌尿外科协会关于SRM和局灶性肾癌[10]的治疗指南几乎完全基于影像发现。根据该指南，当对诊断存在疑问时应考虑RMB，尤其是肿块在病因学上考虑血液系统、转移性、炎性或感染性来源时。如果选择活检，也可以在TA之前进行。AUA的意见认为，对于不愿意接受活检相关不确定性的年轻和健康患者，以及不依赖病理结果而接受保守治疗的老年或虚弱患者，不需要活检。

Breau等进行的一项有趣的研究可能会解释很少应用RMB的原因[11]。该研究调查了759名泌尿科医生对SRM的管理，他们中很少有人选择活检进行检查，除非在影像学上怀疑非肾细胞癌或患者的并发症将增加手术风险到不可接受的水平。当他们倾向对老年患者进行AS治疗时，RMB则受到青睐。不过，最有趣的是他们不选择RMB的原因，他们认为这是一个有风险的操作（特别是考虑到出血和肿瘤播散种植），并且怀疑活检获得最终诊断的能力。这些方面将在本章中进一步详细讨论，但鉴于目前活检技术的进步，这些可能不再成为顾虑。SRM经皮活检可以安全进行，在 5 例中至少 4 例有望成功，重复活检的成功率更高[12]。

三、影像学评估

由于目前的治疗指南是基于肾脏肿块的影像学表现，因此回顾多种影像学检查使用的现状及精确性是很重要的。根据 AUA 肾脏肿块指南[10]，多相、横断面腹部成像可以最佳地描述和指导肾脏肿块临床分期。CT 或 MRI 是最常用的检查。

四、普通 X 线片

在过去，当疑似肾脏肿块时，首先选择静脉肾盂造影进行检查。但腹部 X 线和静脉造影等简单的检查经常遗漏肾脏前部或后部的小病变，对实质肿瘤的检测缺乏敏感性和特异性[13]。由于其局限性和其他技术的发展，普通 X 线片目前应用较少，但仍然具有一定价值。

五、超声

超声检查是一种非侵入性和相对便宜的检查方法，在肾脏病变的检查中一直发挥着重要作用，尤其是在鉴别实性和囊性肿块方面。其作用通常局限于单纯性囊肿，对于在超声上非单纯性的囊性病变（如囊壁光滑、圆形或椭圆形、内部无回声、后方有强声影穿透），应进行 CT 或 MRI 检查，并使用著名的 Bosniak 分级进行分级以指导进一步治疗[14]。

最近，超声造影（contrast-enhanced ultrasound，CEUS）技术被引入肾脏肿块的研究。超声造影依赖于静脉注射微气泡，微气泡比红细胞稍小，但比 CT 和 MRI 所用的颗粒大得多。因此，微泡作为纯血管内对比剂，其表现出在超声频率的诊断范围内的 3～5MHz

非线性振荡，在血液中循环几分钟后就会溶解[15]。

对于需要进一步评估的复杂囊性病变，CEUS 是一种很好的成像方式，与多相 CT 和 MRI 的成像效果相当。与普通超声相比，它能够将诊断准确率从 42.2% 提高到 95.2%[16]。值得注意的是，由于 CEUS 对间隔增强的敏感性增加，CEUS 相较于 CT 会使部分病变的分级升高，在某些情况下可能会引起过度诊断[17]。

一项 Meta 分析探讨了 CEUS 鉴别肾细胞癌和良性肾脏病变的准确性。作者纳入了 11 项研究，包括良性和恶性病变，CEUS 的灵敏度、特异度和诊断优势比（odds ratio，OR）分别为 88%、80% 和 46.97%。作者对此得出结论，CEUS 可能具有较高的诊断准确率，在诊断肾细胞癌中具有价值[18]。

最后，恶性肿块与嗜酸细胞瘤（oncocytoma，ONC）通常很难区分。CEUS 可以发现位于中心的不规则的非强化病变，这可能表明这些病变与大体病理所见的纤维瘢痕有关。与普通超声相似，CEUS 很难真正区分 ONC 和肾细胞癌，阳性预测值（positive predictive value，PPV）很低[19]。

六、CT

当使用静脉对比剂并获得三个特定期时，肾增强 CT 是诊断肾脏肿块最常用的检查，实际上也是描述肾脏肿块性质的最重要的影像学检查[20]。当采用适当的方案时，可根据成像后肿块强化（强化超过 15HU）可靠地诊断肾细胞癌[21]。

在诊断 SRM 时有一个重要的讨论。多相 CT 图像可能有助于 SRM 病例（肿块<4cm）的组织学诊断预测，尽管在许多病例中仅靠影像学资料无法得到明确的诊断[22]。RMB 在

这种情况下可以起重要作用，因为这些病变中有 20%～30% 可能是完全良性的。

虽然其在鉴别肿块良恶性方面取得了重大进展，但仍存在多种局限性。人们已经开发了不同的 CT 技术以帮助正确识别恶性肿块。肾细胞癌与 ONC 甚至乳头状肾细胞癌亚型的影像学特征仍有明显重叠[23]。Young 等在一项有趣的研究中证实了这些局限性，CT 上的显著增强有助于区分肾透明细胞癌与 ONC、乳头状肾细胞癌和肾嫌色细胞癌，其准确率分别为 77%、85% 和 84%[24]。总的来说，CT 最主要的优势可能是对肾透明细胞癌和乳头状肾细胞癌进行区分。

即使乳头状肾细胞癌的诊断特征很明显，CT 在区分其不同亚型方面也存在局限性。乳头状肾细胞癌的分型很重要，因为 1 型肿瘤是低级别肿瘤，其预后比 2 型肿瘤（高级别肿瘤）要更好。有研究表明 CT 检查不能正确区分这些亚型[25]。

关于肾细胞癌和 ONC 的鉴别，研究结果间相互矛盾：一些研究对 CT 的鉴别诊断价值较肯定（认为当动脉期增强>500%，洗脱值>50% 时，考虑 ONC）[26]，而其他研究则持否定态度，认为必须进行肾脏活检才能做出正确的诊断[27]。

CT 的一个重要优势是对含脂肪肿瘤 [如血管平滑肌脂肪瘤（AML）] 具有提示作用[28]。这些良性病变通常不需要进一步检查，但值得注意的是，并不是只有 AML 含有脂肪，肾细胞癌也有可能含有脂肪，特别是肿瘤当<4cm 时，尽管这非常罕见[29]。

最后，肾脏增强 CT 需要静脉对比剂，这可能不适合某些患者，特别是患有肾脏疾病和（或）对比剂过敏的患者。eGFR<45ml/(min·1.73m^2) 的患者应考虑围术期补液。

七、MRI

在过去的几年里，MRI 检查变得越来越普遍，它在诊断肾脏肿块方面的应用也越来越多，具有良好的诊断准确性，特别是使用静脉钆对比剂后。这为碘对比剂过敏的患者提供了一个很好的选择，但不适合终末期肾病患者。真正值得关注的是肾源性系统性纤维化，有报道称，eGFR<30ml/(min·1.73m^2) 的慢性肾病（chronic kidney disease，CKD）患者可发生这种纤维化，引起致命性的后果[30]。

某些影像学特征的组合可以促使考虑肾脏肿块的特异性诊断，但不是完全可靠的。例如，一个相对大的、有坏死区域和显微镜下可见脂肪的富含血管性的肿块很可能是肾透明细胞癌，而一个在 T$_2$WI 成像中呈圆形、低信号强度且含有含铁血黄素的肿块，很可能是乳头状肾细胞癌[31]。

含少量脂肪的 AML 和肾透明细胞癌都是肾实性肿块，在化学位移成像中可以包含细小脂肪，这给诊断造成困难。有助于区分这两者的一个特征是，脂肪含量较少的 AML 在脂肪抑制的 T$_2$WI 成像上呈典型的低信号，因为其富含平滑肌；尽管有重叠，但肾细胞癌在 T$_2$WI 成像上更有可能呈高信号。脂肪含量较少的 AML 的鉴别诊断非常困难，经皮活检可以为其鉴别提供重要信息[32]。

关于 ONC，边缘清晰、伴中央星状瘢痕的强化肾脏实性肿块的经典描述已经被证明不是特异性的。对单一检查而言，这在 CT 和 MRI 检查上都不是一个可靠的鉴别标准[33]。

最后，MRI 检查有助于区分肾透明细胞癌和乳头状肾细胞癌。但是，与 CT 类似，通过 MRI 检查评估乳头状肾细胞癌的亚型也是极其困难的[34]。明确肾细胞癌的亚型对于预后预测和制订治疗策略至关重要。尽管存在局限性，但与其他影像学方法相比，MRI 似乎是诊断肾细胞癌亚型的最佳方法，为鉴别肾细胞癌亚型提供重要信息[35]。

八、肾脏肿块活检适应证

诊断肾脏肿块的影像学检查方法是非常先进的，在某些情况下可能提供良好的准确性，特别是对于大的肾脏肿块。在这些情况下，单独的影像学检查是指导治疗方案选择的一个非常可靠的工具。如前所述，2017 年 AUA 肾脏肿块和局灶性肾癌指南[10] 对 RMB 的适应证进行了分类。

- 当肿块来源（可能是血液系统、转移性、炎症或感染性）可疑时，应考虑 RMB。
- 对于不愿意接受肾脏活检相关不确定因素的年轻健康患者或不依赖于活检结果而接受保守治疗的年龄较大、体弱的患者，不需要 RMB。
- 应向患者告知活检的基本原理，以及活检的阳性和阴性预测值、可能的受益、风险和诊断失败的概率。此外，应讨论其他方法，以实现共同决策。

普遍认为，只有当活检结果可能改变治疗方案时才应该选择 RMB。正如在 AUA 指南中所列出的，对选择独立于病理结果监测的患者进行活检是没有意义的。在这里，我们试图探讨选择 RMB 的理由和适应证。

九、减少良性疾病手术适应证

如前所述，良性病理的概率随着肿瘤大小的减小而显著增加[36, 37]。SRM 被定义为直径＜4cm 的病变，似乎是最重要的一类。一

项研究分析了 30 年间一系列患者的 RN 和 PN 结果后得出结论：30% 的 SRM 最终在病理上是良性的。对于＜1cm 的病变，这一发生率甚至更相关：良性病变高达 46.3%[38]。这一数据在其他研究中也得到了证实：一项多中心研究证实，SRM 的良性概率为 27.9%[39]。此外，＜3cm 的肿块在 90% 的病例中为低度恶性肿瘤[38]。在可以免于手术的良性肿块中，有两个病变很特殊：ONC 和 AML（图 4-1）。

病例 4-1

患者，67 岁男性，右上腹疼痛持续 6 周，无肉眼或微量血尿，无腰痛或体重减轻。患者有 40 年的吸烟史，平均每天 1 包。在平扫和增强 CT 中发现两个增强的肾脏肿块，一个直径 2.9cm，呈外生性，位于侧面的中极区；另一个直径 1.7cm，呈外生性，位于背面的中极区。患者接受肾脏活检并同意继续治疗。病理证实较大肿瘤为嗜酸细胞瘤，较小肿瘤为乳头状肾细胞癌。这种组织诊断有助于共享治疗决策，倾向于对乳头状肿瘤进行 CT 引导下热冷冻消融，对 2.9cm 的嗜酸细胞瘤进行持续观察。这个病例突出了术前组织诊断以选择最佳的器官保留技术的好处。

嗜酸细胞瘤是一种上皮性肿瘤，由于其富含线粒体，胞质呈嗜酸性。如前所述，影像学检查不足以正确区分嗜酸细胞瘤和肾细胞癌。术前对疑似嗜酸细胞瘤的肾脏肿块进行活检可以减少不必要的手术。在几个大型研究中，16%～17% 的患者在组织学诊断为良

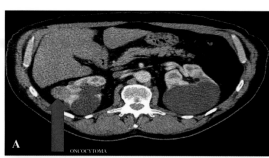
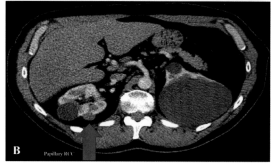

▲ 图 4-1　外生性肿瘤 CT 图像

A. 右肾中极轻度增强外生性肿瘤，诊断为嗜酸细胞瘤；
B. 同一肾脏后表面增强的较小外生性肿瘤，活检后发现
乳头状肾细胞癌

性肾脏肿块后避免了手术[12, 40, 41]。尽管这似乎很有希望，但嗜酸细胞瘤的真正病理诊断是非常具有挑战性的。即使在最终的病理标本上，病理学家对嗜酸细胞瘤诊断的一致性也不是很高。一项仅研究经皮 RMB 的大型文献综述显示，这种特殊检查的 PPV 为 67%（95%CI 34%~94%）。尽管这看起来可能是一个有意义的数字，但我们可以得出结论，活检假定为 ONC 的肿块有 25%（1/4）实际上是肾细胞癌。这可能是 RMB 的主要不足之一，如果遇到这种情况，即使活检结果为 ONC 也不应终止主动监测。如果活检诊断正确，RMB 可以帮助解决这种情况，下文中描述了一个关于 RMB 正确诊断 ONC 的有趣案例。

AML 通常通过影像学检查得到明确界定，特别是在 MRI 上。但在特殊情况下，当它们有少量的脂肪组织时，这时鉴别诊断可能是困难的。CT 对这类肿瘤的 PPV 和 NPV 分别为 91% 和 87%[42]。AML 活检的典型特征包括梭形细胞、异常血管和脂肪组织。非典型或脂肪贫乏的 AML 几乎完全由平滑肌成分组成，很少或没有脂肪。一些非典型 AML 也含有显著的上皮成分，上皮样 AML 约占所有 AML 的 8%。在这些情况下，黑素细胞标志物的免疫组化染色可以进行诊断：HMB-45 和 melan-A 在 AML 中呈强阳性，而在大多数其他肾肿瘤中呈阴性[43]。即使在脂肪贫乏的 AML，这也可以提供一个充分的鉴别诊断依据。

十、支持治疗决策：主动监测和手术

如前所述，相当数量的 SRM 是良性的，尽管这些肿瘤中恶性占比更高，但它们往往是低风险的：高达 84% 的小于 4cm 的病变核级别较低[44]。这往往提示肿瘤预后良好，如肾嫌色细胞癌和 1 型乳头状肾细胞癌。这类病变仅通过影像学检查通常难以区分（特别是在 CT 或 MRI 上很难区分乳头状肾细胞癌亚型），而 RMB 在这些患者的治疗中可能起着决定性的作用。通常，对低级别肿瘤考虑局灶性 TA 和 AS 更容易被患者接受。

对于年龄较大的患者，可以避免对低度恶性肿瘤进行手术治疗，因为无论肿瘤大小如何，死亡率都会随着患者年龄的增加而增加（70 岁以上患者的死亡率高达 28.2%）[45]。明确老年患者有低度恶性肿瘤可以避免手术的发病率和死亡率。一项超过 500 名临床 T_1 期病变且年龄＞75 岁患者的大型研究显示，与观察组相比，手术干预与显著的生存优势无关[46]。

对于 AS，AUA 指南[10] 指出，医生应该考虑 RMB 进行额外的风险分层。该管理概念基于通过连续成像监测随时间推移的肿瘤

生长速率，对显示快速生长或不良组织学的肿块进行干预。在选择 AS 之前进行 RMB 在将来可能会变得常见，因为最新的研究显示，高达 83% 的生长极缓或没有生长的肾脏肿块的组织学结果实际上是恶性的[47]。另外值得注意的是，对于年龄较大和（或）体弱的将接受 AS 的患者，无论组织学检查结果如何，均不应进行 RMB。

反之亦然。对于活检组织学证实为高级别肿瘤的患者，如 Fuhrman Ⅲ～Ⅳ级肾透明细胞癌、2 型乳头状肾细胞癌，甚至具有不良组织学特征的肿瘤（如肉瘤样或横纹肌样肿瘤），可能不建议行保守治疗。特别是直径在 3～4cm 的肾脏肿块中，其中 25.5% 被发现为高级别肿瘤[48]。掌握病理信息可以帮助临床医生和患者做出治疗决定。

最后，RMB 可能有助于较大肿块的管理。这对于 NSS 的决策非常重要，由于微创技术和机器人技术的进步，NSS 在过去几年中的频率越来越高。尽管 PN 和 RN 通常是基于解剖变异（如肿瘤大小、极性、肿块位置与血管和集合系统的关系），组织学信息可能有助于决定手术入路，对高级别肿瘤倾向于更激进的治疗方法。

总之，RMB 可以提供重要的组织学信息，指导医生和患者选择侵入性较小的治疗，如监测或肿瘤消融，并为有潜在侵袭性肿瘤的小部分患者保留手术干预。

十一、热消融：治疗决策和疗效评估

对于肾脏肿块，尤其是小肿块，常用的治疗方法还包括热消融。这对手术风险较高的患者是一种比较适合的方式，旨在减少治疗的并发症。AUA 指南[10] 推荐，在 TA 前进行 RMB 以获得组织学诊断和明确最适合接受 TA 的患者。研究显示，TA 前活检的准确率非常高（高达 94.2%）[49]。通常，TA 选择经皮途径，但也可以通过腹腔镜进行。

对 TA 后治疗成功的定义是有争议的。通常以肿瘤缩小及增强 CT 或 MRI 的失去强化来评估治疗效果[50]，但可能很难区分治疗后的纤维化组织和存活的肿瘤。一项研究分析了肿瘤治疗后的 CT 检查，发现 TA 后增强 CT 未强化的肿瘤中有 46.2% 活检仍然为阳性[51]。与其他肾脏活组织检查相比，消融后的 RMB 未被证明有增加的风险。如果对治疗成功存在任何疑问，医生应放宽对 TA 后肿瘤进行经皮穿刺活检的指征，一些研究者甚至建议应该在常规基础上进行活检。然而，取样误差可能会限制这种方法的可靠性，因为样品经常来自肿瘤周围，活检样品必须有足够的数量和部位，才能使结果具有决定性。

十二、转移性肾肿瘤

不幸的是，20%～30% 的肾肿瘤会出现转移。随着化疗和最近免疫治疗的发展，组织学数据可能有助于肿瘤学家选择合适的化疗方案。文献中有大量证据表明，特定的药物对特定的癌症亚型可能更有效。例如，舒尼替尼可能不是乳头状肾细胞癌治疗的最佳选择。在这种情况下，RMB 获得的肿瘤信息会有很大的益处。对于不愿意或医学上不适合进行细胞减灭性肾切除术的患者，或者对于转移性肿块位于难以进入的区域的患者，如中枢神经系统转移的患者，经皮 RMB 可以发挥作用。

十三、其他适应证

最后，我们在这里探讨经皮 RMB 的其他适应证。根据 AUA 指南，当肿块来源可疑时（如血液系统、转移性、炎症或感染性肿块），应考虑经皮 RMB。在这些情况下进行充分的鉴别诊断是非常重要的，因为不必要的手术可能是极其有害的（表 4-1）。

表 4-1　肾脏肿块活检的适应证

- 疑似血液系统、转移性、炎性或感染性肾脏肿块
- 影像学检查不明确的偶然发现的肾脏肿块
- 良恶性肿块的鉴别诊断
- 确定候选患者，提高主动监测的把握
- 热消融前明确组织学信息
- 识别高危肿瘤以选择合适的治疗方法
- 转移性肿瘤及化疗方案的选择
- 多发肾实性肿瘤，家族性综合征
- 热消融术后诊断复发

对于单肾多发肾实性肿块的患者，也推荐 RMB，这会让患者在 NSS 和根治性肾切除术之间做出更好的选择。因为这可能与家族性肾癌综合征有关，特别是在初步诊断时。von Hippel-Lindau 综合征、遗传性乳头状肾细胞癌和 Birt-Hogg-Dube 综合征患者可从 RMB 中获益，以避免可能导致过早透析的侵袭性手术。这并不是共识，需要进一步的研究来证实在这些情况下 RMB 是否带来真正的益处。

十四、活检方法

本章已经对不同的影像学检查用于诊断肾脏肿块进行了阐述。一旦明确了活检适应证，在与患者详细讲解并分享决策过程后应选择合适的活检方式。有多种方式可用于 RMB：不同的影像引导方式（CT 和 US）及不同针的类型及大小，不同的方式之间诊断准确性不同。值得注意的是，这些操作通常由介入放射科医生（interventional radiologist，IR）完成，但较新的技术也允许泌尿科医生和其他从业者进行操作，并取得了良好的效果，

这些通常是在门诊进行的操作，可以将患者不适降至最小。

十五、影像引导

关于活检引导的影像方式，大多数研究表明，当由经验丰富的医生进行活检时，CT 和 US 引导的准确性和风险相似[52]。CT 更常用于 RMB，它可以为 79%～97% 的病例提供充分的诊断[40]。然而，US 有许多优于 CT 的优点，包括以下方面：①没有电离辐射；②针的实时可视化；③相对便宜。传统的超声活检技术比传统的 CT 技术更快、更具成本效益，这使得选择 US 非常有吸引力。

然而，CT 在精确定位肾脏肿块方面更具优势[53]。一般而言，活检 CT 可以在最小的辐射照射下进行，并且不需要静脉注射对比剂[40]。对 US 最大的争议是它的非诊断率，当对位于上极的囊性肿块或 <2cm 的病变进行活检时，其非诊断率明显更高[54]。但这一数据在文献中并不一致。加拿大的一项大型研究对 705 例 <4cm 的肾肿瘤进行了活检，结果显示，与 US 引导相比，CT 引导下的活检的非诊断率更高，并且这一差异具有统计学意义[55]。

Dutta 等比较了在不同场景下采用不同技术进行肾脏活检的成本和效率[56]。他们的结果显示，住院行 US 引导、住院行 CT 引导和门诊行 US 引导的设备总成本分别为 3449 美元、3280 美元和 1056 美元。在这项研究中，在门诊由泌尿外科医生进行的 US 引导下的活检，具有良好的效果和较低的成本。这项研究表明，对于解剖结构不复杂、外生和后位肿瘤的患者，泌尿科医生在门诊进行的超声引导下肾脏活检有着同等的诊断率和并发症发生率，但比在住院进行的超声引导或 CT

引导下肾脏活检更便宜。泌尿外科医生应该接受特殊的培训,以获得进行这项操作的资格。

总之,在进行肾脏活检时,影像引导的决策似乎基于操作者的经验和操作的舒适度。不同方式之间没有非常大的效果差异。更高级的软件甚至可以结合图像,如综合 CT、PET-CT、MRI 和 US 成像,以获得最佳活检结果。最后,存在多种技术可以选择时,应与患者进行讨论以便共同决策。

十六、针的选择

最常用的方法包括同轴成像引导下经皮穿刺活检（core biopsy，CB），可选用 18G 或 20G 针。虽然两种针的准确率和并发症发生率相似,但通常选用 18G 针[57]。在大多数情况下,可获得 2 个芯或 3 个芯,必要时可增加至 5 个或更多芯。活组织检查的数量并未显示出与活组织检查的准确性相关,但它肯定会增加并发症的风险,尤其是术后出血[55]。值得注意的是,经皮针穿刺活检可能引发肿瘤播种这一说法已被证明是极为罕见的,与针的选择无关。图 4-2 展示了 18G 穿刺活检方案。

另一种方法是细针抽吸（FNA）。这种技术使用较小的针:22～25G。这种检查方法更适合囊性病变,但与穿刺活检相比,对恶性肾脏肿块的诊断灵敏度较低（76% vs. 92%）[58]。最新的研究表明,通过特殊的染色技术和适当的细胞病理学评价,FNA 和 CB 联合应用可以提高对这些肿块的诊断率。Yang 等认为,与单独使用 FNA 相比,FNA 和 CB 的联合应用可以显著提高诊断率（92% vs. 72%，$P < 0.05$），也优于单用 CB（92% vs. 87%）[59]。

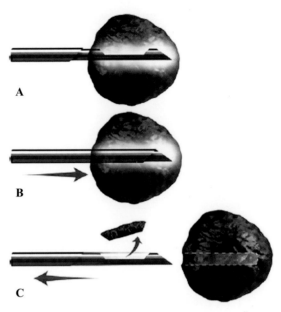

▲ 图 4-2 18G 穿刺活检方案

A. 活检针置入肿瘤,注意可以填充组织的槽;B. 活检针的外鞘切割样本,可以手动驱动或弹簧驱动;C. 最终"肾芯样本"见槽的长度（A）

十七、活检技术

如前所述,多种技术可用于肾脏肿块的经皮穿刺活检。术前评估通常包括最低限度的凝血检查,以确保 INR<1.5，血小板数量>50 000。通常停止抗凝治疗（阿司匹林或氯吡格雷 5 天,肝素或依诺肝素 24h）。与其他经皮活检一样,RMB 没有使用抗生素预防的适应证,但可选择咪达唑仑或芬太尼给予轻度镇静。

在著者的机构中,活检由 IR 操作,采用 18G 针芯在 CT 引导下进行,在使用同轴技术的门诊医院模式上完成。我们的技术的一个重要补充是在操作过程中有一个细胞技术专家在场,这会减少所需穿刺标本的数量,因为其可以确认标本的充分性。Gelfoam® 海绵用于持续性背部出血的止血（<2% 的活检）。术后监测患者 4h。活检后 24h 可恢复抗凝。图 4-3 是著者机构 CT 引导下 CB 的一个实例。

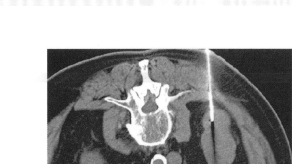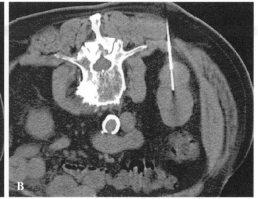

▲ 图 4-3　CT 引导下经皮穿刺活检
A. 同轴引导针插入右肾后方外生性肿块；B. 活检针穿过肿块进入正常肾实质

十八、活检并发症

RMB 的争议之一是其并发症的高发生率。在 20 世纪 90 年代可能确实如此，但是现代活检技术的发展使这种操作在绝大多数病例中是安全有效的。有大量文献表明，仅仅基于 RMB 风险而反对 RMB 的想法是过时的。如前所述，在美国泌尿学家中进行的一项大型调查显示，这些专业人员之所以仅仅根据影像结果管理肾脏肿块，其最主要原因是考虑到 RMB 的风险（特别是出血和肿瘤种植）[11]。当然，RMB 作为一种侵入性操作，不能绝对免除风险。

在过去的几十年里，受到主要关注的是经皮活检后肿瘤播种的潜在风险。事实上这种风险非常罕见，在最近的文献中发现的病例报道非常少[60]。几乎所有的报道都包含了肾切除术后标本病理评估中出现的肾包膜浸润，这一发现并没有改变最终的肿瘤学结果[61]。据估计，肿瘤播种的发生率<0.01%，值得注意的是，使用现代同轴针时完全没有病例报道[62]。

表 4-2 列出了文献报道中最常见的并发症，最严重的是术后出血。约翰斯·霍普金斯大学的一项大型系统性文献综述显示，肾周血肿的发生率为 4.9%[63]，在不同的研究中，血肿的发生率为 0.4%～20%。这种差异的存在是因为活检后血肿的定义不同，经皮肾脏活检（percutaneous renal biopsy，PRB）术后因为各种原因接受 CT 检查的患者发生率较高。这些血肿的实际意义可能并不大。根据同一文献，术后出血需要干预的概率极低，仅为 0.4%。这些并发症发生率在一项加拿大大型临床研究中相似，发生率为 4.7%，需要血管栓塞的发生率为 0.4%[55]。血肿似乎是最常见的并发症，但在绝大多数情况下可保守治疗，对患者安全没有显著影响。

表 4-2　肾脏活检后并发症发生率

并发症	发生率（%）
肾周血肿	4.9
需要干预的肾周血肿	0.4
同轴针后静脉出血	2.4
临床上显著疼痛	1.2
肉眼血尿	1.0
气胸	0.6
恶心、呕吐	0.4

其他形式的术后出血包括使用同轴针后的静脉出血。这可能只在所有病例的 2.4% 中发生，并且通常是自限性的，用止血药可以预防这种并发症。没有关于此类并发症需要输血或手术干预的患者的报道。出血也可表现为术后肉眼血尿。前述文献报道其发生率为 1%，患者接受保守治疗后都能成功恢复。

其他潜在风险更为罕见。活检后显著疼痛的发生率为 0.6%～1.2%。肾脏活检中有 0.2%～0.4% 的病例可见恶心、呕吐和头晕，但这通常与手术过程中镇静有关。潜在的危险并发症是针无意中穿透胸膜腔时发生气胸且没有及时准确的诊断，但这较为罕见，发生率仅为 0.6%[63]。

目前尚无研究预测 RMB 在诊断肾脏肿块时的风险，但肾内科医生进行肾脏活检诊断肾病时确实存在风险，这些风险也可能存在于肾脏肿块活检中。一项近 3000 例[64] 接受 RMB 患者的大型研究显示出血发生率为 2.2%，出血需要治疗的发生率为 0.4%，这与之前的研究相似。就所有患者的特征而言，紧急情况下进行活检是唯一可以预测潜在并发症的因素，但这通常不见于肾脏肿块。阿司匹林用量、患者 BMI、性别、年龄甚至血小板计数与出血并发症发生率的相关性无统计学差异。其他评估肾肿瘤冷冻消融（包括经皮插入冷冻针）的 RMB 并发症预测率的研究是有限的，但通常认为更大的肿瘤和更多的探针数（意味更多的活检肾芯）与更高的并发症发生率相关[65]。

肾脏活检引起并发症是罕见的，但不容忽视。将肾脏活检与其他器官活检的并发症发生率进行比较，可以发现肾脏活检并没有比其他器官活检更严重。例如，肺肿瘤总是在经活检确诊后进行治疗，这通常是在 CT 引导下进行。气胸发生率为 11.6%～42.9%。术后出血的发生率为 1.8%～21%[66]。与肾脏相比，超声引导下经皮甲状腺活检也有较高的并发症发生率，为 0.9%～3%，尤其是出血[67]。

总之，RMB 可能有助于避免不必要的治疗和相关的并发症。即使采用目前的微创技术，肾脏手术仍存在出血（<10%）、尿漏（<3%）、急性肾功能不全（<2%）、侧腹突出或疝（<5%）及围术期的实际死亡风险（<1%）[68, 69]。RMB 和不必要的手术风险之间的权衡是决定是否进行活检的关键，应该始终告知患者。

十九、活检准确性

肾肿瘤活检临床应用的主要不足是在早期的临床研究中其诊断率和 NPV 较低[70]。随着技术的发展，最近的多项研究已经证明这是不正确的。

首先，准确性的定义很重要，因为这个概念在文献报道中有所不同。将其简单定义为能够区分良性和恶性肿块时活检结果很有意义。当将活检结果与最终的肾切除术标本病理分析进行比较时，鉴别恶性肿瘤的概率为 98%，分布上为 91%～100%（表 4-3）[71]。据报道，活检诊断恶性肿瘤的灵敏度和特异度分别为 86%～100% 和 100%[57]。本章已经提到的一项重要的综述得出的灵敏度为 96.3%，特异度为 96%，PPV 为 96%，NPV 为 72.7%[63]。

当将准确性定义为正确区分肿瘤亚型的能力时，结果并不令人鼓舞。大多数文献研究显示其概率接近 92%（范围为 86%～98%）[57, 71]。在结果最好的报道中，RMB 能够正确识别肾透明细胞癌、肾嫌色细胞癌和乳头状肾细胞癌，而最终手术病理中的准确率分别为 99%、100% 和 91%[55]。使用新的基因组、分子和组织学标志物可能提高这些准确率。

最后，基于经典的 Fuhrman 系统，RMB 成功进行肿瘤分级的能力似乎非常有限。在 76%~94% 的活检中可以正确分级，中位数为 72%[71]。与最终的肾切除术标本相比，RMB 在 63%~76% 的病例中能够正确分级[72]。这可能与肿瘤内分级异质性有关，据报道异质性存在于 5%~25% 的肾脏肿瘤中。当将经典的四种分级可能性分为两组［低风险（Fuhrman Ⅰ 和 Ⅱ 级）和高风险（Fuhrman Ⅲ 和 Ⅳ 级）］时，准确性提高到 94%[55]。这种方法在一些研究中得到证实，并且在讨论这些肿瘤的真正恶性潜能时可以提高临床意义[73]。关于 Fuhrman 分级，观察者间的一致性是中等的（不仅在活组织检查中，而且在最终的肾切除术标本上），这表明难以获得完美的活检诊断[74]。

二十、无法确诊的活检

当病理评估无法区分恶性肿瘤和正常肾组织时，活检无法确诊成为一个突出的问题。大多数研究显示此事件发生率较低，但也有文献报道发生率可能高达 14.1%（范围为 10%~20%）。这通常是由标本取样不足（如坏死组织样本）引起的。值得注意的是，80%~83% 无法确诊的肿块在第二次活检中诊断成功，这表明即使被认为是无法确诊的活检也是有帮助的[63]。

具有囊性特征的肿块活检的准确性明显较低，这是活检无法确诊最重要的预测指标。Leveridge 等观察到，实性肿瘤与囊性肿瘤诊断结果的 OR 为 13.9（95%CI 3.78~50.7，$P<0.0001$）[12]。SRM 的诊断率也较低：根据同一研究，每增加 1cm 的肿块直径，诊断活检的 OR 为 3.11（95%CI 1.54~6.28，$P=0.002$）。缺乏影像学强化或强化较弱（<20HU）似乎也是活检无法确诊的重要预测因素，在一些特定病例中，这一比例高达 42%。最后，皮肤到肿瘤距离>13cm 与较高的无法确诊率相关[75]。

此外，与完全内生型肿块相比，外生型肿块诊断成功的概率几乎高出 3 倍[55]，但这在文献中并不常见。其他一些特征，如位置（前部 vs. 后部）、极性（上极 vs. 下极）、影像引导（CT vs. US）、针头大小和手术经验，也被一些作者提及，但尚未被证明是活检无法确诊的重要预测因素。在多穿刺活检中，针对肿块边缘和不同部位的特殊技术可能会降低无法确诊性 PRB 的发生率。细胞病理学家可以在手术过程中评估标本，有助于显著提高准确率。

基于低偏倚风险的研究得出的 NPV 为 63%~72.7%，这为活检结果为阴性的准确性带来了一些不确定性。根据文献报道，我们发现灵敏度、特异度、PPV 和 NPV 的不同值如表 4-3 所示[63]。

理想的诊断能够精准地识别患者，并指导进一步的治疗。因此，临床医生和决策者应该努力识别最有可能从活检中获益的患者及活检可能改变治疗的地方。同样，其他需要活检诊断的肿瘤也有类似的准确率。例如，在 US 引导下的经皮乳腺活检（可能是最常用的肿瘤活检方法）中，灵敏度和特异度分别为 91%~95% 和 92%~94%，与肾脏活检非常相似。

二十一、经皮肾脏肿块消融术

肾脏小肿瘤（肾细胞癌和一些非恶性肿

表 4-3 基于文献资料的肾脏肿块活检诊断效果分析

作者, 年份	活检 (n)	手术 [n(%)]	无法确诊的活检		活检良性		活检恶性		灵敏度 (%)	特异度 (%)	PPV (%)	NPV (%)
			手术 (n)	恶性 [n(%)]	真阴性	假阴性	真阳性	假阳性				
Campbell, 1997[70]	25	25 (100)	9	9 (100)	0	6	10	0	62.5	NA	100	0.0
Chyhrai, 2010[82]	25	21 (84)	1	1 (100)	5	1	14	0	93.3	100	100	83.3
Halverson, 2013[83]	151	151 (100)	NR	NR	4	3	130	0	97.7	100	100	57.1
Harisinghani, 2003[84]	28	16 (57)	0	NR	1	0	16	0	100	100	100	100
Leveridge, 2011[12]	345	74 (21)	6	5 (83)	NR	NR	NR	NR	NA	NA	NA	NA
Londono, 2013[85]	132	63 (48)	2	2 (100)	2	13	46	0	78.0	100	100	13.3
Menogue, 2012[86]	250	129 (52)	9	8 (89)	6	0	114	0	100	100	100	100
Millet, 2012[87]	187	61 (33)	NR	NR	NR	NR	51	0	NA	NA	100	NA
Neuzillet, 2003[40]	88	62 (70)	5	5 (100)	1	0	56	0	100	100	100	100
Park, 2013[54]	59	13 (22)	2	2 (100)	0	0	11	0	100	NA	100	NA
Prince, 2015[75]	565	NR	NR	NR	NR	NR	NR	NR	NA	NA	NA	NA
Reichelt, 2007[88]	30	22 (73)	4	4 (100)	4	0	14	0	100	100	100	100
Richard, 2015[55]	529	171 (32)	4	4 (100)	3	0	163	1	100	75.0	99.4	100
Salem, 2012[89]	145	93 (64)	6	6 (100)	0	0	87	0	100	NA	100	NA
Schmidbauer, 2008[72]	78	78 (100)	2	2 (100)	13	3	60	0	95.2	100	100	81.3
Shannon, 2008[90]	224	118 (53)	15	12 (80)	7	0	96	0	100	100	100	100
Sofikerim, 2009[91]	42	42 (100)	3	3 (100)	3	3	32	1	91.4	75.0	97.0	50.0
Vasudevan, 2006[92]	92	48 (52)	9	8 (89)	3	0	36	0	100	100	100	100
Volpe, 2008[41]	100	22 (23)	3	1 (33)	0	0	20	0	100	NA	100	NA
Wang, 2009[93]	110	36 (33)	2	2 (100)	1	0	33	0	100	100	100	100
总结	活检 (n)	手术 [n(%)]							灵敏度 (%) 及 95%CI	特异度 (%) 及 95%CI	PPV (%) 及 95%CI	NPV (%) 及 95%CI
仅诊断性活检	2640	1246 (47)							96.9 (95.8~98.0)	96.2 (90.7~100)	99.8 (99.5~100)	63.3 (52.4~74.2)
穿刺活检子集	2615	1221 (47)							97.5 (96.5~98.5)	96.2 (90.7~100)	99.8 (99.5~100)	68.5 (57.6~79.4)

NA. 不适用; NR. 未测量（经 Elsevier 许可转载，引自 Patel[63]）

瘤）存在多种治疗选择。正如本章所讨论的，AS、TA 和 PN 是 AUA 推荐的关于 SRM 的最常见治疗选择。我们探讨了与 PN 相比，用于肾肿瘤经皮 TA 的最常用方法、基本原理和疗效。

两种形式的消融技术可用于癌症细胞治疗：热消融或冷冻消融。它们的作用机制略有不同[76]。当使用热消融时，需要高于 55℃的温度才能产生凝固性坏死，从而导致细胞溶解。随着温度升高，可观察到细胞损伤的不同阶段：凝固和细胞损伤（继发于蛋白质变性）、凝血和暴露于 50~80℃温度后最终导致不可逆转的细胞死亡。导致脱水、液泡形成和组织消融的蒸发损伤发生在 100℃以上。一旦温度达到 150~300℃[77]，就会发生熔化和炭化。除了温度，还有暴露时间和局部组织因素，包括灌注、血管凝血、辅助治疗和局部细胞脆性，也是决定热消融是否成功的重要因素。射频消融和微波消融也是通过热能进行治疗。

二十二、射频消融

射频消融（RFA）的加热机制包括通过间隙电极施加于目标组织的交流电流，该电极可以是双极的（电流在两个电极之间流动），也可以是单极的（电流通过地极返回）。由于其能耗形式，RFA 有一些局限性。RFA 期间产生的水蒸气、干燥和炭化会逐渐增加组织阻抗，这限制了可消耗的电能量。而且，在大多数组织中导电传热相对较慢，导致该技术的一些实际限制。使用内部冷却电极和可膨胀性多电极有助于解决这些问题。RFA 麻醉可选择全身麻醉和镇静。在全身麻醉下，呼吸循环可以被控制，探针放置更准确，并且并发症更少。

出血或消融后出血是各种 TA 最常见的并发症。但由于射频和微波能量是止血的，患者很少发生出血。出血更常被视为 CRY 的并发症，并且主要发生在较大的肿瘤中。与 PN 相比，RFA 的并发症发生率为 8.3%，而 PN 的并发症发生率高达 13.7%。RFA 也可发生输尿管或肾盆腔损伤。当热能作用于目标组织外进入收集系统时，可能会发生漏尿等局部组织损伤。其他并发症包括肠损伤，注射生理盐水有时用于肠移位，有助于防止这种并发症。

二十三、微波消融

用于肾脏肿块的第二种热消融方法是微波消融（microwave ablation，MWA）。MWA和 RFA 中的细胞死亡过程相似。极性分子（主要是水）与振荡微波场不断重新排列，有效地增加了动能和组织温度，导致细胞死亡。由于没有阻抗，微波场能更快地应用于更大的体积，从而产生更高的温度。总体而言，MW 相对于 RF 消融的优势包括更短的消融时间（2~8min），更高的温度而没有与电阻抗相关的限制，对组织的敏感性更低，以及创建更大消融区域的能力。如有必要，可以在没有涂药器重新定位的情况下实现长达 8cm 的消融区域。

由于 RF 技术首先创立且更可用，因此大多数 IR 在 RFA 方面更具经验。但最新的数据显示，MWA 程序也是安全有效的。一项大型试验显示，MWA 治疗肿瘤失败率非常低，为 1%；并发症发生率为 11%，且大多数仅限于短暂性血尿[78]。然而，也有研究报道罕见的腹膜后血肿，但其并非 MW 所独有。这项研究表明，即使是复杂的肾脏肿块也可以安全地接受 MWA 治疗，但需要长期随访以确定与其他消融方式和手术相关的持久肿瘤学疗效和生存率。

二十四、冷冻消融

第二种用于 SRM 治疗的能量形式是通过冷冻消融（cryo-ablation，CRY）来实现的。低温介导的细胞死亡机制包括细胞内冰晶的形成（导致细胞膜和细胞器的直接损伤），以及细胞外冰晶的形成（导致细胞外空间渗透压的改变）。这将导致脱水及随后的凋亡和细胞死亡。这个过程所需的温度在 -35～ -20℃。由于这种冷冻疗法能量的物理特性，冷冻探针的表面积限制了其冷却效率。

因此，对于较大的肿瘤通常需要多个探针。这可能导致治疗时间增加至 25～30min。这项技术的优点之一是可以通过 US、CT 或 MR 成像可视化"冰球"，从而实现更精确的定位 [79]。在操作过程中可以看到冰球产生一个巨大的消融区包绕肾脏肿块，并向边缘外延伸 5～10mm。CRY 也可以在腹腔镜直视下进行。Meta 分析表明两种方法都是同样有效和安全的。当使用腹腔镜时，暴露肿瘤和周围脂肪（经腹膜或腹膜后），冷冻探针可以尽可能垂直于肿瘤。使用腹腔内超声探头可以更好地评估肿瘤的大小、探头的位置，以及监测冰球进展。

冷冻疗法最常见的并发症是出血、贫血和血尿，有 2.6% 的患者出现这些并发症。8% 的患者出现出血和输血。在 11% 的手术中出现由于探针放置引起的神经痛和侧腹疼痛。两项 Meta 分析显示与开放式或微创肾部分切除术相比，CRY 并发症的发生率较低，肿瘤学结果略好。

二十五、消融术和肾部分切除术

对于肾脏病变的治疗，RFA 和 CRY 是最常见和研究最充分的方法，在本书撰写时有大量的文献支持这两种方法。TA 的选择应根据具体情况进行，还应考虑肿瘤特征。例如，对于较小的外生性肿块，MWA 的优势是速度更快，需要的敷药器更少。另外，中央型肿瘤或靠近脆弱结构的肿瘤通常受益于 CRY 的精确性和相对局部控制。如前所述，较大的肿瘤可能需要更多的探针，这也是可以预料的。总之，<4cm 的肾肿瘤用 RFA、MWA 和 CRY 都可以治疗成功。

在过去的几年中，有很多研究对 TA 和 PN 进行了比较。一项对 1800 名患者进行的大型试验显示，PN 和 TA 的无复发生存率相似 [80]。与 RF 相比，PN 和 CRY 的无转移生存率更高，尤其是对于 T_{1a} 期肿瘤。最近的一项 Meta 分析表明，与保留肾单位的肾切除术相比，选择 TA 组的并发症发生率更低，eGFR 降低更少 [81]。在这篇综述中也发现了类似的无复发生存率和无病生存率。越来越多的数据揭示了未来 SRM 的治疗倾向于具有良好的肿瘤治疗效果和其他潜在益处的局部治疗。

二十六、总结

目前的影像学检查偶然发现肾肿瘤的概率增加，因此需要更好的治疗策略。RMB 在治疗决策中起着重要作用，特别是在处理 SRM（肿块<4cm）或影像学证据不足以确定肿瘤恶性倾向时。

考虑到良好的诊断率、高获益和较小的风险，关于是否及何时实施 RMB 的争论似乎正在向倾向活检改变。RMB 对肾脏肿块治疗的影响是显著的，尤其是在考虑避免不必要的手术并因此降低发病率的可能性时。

随着微创技术的发展，活检的适应证越来越多。目前，医生和患者可以从明确恶性肿瘤分级中获益，从而更好地指导共享治疗决策。此外，对于疑似非肾源性的肿块（如转移性、血液性或炎症／感染性）、肿瘤恶性倾向不明的肿块，甚至是已知的病变，都可以选择 RMB。

在未来，RMB 的适应证可能会增多，并成为真正的诊疗标准。随着新型免疫组化、细胞遗传学、基因组学和分子标记的引入，病理诊断变得更加准确，因为该领域的研究正在迅速增长，并且极具前景。

参 考 文 献

[1] Robson CJ. Radical nephrectomy for renal cell carcinoma. J Urol. 1963;89:37–42.

[2] Porter MP, Lin DW. Trends in renal cancer surgery and patient provider characteristics associated with partial nephrectomy in the United States. Urol Oncol. 2007;25(4):298–302.

[3] Highlights in kidney cancer from the 2017 American Society of Clinical Oncology Annual Meeting. Clin Adv Hematol Oncol. 2017;15(9):682–3.

[4] Mastoraki A, Mastoraki S, Tsikala–Vafea M, Papanikolaou IS, Lazaris A, Smyrniotis V, Arkadopoulos N. Prognostic benefit of surgical management of renal cell carcinoma invading the inferior vena cava. Indian J Surg Oncol. 2017;8(1):14–8.

[5] Hollingsworth JM, Miller DC, Daignault S, Hollenbeck BK. Rising incidence of small renal masses: a need to reassess treatment effect. J Natl Cancer Inst. 2006;98(18):1331–4.

[6] Kang SK, Scherer LD, Megibow AJ, Higuita LJ, Kim N, Braithwaite RS, Fagerlin A. A randomized study of patient risk perception for incidental renal findings on diagnostic imaging tests. AJR Am J Roentgenol. 2018;210(2):369–75.

[7] Frank I, Blute ML, Cheville JC, Lohse CM, Weaver AL, Leibovich BC, Zincke H. A multifactorial postoperative surveillance model for patients with surgically treated clear cell renal cell carcinoma. J Urol. 2003;170(6 Pt 1):2225–32.

[8] Beland MD, Mayo–Smith WW, Dupuy DE, Cronan JJ, DeLellis RA. Diagnostic yield of 58 consecutive imaging–guided biopsies of solid renal masses: should we biopsy all that are indeterminate? AJR Am J Roentgenol. 2007;188(3):792–7.

[9] Thompson RH, Hill JR, Babayev Y, Cronin A, Kaag M, Kundu S, et al. Metastatic renal cell carcinoma risk according to tumor size. J Urol. 2009;182(1):41–5.

[10] Campbell S, Uzzo RG, Allaf ME, Bass EB, Cadeddu JA, Chang A, et al. Renal mass and localized renal cancer: AUA guideline. J Urol. 2017;198(3):520–9.

[11] Breau RH, Crispen PL, Jenkins SM, Blute ML, Leibovich BC. Treatment of patients with small renal masses: a survey of the American Urological Association. J Urol. 2011;185(2):407–13.

[12] Leveridge MJ, Finelli A, Kachura JR, Evans A, Chung H, Shiff DA, et al. Outcomes of small renal mass needle core biopsy, nondiagnostic percutaneous biopsy, and the role of repeat biopsy. Eur Urol. 2011;60(3):578–84.

[13] Dyer RB, Chen MY, Zagoria RJ. Intravenous urography: technique and interpretation. Radiographics. 2001;21(4):799–821; discussion 822–4.

[14] Bosniak MA. The current radiological approach to renal cysts. Radiology. 1986;158(1):1–10.

[15] Gulati M, King KG, Gill IS, Pham V, Grant E, Duddalwar VA. Contrast–enhanced ultrasound (CEUS) of cystic and solid renal lesions: a review. Abdom Imaging. 2015;40(6):1982–96.

[16] Nicolau C, et al. Prospective evaluation of CT indeterminate renal masses using US and contrast–enhanced ultrasound. Abdom Imaging. 2015;40:542–51.

[17] Park BK, Kim B, Kim SH, Ko K, Lee HM, Choi HY. Assessment of cystic renal masses based on Bosniak classification: comparison of CT and contrast–enhanced US. Eur J Radiol. 2007;61(2):310–4.

[18] Wang C, Yu C, Yang F, Yang G. Diagnostic accuracy of contrast–enhanced ultrasound for renal cell carcinoma: a meta–analysis. Tumour Biol. 2014;35(7):6343–50.

[19] Wu Y, Du L, Li F, Zhang H, Cai Y, Jia X. Renal oncocytoma: contrast–enhanced sonographic features. J Ultrasound Med. 2013;32(3):441–8.

[20] Kang SK, Chandarana H. Contemporary imaging of the renal mass. Urol Clin North Am. 2012;39(2):161–70, vi.

[21] Berland LL, Silverman SG, Gore RM, Mayo–Smith WW, Megibow AJ, Yee J, et al. Managing incidental findings on abdominal CT: white paper of the ACR incidental findings committee. J Am Coll Radiol. 2010;7(10):754–73.

[22] Pierorazio PM, Hyams ES, Tsai S, Feng Z, Trock BJ, Mullins JK, et al. Multiphasic enhancement patterns of small renal masses (</=4 cm) on preoperative computed tomography: utility for distinguishing subtypes of renal cell carcinoma, angiomyolipoma, and oncocytoma. Urology. 2013;81(6):1265–71.

[23] Kopp RP, Aganovic L, Palazzi KL, Cassidy FH, Sakamoto K, Derweesh IH. Differentiation of clear from non-clear cell renal cell carcinoma using CT washout formula. Can J Urol. 2013;20(3):6790–7.

[24] Young JR, Margolis D, Sauk S, Pantuck AJ, Sayre J, Raman SS. Clear cell renal cell carcinoma: discrimination from other renal cell carcinoma subtypes and oncocytoma at multiphasic multidetector CT. Radiology. 2013;267(2):444–53.

[25] Egbert ND, Caoili EM, Cohan RH, Davenport MS, Francis IR, Kunju LP, Ellis JH. Differentiation of papillary renal cell carcinoma subtypes on CT and MRI. AJR Am J Roentgenol. 2013;201(2):347–55.

[26] Bird VG, Kanagarajah P, Morillo G, Caruso DJ, Ayyathurai R, Leveillee R, Jorda M. Differentiation of oncocytoma and renal cell carcinoma in small renal masses (<4 cm): the role of 4-phase computerized tomography. World J Urol. 2011;29(6):787–92.

[27] Millet I, Doyon FC, Hoa D, Thuret R, Merigeaud S, Serre I, Taourel P. Characterization of small solid renal lesions: can benign and malignant tumors be differentiated with CT? AJR Am J Roentgenol. 2011;197(4):887–96.

[28] Nelson CP, Sanda MG. Contemporary diagnosis and management of renal angiomyolipoma. J Urol. 2002;168(4 Pt 1):1315–25.

[29] Richmond L, Atri M, Sherman C, Sharir S. Renal cell carcinoma containing macroscopic fat on CT mimics an angiomyolipoma due to bone metaplasia without macroscopic calcification. Br J Radiol. 2010;83(992):e179–81.

[30] Agarwal R, Brunelli SM, Williams K, Mitchell MD, Feldman HI, Umscheid CA. Gadolinium-based contrast agents and nephrogenic systemic fibrosis: a systematic review and meta-analysis. Nephrol Dial Transplant. 2009;24(3):856–63.

[31] Allen BC, Tirman P, Jennings Clingan M, Manny J, Del Gaizo AJ, Leyendecker JR. Characterizing solid renal neoplasms with MRI in adults. Abdom Imaging. 2014;39(2):358–87.

[32] Tanaka H, Yoshida S, Fujii Y, Ishii C, Tanaka H, Koga F, et al. Diffusion-weighted magnetic resonance imaging in the differentiation of angiomyolipoma with minimal fat from clear cell renal cell carcinoma. Int J Urol. 2011;18(10):727–30.

[33] McGahan JP, Lamba R, Fisher J, Starshak P, Ramsamooj R, Fitzgerald E, Yen P. Is segmental enhancement inversion on enhanced biphasic MDCT a reliable sign for the noninvasive diagnosis of renal oncocytomas? AJR Am J Roentgenol. 2011;197(4):W674–9.

[34] Yoshimitsu K, Kakihara D, Irie H, Tajima T, Nishie A, Asayama Y, et al. Papillary renal carcinoma: diagnostic approach by chemical shift gradient-echo and echo-planar MR imaging. J Magn Reson Imaging. 2006;23(3):339–44.

[35] Gurel S, Narra V, Elsayes KM, Siegel CL, Chen ZE, Brown JJ. Subtypes of renal cell carcinoma: MRI and pathological features. Diagn Interv Radiol. 2013;19(4):304–11.

[36] Thompson RH, Kurta JM, Kaag M, Tickoo SK, Kundu S, Katz D, et al. Tumor size is associated with malignant potential in renal cell carcinoma cases. J Urol. 2009;181(5):2033–6.

[37] Tsivian M, Mouraviev V, Albala DM, Caso JR, Robertson CN, Madden JF, Polascik TJ. Clinical predictors of renal mass pathological features. BJU Int. 2011;107(5):735–40.

[38] Frank I, Blute ML, Cheville JC, Lohse CM, Weaver AL, Zincke H. Solid renal tumors: an analysis of pathological features related to tumor size. J Urol. 2003;170(6 Pt 1):2217–20.

[39] Gill IS, Matin SF, Desai MM, Kaouk JH, Steinberg A, Mascha E, et al. Comparative analysis of laparoscopic versus open partial nephrectomy for renal tumors in 200 patients. J Urol. 2003;170(1):64–8.

[40] Neuzillet Y, Lechevallier E, Andre M, Daniel L, Coulange C. Accuracy and clinical role of fine needle percutaneous biopsy with computerized tomography guidance of small (less than 4.0 cm) renal masses. J Urol. 2004;171(5):1802–5.

[41] Volpe A, Mattar K, Finelli A, Kachura JR, Evans AJ, Geddie WR, et al. Contemporary results of percutaneous biopsy of 100 small renal masses: a single center experience. J Urol. 2008;180(6):2333–7.

[42] Kim JK, Park SY, Shon JH, Cho KS. Angiomyolipoma with minimal fat: differentiation from renal cell carcinoma at biphasic helical CT. Radiology. 2004;230(3):677–84.

[43] Farrell C, Noyes SL, Tourojman M, Lane BR. Renal angiomyolipoma: preoperative identification of atypical fat-poor AML. Curr Urol Rep. 2015;16(3):12.

[44] Rothman J, Egleston B, Wong YN, Iffrig K, Lebovitch S, Uzzo RG. Histopathological characteristics of localized renal cell carcinoma correlate with tumor size: a SEER analysis. J Urol. 2009;181(1):29–33.

[45] Hollingsworth JM, Miller DC, Daignault S, Hollenbeck BK. Five-year survival after surgical treatment for kidney cancer: a population-based competing risk analysis. Cancer. 2007;109(9):1763–8.

[46] Lane BR, Abouassaly R, Gao T, Weight CJ, Hernandez AV, Larson BT, et al. Active treatment of localized renal tumors may not impact overall

survival in patients aged 75 years or older. Cancer. 2010;116(13):3119–26.

[47] Kunkle DA, Crispen PL, Chen DY, Greenberg RE, Uzzo RG. Enhancing renal masses with zero net growth during active surveillance. J Urol. 2007;177(3):849–53; discussion 853–4.

[48] Remzi M, Ozsoy M, Klingler HC, Susani M, Waldert M, Seitz C, et al. Are small renal tumors harmless? Analysis of histopathological features according to tumors 4 cm or less in diameter. J Urol. 2006;176(3):896–9.

[49] Kyle CC, Wingo MS, Carey RI, Leveillee RJ, Bird VG. Diagnostic yield of renal biopsy immediately prior to laparoscopic radiofrequency ablation: a multicenter study. J Endourol. 2008;22(10):2291–3.

[50] Beemster P, Phoa S, Wijkstra H, de la Rosette J, Laguna P. Follow–up of renal masses after cryosurgery using computed tomography; enhancement patterns and cryolesion size. BJU Int. 2008;101(10):1237–42.

[51] Weight CJ, Kaouk JH, Hegarty NJ, Remer EM, O'Malley CM, Lane BR, et al. Correlation of radiographic imaging and histopathology following cryoablation and radio frequency ablation for renal tumors. J Urol. 2008;179(4):1277–81; discussion 1281–3.

[52] Appelbaum AH, Kamba TT, Cohen AS, Qaisi WG, Amirkhan RH. Effectiveness and safety of image–directed biopsies: coaxial technique versus conventional fine–needle aspiration. South Med J. 2002;95(2):212–7.

[53] Sheafor DH, Paulson EK, Kliewer MA, DeLong DM, Nelson RC. Comparison of sonographic and CT guidance techniques: does CT fluoroscopy decrease procedure time? AJR Am J Roentgenol. 2000;174(4):939–42.

[54] Park SY, Park BK, Kim CK, Kwon GY. Ultrasound–guided core biopsy of small renal masses: diagnostic rate and limitations. J Vasc Interv Radiol. 2013;24(1):90–6.

[55] Richard PO, Jewett MA, Bhatt JR, Kachura JR, Evans AJ, Zlotta AR, et al. Renal tumor biopsy for small renal masses: a single–center 13–year experience. Eur Urol. 2015;68(6):1007–13.

[56] Dutta R, Okhunov Z, Vernez SL, Kaler K, Gulati AT, Youssef RF, et al. Cost comparisons between different techniques of percutaneous renal biopsy for small renal masses. J Endourol. 2016;30(Suppl 1):S28–33.

[57] Volpe A, Finelli A, Gill IS, Jewett MA, Martignoni G, Polascik TJ, et al. Rationale for percutaneous biopsy and histologic characterisation of renal tumours. Eur Urol. 2012;62(3):491–504.

[58] Volpe A, Kachura JR, Geddie WR, Evans AJ, Gharajeh A, Saravanan A, Jewett MA. Techniques, safety and accuracy of sampling of renal tumors

by fine needle aspiration and core biopsy. J Urol. 2007;178(2):379–86.

[59] Yang CS, Choi E, Idrees MT, Chen S, Wu HH. Percutaneous biopsy of the renal mass: FNA or core needle biopsy? Cancer Cytopathol. 2017;125(6):407–15.

[60] Mullins JK, Rodriguez R. Renal cell carcinoma seeding of a percutaneous biopsy tract. Can Urol Assoc J. 2013;7(3–4):E176–9.

[61] Chang DT, Sur H, Lozinskiy M, Wallace DM. Needle tract seeding following percutaneous biopsy of renal cell carcinoma. Korean J Urol. 2015;56(9):666–9.

[62] Herts BR. Imaging guided biopsies of renal masses. Curr Opin Urol. 2000;10(2):105–9.

[63] Patel HD, Johnson MH, Pierorazio PM, Sozio SM, Sharma R, Iyoha E, et al. Diagnostic accuracy and risks of biopsy in the diagnosis of a renal mass suspicious for localized renal cell carcinoma: systematic review of the literature. J Urol. 2016;195(5):1340–7.

[64] Lees JS, McQuarrie EP, Mordi N, Geddes CC, Fox JG, Mackinnon B. Risk factors for bleeding complications after nephrologist–performed native renal biopsy. Clin Kidney J. 2017;10(4):573–7.

[65] Okhunov Z, Moreira DM, Del Junco M, Abedi G, Lobko II, Kaler KS, et al. Predictors of complications after percutaneous image–guided renal cryoablation for T1a renal cortical neoplasms. J Endourol. 2017;31(1):7–13.

[66] Wang W, Yu L, Wang Y, Zhang Q, Chi C, Zhan P, Xu C. Radial EBUS versus CT–guided needle biopsy for evaluation of solitary pulmonary nodules. Oncotarget. 2018;9(19):15122–31.

[67] Papini E, Pacella CM, Hegedus L. Diagnosis of endocrine disease: thyroid ultrasound (US) and US–assisted procedures: from the shadows into an array of applications. Eur J Endocrinol. 2014;170(4):R133–46.

[68] Gill IS, Kavoussi LR, Lane BR, Blute ML, Babineau D, Colombo JR Jr, et al. Comparison of 1,800 laparoscopic and open partial nephrectomies for single renal tumors. J Urol. 2007;178(1):41–6.

[69] Lesage K, Joniau S, Fransis K, Van Poppel H. Comparison between open partial and radical nephrectomy for renal tumours: perioperative outcome and health–related quality of life. Eur Urol. 2007;51(3):614–20.

[70] Campbell SC, Novick AC, Herts B, Fischler DF, Meyer J, Levin HS, et al. Prospective evaluation of fine needle aspiration of small, solid renal masses: accuracy and morbidity. Urology. 1997;50(1):25–9.

[71] Burruni R, Lhermitte B, Cerantola Y, Tawadros T, Meuwly JY, Berthold D, et al. The role of renal biopsy in small renal masses. Can Urol Assoc J. 2016;10(1–2):E28–33.

[72] Schmidbauer J, Remzi M, Memarsadeghi M, Haitel

A, Klingler HC, Katzenbeisser D, et al. Diagnostic accuracy of computed tomography–guided percutaneous biopsy of renal masses. Eur Urol. 2008;53(5):1003–11.

[73] Lebret T, et al. Percutaneous core biopsy for renal masses: indications, accuracy and results. J Urol. 2007;178(4 Pt 1):1184–8; discussion 1188.

[74] Ficarra V, et al. Accuracy of on–bench biopsies in the evaluation of the histological subtype, grade, and necrosis of renal tumours. Pathology. 2011;43(2): 149–55.

[75] Prince J, Bultman E, Hinshaw L, Drewry A, Blute M, Best S, et al. Patient and tumor characteristics can predict nondiagnostic renal mass biopsy findings. J Urol. 2015;193(6):1899–904.

[76] Hinshaw JL, Lubner MG, Ziemlewicz TJ, Lee FT Jr, Brace CL. Percutaneous tumor ablation tools: microwave, radiofrequency, or cryoablation–– what should you use and why? Radiographics. 2014;34(5):1344–62.

[77] Kelly EF, Leveillee RJ. Image guided radiofrequency ablation for small renal masses. Int J Surg. 2016;36(Pt C):525–32.

[78] Klapperich ME, Abel EJ, Ziemlewicz TJ, Best S, Lubner MG, Nakada SY, et al. Effect of tumor complexity and technique on efficacy and complications after percutaneous microwave ablation of stage T1a renal cell carcinoma: a single–center, retrospective study. Radiology. 2017;284(1):272–80.

[79] Zondervan PJ, Buijs M, de la Rosette JJ, van Delden O, van Lienden K, Laguna MP. Cryoablation of small kidney tumors. Int J Surg. 2016;36(Pt C):533–40.

[80] Thompson RH, Atwell T, Schmit G, Lohse CM, Kurup AN, Weisbrod A, et al. Comparison of partial nephrectomy and percutaneous ablation for cT1 renal masses. Eur Urol. 2015;67(2):252–9.

[81] Katsanos K, Mailli L, Krokidis M, McGrath A, Sabharwal T, Adam A. Systematic review and meta–analysis of thermal ablation versus surgical nephrectomy for small renal tumours. Cardiovasc Intervent Radiol. 2014;37(2):427–37.

[82] Chyhrai A, Sanjmyatav J, Gajda M, Reichelt O, Wunderlich H, Steiner T, et al. Multi–colour FISH on preoperative renal tumour biopsies to confirm the diagnosis of uncertain renal masses. World J Urol. 2010;28(3):269–74.

[83] Halverson SJ, Kunju LP, Bhalla R, Gadzinski AJ, Alderman M, Miller DC, et al. Accuracy of determining small renal mass management with risk stratified biopsies: confirmation by final pathology. J Urol. 2013;189(2):441–6.

[84] Harisinghani MG, Maher MM, Gervais DA, McGovern F, Hahn P, Jhaveri K, et al. Incidence of malignancy in complex cystic renal masses (Bosniak category III): should imaging–guided biopsy precede surgery? AJR Am J Roentgenol. 2003;180(3):755–8.

[85] Londono DC, Wuerstle MC, Thomas AA, Salazar LE, Hsu JW, Danial T, et al. Accuracy and implications of percutaneous renal biopsy in the management of renal masses. Perm J. 2013;17(3):4–7.

[86] Menogue SR, O'Brien BA, Brown AL, Cohen RJ. Percutaneous core biopsy of small renal mass lesions: a diagnostic tool to better stratify patients for surgical intervention. BJU Int. 2013;111(4 Pt B):E146–51.

[87] Millet I, Curros F, Serre I, Taourel P, Thuret R. Can renal biopsy accurately predict histological subtype and Fuhrman grade of renal cell carcinoma? J Urol. 2012;188(5):1690–4.

[88] Reichelt O, Gajda M, Chyhrai A, Wunderlich H, Junker K, Schubert J. Ultrasound–guided biopsy of homogenous solid renal masses. Eur Urol. 2007;52(5):1421–6.

[89] Salem S, Ponsky LE, Abouassaly R, Cherullo EE, Isariyawongse JP, Maclennan GT, et al. Image–guided biopsy of small renal masses in the era of ablative therapies. Int J Urol. 2013;20(6):580–4.

[90] Shannon BA, Cohen RJ, de Bruto H, Davies RJ. The value of preoperative needle core biopsy for diagnosing benign lesions among small, incidentally detected renal masses. J Urol. 2008;180(4):1257–61; discussion 61.

[91] Sofikerim M, Tatlisen A, Canoz O, Tokat F, Demirtas A, Mavili E. What is the role of percutaneous needle core biopsy in diagnosis of renal masses? Urology. 2010;76(3):614–8.

[92] Vasudevan A, Davies RJ, Shannon BA, Cohen RJ. Incidental renal tumours: the frequency of benign lesions and the role of preoperative core biopsy. BJU Int. 2006;97(5):946–9.

[93] Wang R, Wolf JS Jr, Wood DP Jr, Higgins EJ, Hafez KS. Accuracy of percutaneous core biopsy in management of small renal masses. Urology. 2009;73(3):586–90; discussion 90–1.

第5章 肾脏肿块活检：简单的活检技术与优化的导航/靶向工具
Renal Mass Biopsy: Simple Techniques and Optimizing Navigational/Targeting Tools

Raymond J. Leveillee Scott Peairs Morgan W. Nields 著

张海民 译

缅怀

在准备这份书稿的过程中，我寻求了一位伟人 Morgan W.Nields 的帮助，在医疗技术和肿瘤学方面，他一直是一位真正有远见和创造性的企业家。

作为 Fischer Medical Imaging, Inc. 的联合创始人，他担任董事长兼首席执行官 22 年，并以其坚持不懈地探索乳腺癌更准确的诊断方法和更好的治疗效果而闻名。凭借他的企业家精神，他与医生、工程师和商界人士跨学科合作，弥合了知识和经验的不足。最近他又创立了 Ablatech Imaging 和 INTIO, LLC 公司以便更好地诊断和治疗其他恶性肿瘤，努力使医学和肿瘤学的诊疗更上一层楼。然而，我非常悲伤地告诉大家，这份书稿将是他个人对医学的最后贡献，因为在这本书的编撰过程中，我们最亲爱的朋友 Morgan 已经于 2019 年 6 月 18 日去世了。

一、概述

在 1951 年以前，所有肾脏活检都是通过开放手术进行的。随后，丹麦医生 Brun 和 Iverson 报道了一种使用针刺的活检方法[1]。在当今时代，这几乎是肿瘤活检的首选方法。这本关于肿瘤活检的综合性教科书的其他章节涵盖了肾脏肿块活检的各个重要方面，包括活检指征和安全性、经济学价值、病理结果分析、成像模式、替代方法和未来的趋势。

本章的主要目标如下。

1. 循序渐进地介绍肾脏肿块活检技术以指导那些希望拓展他们专业领域的人。

2. 对利用超声和计算机断层扫描进行的标准活检技术进行概述。

3. 如何确保获得足够的组织。

4. 减少并发症的技巧和活检的"诀窍"：应用先进的靶向 CT 透视、锥形束 CT、磁共振成像、E/M 跟踪，以及融合技术，包括更新的靶向技术和软件界面，以提高准确性、确保精度并提高诊断率。

5. 机器人靶向技术。

二、靶向肾穿刺活检术

肾穿刺活检术在治疗最大径＜4cm 的肾脏小肿块或考虑转移性肿瘤（如黑色素瘤、淋巴瘤、肺癌或乳腺癌等）时具有重要作用。

当与热消融结合使用时，在消融前进行活检很重要，因为即使在相同的条件下，热消融治疗后活检可能会因细胞裂解、凝固收缩、圆齿样改变或伸长变形，从而导致难以进行准确的组织学诊断[2, 3]。而肿瘤的病理结果不仅影响影像学的随访周期，也能反映肿瘤的预后[4, 5]。肾穿刺活检术诊断恶性肿瘤的特异性为 80%～92%，敏感性为 83%～100%[6]。

展望未来，随着肾穿刺活检应用于肾脏良性疾病（如嗜酸细胞上皮肿瘤、"乏脂肪"的血管平滑肌脂肪瘤）的诊断，其适应证可能会继续扩大。此外，肾穿刺活检组织还可用于表观遗传学（DNA 甲基化）、肿瘤基因型（突变、测序、缺失或扩增）、表达谱（mRNA/miRNA）和功能蛋白质组学等方面。综合评估这些结果并作为病理学诊断的补充，可能会影响肾脏肿块的临床转归。美国癌症研究所 - 治疗方案选择的分子分析（National Cancer Institute-Molecular Analysis for Therapy Choice，NCI-MATCH）试验是在美国癌症研究所的领导下发展起来的。这是一项基于精准药物治疗的临床试验，利用患者实体肿瘤活检的基因组测序来确定使用特定的抗肿瘤药物进行治疗。有趣的是，一位主要研究者注意到，在"乡村"机构进行的肾脏肿块活检检查中，大约 15% 的活检组织不足以进一步行 DNA 检测，这表明乡村患者可能无法像城市中的患者一样获得最有针对性和最先进的癌症治疗。这一事实强调了肾脏肿块活检医生（放射科医生和外科医生）对于了解最佳活检方法、准确定位穿刺部位的必要性[7, 8]。

三、肾穿刺活检的常用技术

经皮肾脏肿块活检术可在静脉麻醉或仅使用局部麻醉（1% 利多卡因）的情况下进行。根据肿瘤位置和所使用的靶向技术，患者通常取俯卧或侧卧位。

（一）经典方法

CT 引导下肾穿刺活检术是最常用的、经典的肾脏肿块活检方式。首先，做一皮肤切口，在间歇 CT 成像的引导下，用 16G 或 18G 穿刺活检针穿过皮下皮肤。比较麻烦的是，需要将穿刺活检针放置在与 CT 扫描光束"成一直线"的位置。即使是几度的轻微角度变化也会妨碍对针尖的实际位置进行成像，并可能影响活检的成功率。皮肤穿刺点距离目标越远，就越有可能错过目标。同样，要进行活检的目标越小，就越容易造成采样不足。

还有一些辅助手段可以提高传统活检方式的活检准确性和活检标本量。每一次进针时的连续成像可提高活检的准确性，但会使患者暴露于更多的电离辐射中。检查孔径内 CT 透视比断层连续扫描成像更快，但放射科医生 / 外科医生的辐射暴露剂量更大。也可以进行 CT 和 US 融合，但由于使用了两种引导方式且 CT 机架中的空间有限，因此操作起来很麻烦[9]。

（二）辅助定位的方法

辅助定位的方法是利用数字工作台坐标和氦 / 氖激光瞄准束，在皮肤表面直观地显示出在监视器上看到的 CT 扫描的层面（图 5-1）。标准的 CT 机配有激光，可以显示身体的哪个部位正在被扫描。该层面与机器控制面板上显示的表坐标及在处理站获得的图像相对应（图 5-2）。在皮肤表面使用图中所示的网格有助于更精确地定位规划穿刺点。网格是未经消毒的，但通常是软的、多孔材料制成的，相互平行的细线构成网格（通常

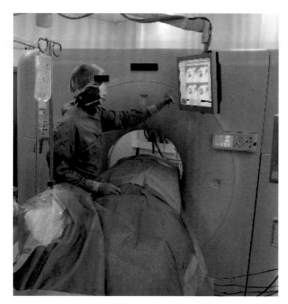

▲ 图 5-1 从表面观察

患者俯卧，皮肤准备使用碘海醇或聚维酮碘。放射科医生或外科医生可以利用横断面成像技术，每次以几厘米的穿刺深度进针。放射科医生正在使用监视器上的"床边"图像来判断穿刺针的位置（图片由 R.J. Leveillee, MD 提供）

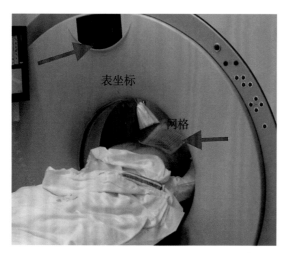

▲ 图 5-2 表坐标对应于单个 CT 图像上的标记

半透明的金属线"网格"可以放置在患者待检区域，以帮助定位皮肤上的最佳穿刺进入点（图片由 R.J. Leveillee, MD 提供）

间隔 10mm），这样就可以通过扫描患者和相应的网格线定位来获得最优的皮肤穿刺点。

使用表面网格标记可以更精确地确定皮肤穿刺入点（图 5-3）。一旦标记好部位，即可对皮肤进行术前准备和局部麻醉（图 5-4）。

活检样本时最好采用同轴穿刺针系统（图 5-5）。据报道，当使用同轴穿刺针系统[10]时，活检成功率可高达 15%，而并发症与普通穿刺系统相近。同轴穿刺针系统中外套管的直径比穿刺活检的针芯或 FNA 吸引针粗，在超声或 CT 扫描中更容易观察到。

同轴穿刺活检系统仅需要经过一次正常组织就可允许多次针芯穿刺获取活检组织，能够最大限度地减少针道播种的风险。与传统针相比，较大的同轴导板在 CT 和 US 上更容易看到。导针器表面上的厘米标记能够提示导针器是否到达目标病变的边缘，同时移除内部闭孔器（绿色针芯）。位置确定后，将中央闭孔器从导针器上取下。接下来，通过放置的套管，可以使用 22G Chiba 针和使用 18G 活检针的多芯针进行 FNA（图 5-6）。

已明确 18G 穿刺活检可以为组织诊

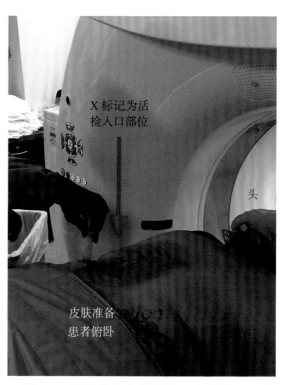

▲ 图 5-3 在标记好最佳皮肤穿刺入点的位置后，移除网格并开始消毒

图片由 R.J. Leveillee, MD 提供

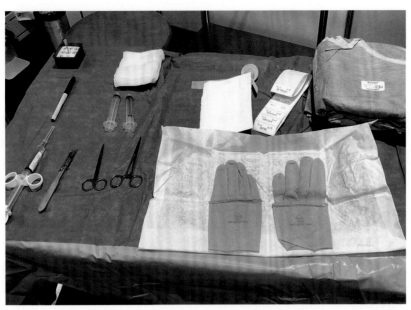

▲ 图 5-4　"操作准备台"：执行精确的经皮穿刺肾脏肿块活检术所需的必备物品

该图展示了皮肤标记笔、手术刀刀片（11G）（可选）、放置锐器的泡沫架和局部麻醉剂。未展示的是装有固定液（大多数情况下为 10% 福尔马林溶液）的标本盒（图片由 R.J. Leveillee, MD 提供）

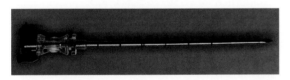

▲ 图 5-5　典型的 18G "同轴"穿刺活检针的放大视图

注意黑色标记，每条线代表 10mm。每 5 厘米增加为两条线（双黑线）（图片由 R.J. Leveillee, MD 提供）

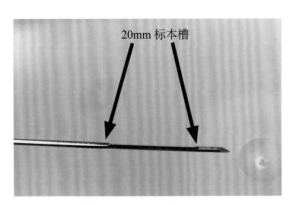

▲ 图 5-6　通常针芯前端的标本槽长度预设为 20mm。对于肾脏肿块活检，针芯可穿过同轴导针器可以进行多针活检

图片由 R.J. Leveillee, MD 提供

断提供最佳样本，因此肾穿刺活检多使用 17G/18G 系统。Breda 通过 31 名接受根治性或肾部分切除术的患者对穿刺活检针粗细与最终组织学诊断准确性的相关性进行研究。取出标本后，分别使用 14G、18G 和 20G 活检针至少取三针组织穿刺标本。本研究显示，利用 18G 穿刺针所获得的组织与最终病理诊断所用的组织在诊断方面符合率达 97%。20G 穿刺针虽然"侵入性较小"，但 16% 的病例未能取得足够的用以病理诊断的活检组织[11]。获取活检组织后，同轴活检系统被移除。使用同轴穿刺活检针时，取样时间缩短，并且能最大限度降低肿瘤种植的针道风险（针道的肿瘤种植风险本身就非常罕见）。

四、穿刺针的粗细

细针穿刺抽吸活检

根据定义，细针穿刺抽吸是用小直径

（21G 或更小）的针头进行的，理论上具有一定的优势。其中一个优势是能够最大限度地减少活检时出血的风险，特别是对于凝血功能缺陷的患者，或正在接受抗血小板治疗或抗凝药物治疗的患者。有时，活检必须通过肠或实体器官进行，更细的针头可能会降低感染风险[12, 13]。为了减少粗针活检后标本中的血液成分，通常先进行 FNA。同轴导管定位后，将一根较小的针头置入肿瘤，并通过注射器施加恒定的负压，针头在肿瘤肿块中插入或拔出十几次，以收集组织用于细胞学分析。

五、穿刺活检技术（粗针活检）

在泌尿外科，我们对使用一次性或可重复使用的 18G 针芯的侧切针进行前列腺穿刺活检比较熟悉。通常，穿刺活检槽长度为20mm。对于肾脏肿块活检，将针芯通过同轴导针器进行活检可以获得多条活检组织。建议至少获得两条活检组织，采样部位应位于肿瘤的不同区域（较大肿瘤的中央和外围），以避免对坏死区域进行活检（图 5-7）。正是由于这个原因，囊性病变的活检可能会因

为穿刺部位主要是"液体"成分而导致活检组织较少。在评估厚壁或有强化的复杂囊肿（Bosniak Ⅲ级）时，靶向穿刺外周的囊壁组织可增加活检组织的样本取出量。穿刺活检技术在鉴别肿瘤性质和组织分型方面具有非常高的准确性（分别为＞90% 和高达 100%），并且具有中等可靠的分级准确性[2]。

因此，为了精准安全地获取标本，同轴导针器应放置在离肿瘤／靶标附近，以避免穿刺过深和采样组织超出肾脏肿块的范围。长度＜10mm 或出现碎片的活检组织视为不合格，应再次活检以获取更多样本[14]。

进行活检操作的医生必须熟悉标本槽长度及针芯超出同轴导针器边缘的长度（图 5-8）。

与 FNA 一样，活检时应避免坏死区域。Wunderlich 等对 50 个手术切除的肾脏肿块进行活检比较发现，与＜4cm 的肿块相比，大肿块中央活检的准确性降低，这可能是由于较大肿块的中央区域经常会出现中央性坏死，并建议在＜4cm 的肿块中进行一次中心活检和一次肿块外周部位活检，在＞4cm 的肿瘤

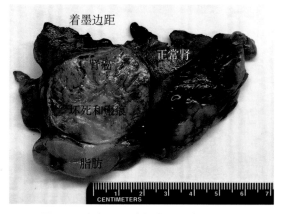

▲ 图 5-7　肾部分切除标本的肿瘤切面大体观

注意肿瘤的异质性，并且内部可能有大量瘢痕。此类肿块在影像引导活检时准确的靶向引导和多次采样可以提高诊断性肾脏肿块活检的准确率（图片由 R.J. Leveillee, MD 提供）

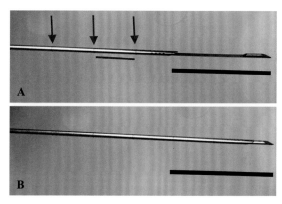

▲ 图 5-8　在外套管切断周围组织之前，组织标本进入针芯前端一个 20mm 的"标本槽"即凹槽中

图片由 Saleem A. Umar, MD 和 R.J. Leveillee, MD 提供

中进行两次肿块外周部位活检[15]。

（一）活检针的类型

活检针的设计会影响靶向活检的精度和标本量。基本而言，活检针是一根带有针芯的空芯针，可分离组织并将其留置在针芯的标本槽中，包括 Menghini 和 Silverman 两种类型。20 世纪 40 年代设计的 Menghini 针主要用于经皮肝活检，不需要旋转即可从病变组织中切断取出活检样本[16]。能够用生理盐水清除通道、防止样品误吸进入抽吸器的设计、快速"穿刺"及用抽吸器同时抽吸的组合是该发明的特点。其主要优势是易于使用和操作迅速，与需要耗时数分钟且需要保持良好的操作稳定性的其他技术相比，该穿刺针在肝脏内的停留时间不到 1min。Vin-Silverman 类型的针头由一个外套管和一个内裂针头组成，针头分为两叶和一个纵向凹槽，当针头抽出时，组织会保留在凹槽中。然后将针头部分两叶分开以取出样品。近来的活检针多是使用带有标本槽而不是两叶式的穿刺活检针芯[17]。

下面讨论和演示常见穿刺活检针。

Tru-Cut® 为手动操作。内芯针靠近尖端的部分被"雕刻出"出一个"标本槽口"。一旦将内芯针推进到靶向组织中后，外套管针随后推进并覆盖到样本槽口上，将活检组织从肿块切下来，即可收集切割下来的组织样本（图 5-9）。

后来对这种初始设计又进行了许多改进，如添加一个弹簧机关协助为上述活检针的两种运动提供动力。穿刺活检针大多数是一次性的，也有一些提供一个可重复使用的操作手柄，仅更换活检针。其他改进包括针对重要结构或血管附近的肿瘤进行标本槽长度的调整（9～19mm）等（Temno™ ACT，Merit Medical Systems，Inc.，South Jordan，Utah，USA）。

另外一种改进是 BioPince™ 活检系统（Argon Medical Devices，Athens，TX，USA）。这是一个"全芯"系统，它获取的圆柱形组织标本比传统的侧切活检仪器具有更大的标本体积和对称性（图 5-10）。

（二）锥形束 CT 在穿刺活检中的应用

锥形束 CT（cone beam CT，CBCT）利用带有大型平板探测器的旋转透视 C 形臂机，在称为旋转血管造影术的过程中从不同角度捕获 200 多张 X 线图像。该扫描过程仅需 6s，并能提供静止患者的实时成像。这些设备通常配置在介入放射科室或手术室中。大孔径设计使之便于接近患者进行扫描（图 5-11）。获得的图像通过重建形成三维（3D）图像。然后可以在 CT 和三个平面中不断旋转并生成不同切面的图像（图 5-12 至图 5-14）。更令人印象深刻的是，利用这些数据重建而获得的立体图像能够实时查看针头位置，允许穿刺路径与扫描平面成角度，并且在规划穿刺活检路径时不再需要与扫描平面完全平行的穿刺入径点（图 5-15）。至少有三种商用系统应用该技术：DynaCT（Siemens Medical Solutions，Erlangen，Germany）、InnovaCT（GE Healthcare，Schenectady，New York）和 XperCT（Phillips Healthcare，Amsterdam，Netherlands）。利用重建软件（如 Artis Zeego、I-Guide）可以准确辅助规划和制订操作路径。

与热消融操作时一样，增强扫描有助于确定深部的肿瘤切缘，但在肾脏肿块活检时并非必不可少。在对肿瘤进行三个平面上（冠

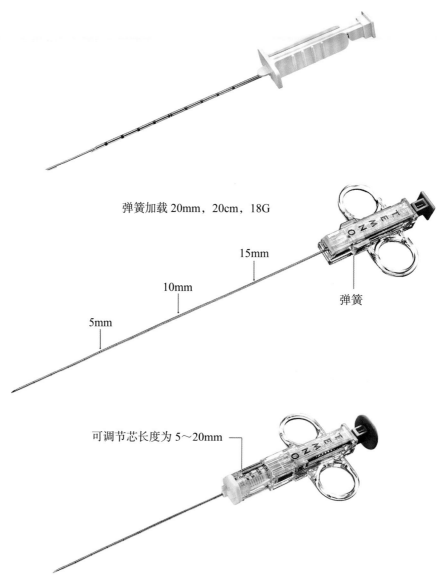

弹簧加载 20mm，20cm，18G

15mm

10mm

5mm

弹簧

可调节芯长度为 5~20mm

▲ 图 5-9　手动操作的 Temno Tru-Cut 活检针
为了适应不同的临床参数，对原始设计进行了改进，以提高活检组织量和安全性，包括针对重要结构或血管附近的肿瘤活检调整活检针标本槽口长度（经许可转载，引自 Merit Medical）

状面、轴向和矢状面）扫描后，选择穿刺活检的皮肤进入点和穿刺路径，并通过软件显示所需的穿刺路径。然后使用激光十字准线将皮肤穿刺点投影到患者身上（图 5-15 至图 5-18）。这种激光导航系统可以显著提高目标点的精度（图 5-19）。Moser 等使用激光导航系统将他们的目标点误差从未使用激光导航系统时的平均 3.5mm 减少到使用激光导航系统时的 2.0mm[18]。

（三）电磁导航在穿刺活检中的应用

电磁导航（electromagnetic navigation，EMN）将 MRI 或 CT 扫描与 EMN 结合并进行融合，以便能够实时靶向肿瘤。EMN 场发生器产生交替电磁场，位于探头或针的小线圈内传感器感应电压。然后将来自传感器的信息与放

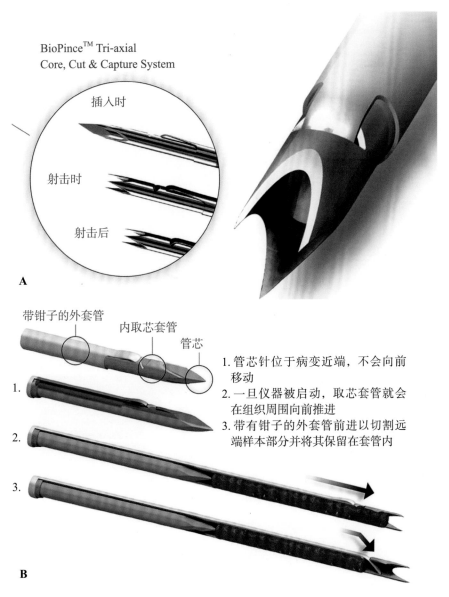

▲ 图 5-10　**Argon 医疗设备**

A. 这是一个"全芯"系统，它取得的圆柱形组织标本比传统的侧切（凹口）活检仪器具有更大的体积和对称性；B. 穿刺系统的放大视图（图片由 Argon Medical Devices，Frisco，TX，©2019 提供）

置在患者皮肤上的无源基准标记相结合，此时进行 CT 扫描，以帮助配准并避免由于患者移动或呼吸变化引起的误差，进而明确穿刺活检的解剖"路线图"。然后进一步合成"目标 / 肿瘤"的 3D 模型并规划最佳通路。

这个系统的功能类似于汽车 / 手机中的全球定位系统（global positioning system，GPS）。场发生器类似于"卫星"，图像类似于"地图"。场发生器（"卫星"）发出的信号被跟踪设备（"手机"）上的传感器接收并投射到图像（"地图"）上（这种系统可用于任何器官的软组织介入手术，并不仅限于肾脏肿块活检）。

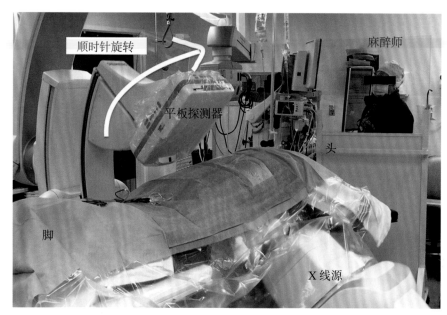

▲ 图 5-11　锥形束 CT 的外部全景图

图片由 R.J. Leveillee, MD 提供

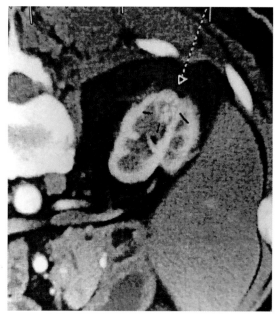

▲ 图 5-12　右肾脏肿块的动脉期轴位视图（患者俯卧位）

图片由 R.J. Leveillee, MD 提供

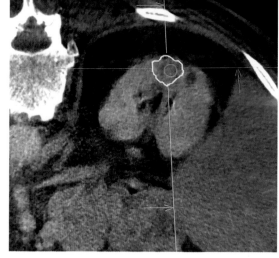

▲ 图 5-13　CBCT 轴向视图与术前 CT（图 5-12）对齐良好

图片由 R.J. Leveillee, MD 提供

六、融合导航技术的特点与功能

- 增强对针头和探针进行预定穿刺目标的引导。

- 能够最大限度地使用穿刺活检前的图像，并优化穿刺活检过程中的穿刺活检路径。

- 能够跟踪柔性或刚性器械的尖端以确保准确性。

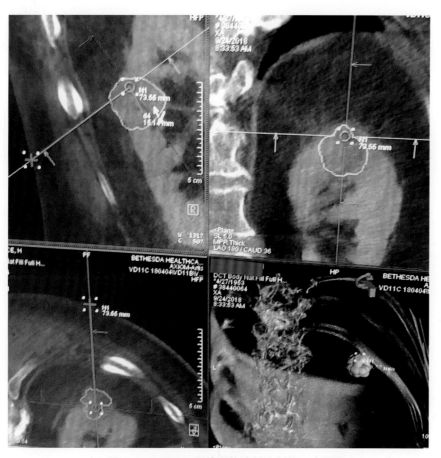

▲ 图 5-14 **CBCT 不使用静脉对比剂的三个视图**

在三个平面上查看的图像，即矢状面（左上角）、冠状面（右上角）和轴向（左下角）。
经三维重建后，在右下角呈现为虚拟肿瘤（图片由 R.J. Leveillee, MD 提供）

- 在操作期间能够提供实时 3D 视频导航。
- 对穿刺活检前图像和穿刺活检过程中超
  声引导进行准确关联。
- 能够将针尖跟踪仪器或自适应针尖跟踪
  器整合到设备中。

七、融合导航的潜在重要优势

- 能够预先规划方法并确定是否需要单个
  或多个入口点。
- 减少辐射暴露和对比剂使用量。
- 缩短操作时间。

（一）CT 与 EMN 融合

EMN 的优势包括提高准确性和减少手术时间。一项虚拟模型研究显示，当 EMN 与 CT 透视相结合时可以减少手术时间，并能提高准确性[19]。然而，这些结果并不一定能够真正改善患者的临床结果。Grand 等对 60 名患者进行单独使用 CT 或加用 EMN 引导的经皮肺活检进行比较研究，发现加用 ig4 EMN 系统（Veran Medical Inc., St Louis, MO）后的穿刺活检操作在手术时间、辐射剂量、活检针重新定位次数及诊断率方面没有统计学上的差异[20]，而且因需要必要的硬件、线圈和仪器，导致费用更加昂贵。

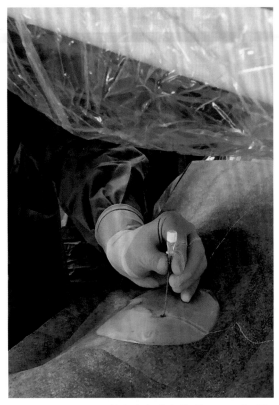

▲ 图 5–15　CBCT 激光十字瞄准线利用平面内"靶心"技术协助皮肤进入点和角度

图片由 R.J. Leveillee, MD 提供

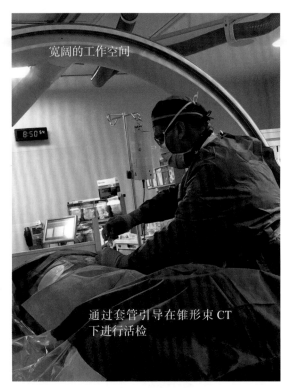

▲ 图 5–16　放射科医生 / 外科医生可以在宽阔的工作空间内进行肾脏肿块活检手术，利用透视引导和 **CBCT** 确认扫描。这提高了准确性并减少了医生和患者的辐射暴露

图片由 R.J. Leveillee, MD 提供

（二）超声与 CT 融合

与上述 EMN 系统一样，US 可以与 EMN 系统融合使用，也能够融合 CT、PET 或 US 图像。有几种具有竞争性的超声融合系统可用[21]。与 EMN 一样，这些融合系统检测来自射频消融针尖的线圈电压；然后这些信息与术中 US 相结合，以计算针头位置和选择探头放置的角度。Venkatesan 等描述了一种使用 PercuNav（Philips，Eindhoven，Netherlands）将消融前获得的 CT/PET 图像与手术间超声相结合的系统。结合前述的 EMN 系统，该系统允许在实时 US 上融合 PET/CT 图像，以引导 EMN 跟踪的穿刺活检针能在正确的穿刺路径并到达预定目标。穿刺活检针的位置经 CT 扫描确诊，显示跟踪误差为 5.85 ± 4.48mm，而手

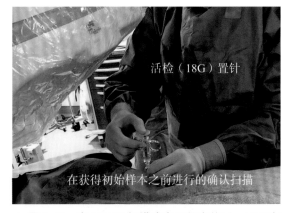

▲ 图 5–17　在 **CBCT** 扫描确定最佳定位后，可以在有或没有额外成像的情况下连续进行肾脏肿块活检操作（取决于肿块的大小和医生的偏好）

图片由医 R.J. Leveillee, MD 提供

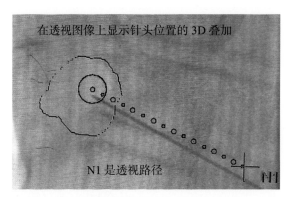

▲ 图 5-18 穿刺活检进针时的透视引导可减少所有相关人员的辐射暴露

图片由 R.J. Leveillee, MD 提供

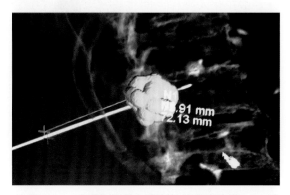

▲ 图 5-19 在透视引导下穿刺针的最终位置，3D 重建的"虚拟"肿瘤被活检针刺穿。靶向引导完成

图片由 R.J. Leveillee, MD 提供

术时间没有增加[22]。而 Krucker 等在 35 名患者中使用 EMN 导航系统进行针尖的位置跟踪（Traxtal Inc., Toronto, Canada），显示穿刺活检针尖端到目标的平均误差为（3.8±2.3）mm[23]。

（三）图像导航进展

随着 CT 和 MRI 等断层成像检查的广泛应用，偶然发现的肾脏小肿块活检量不断增加。2015 年的一项研究发现，与恶性可能性较大的肾脏大肿块不同，最大径<4cm 的肾脏肿块中大约 20% 是良性的[24]。肾脏小肿块除了数量不断增加，仅凭影像学检查也难以明确其病理类型。因此，对肾脏小肿块活检的需求也随之增加。

历史上，肾脏肿块采用肾切除术治疗，但在 CT、US 和 MR 的广泛采用后，因肾脏小肿块行肾切除术后的病理结果是良性的。细针抽吸活检最初用于活检可疑的肾脏肿块，但数据显示其诊断率不高，敏感性和特异性差[25]。在图像引导的乳房活检中，FNA 已经与立体定向技术一起使用了几年，发现采样不足率很高，灵敏度和特异性仅为 70% 左右；而影像引导的 14G 粗针穿刺活检技术用于不可触及的乳腺病变活检后，活检敏感性可达到 94.7%，特异性可达 100%[26]。20 世纪 90 年代，B 超或 X 线引导下采用空芯针和真空辅助的乳房活检方法在许多器官（尤其是肾脏）中得以广泛应用，并因其可接受的活检准确性而开始应用于淋巴结活检。

肾脏肿块的针刺活检通常可以在 CT 或 US 引导下进行。虽然 CT 可更清楚地显示肾脏和周围器官，但超声引导的靶向活检却可以提供实时引导并避免了电离辐射。然而，如果病变很小或不清晰，超声引导活检则比 CT 引导活检更困难。

为了应对这一挑战，几家公司开发了融合成像系统，将 3D 的 CT 或 MR 检查与"实时"超声图像进行融合。这些融合系统可以是光学融合系统，也可以是最近出现的电磁融合系统。在光学融合系统中，悬挂在天花板上的摄像头会跟踪附着在患者身上作为基准标记的几个反射微球及几个附着在活检仪器上的微球，从而感知活检针相对于活检目标的位置。光学系统的一个缺点是，操作员、护士或麻醉师对 LED 光束的任何干扰都可能导致信号丢失，直到光束恢复后，信号才能恢复。光学系统尤其适用于活检期间没有患者移动，且工作人员在手术区域附近几乎没有移动的脑活检。

（四）EMN 导航进展

EMN 导航将 MRI 或 CT 与 EMN 场结合并进行融合，以协助能够实时靶向定位肿瘤。EMN 场发生器产生交替电磁场，在位于探头或针的小线圈内的传感器内感应电压。

通常，电磁系统由三个主要部件组成：磁场发生器、位置传感器和位置传感器单元。磁场发生器位于患者上方或附近，产生围绕活检区域的磁场。位置传感器通常安装在超声传感器上，当它在磁场内移动时，会改变位置传感器中的电流，以便安装在超声扫描仪中的位置传感器单元可以计算出传感器的准确位置。超声换能器的准确位置和方向的确定使显示器能够显示超声图像和 CT/MR 参考图像的并排视图，或者将超声图像叠加在参考图像上。在更先进的系统中，外部基准标记已被内部解剖标志作为定位基准所替代。这有利于使引导点更接近目标器官，提高 CT/MR 3D 数据集和超声系统之间的配准精度。最常使用 3D 数据集的刚性定位，可以通过让操作人员使用点配准以在两个图像数据集使用相同的解剖标志来提高配准准度。定位过程中的挑战包括患者的呼吸模式及其对定位解剖结构的影响。

（五）电磁导航系统的准确性

临床数据表明，在 EM-US/CT 系统已使用约 10 年的情况下，虽然肝脏活检中呼吸所导致的膈肌位置变化给活检带来了重大挑战，但其准确度依然达到了 3mm 左右[27]。尽管 3mm 对于 10mm 的病变来说是 30% 的误差率，但在肾脏肿块活检中，3mm 的误差是可以接受的。理想情况是将误差降低到 1mm 以下，以确保对小病灶进行靶向活检的准确性，并获得良好的活检组织样本。

除了 EM-US 制导系统外，还有几种 CT 导航的 EM 或光学系统。在 EM 应用中，磁场发生器位于 CT 扫描仪台上的患者附近或上方。传感器线圈连接到活检设备的手柄上，或者在某些情况下连接到活检针的尖端。虽然这些融合系统能够准确地对活检针进行导航，但在临床使用中出现了许多实际问题。第一个是采用全身麻醉的介入 CT 检查中经常遇到的问题，即患者两侧缺乏空间，考虑到介入医师、麻醉师和护理支持人员需要接触患者，在介入操作期间将场发生器放置在患者附近或上方的空间具有一定的挑战性。其次是磁场附近的金属等其他问题也会影响融合系统的操作精度，而光线问题则会影响基于光学的融合系统的使用[28]。图 5-20 是一个 EM 系统与 CT 扫描仪结合使用的示例，显示即便没有麻醉团队，可供医生操作的空间也非常有限。

CT 引导的活检的时长与肿瘤的识别、穿刺操作及经皮穿刺部位有关。使用 EM 导航系统时，如果使用柔性针穿刺而将跟踪传感器放置在设备的手柄上，则穿刺精度可能会受到影响，因为这种情况下传感器不能跟踪

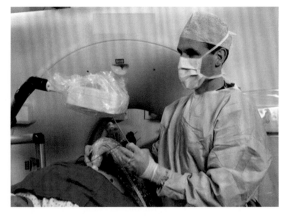

▲ 图 5-20　有限的操作空间：CT 系统中的 EM 发生器和 US

图片由 Brad Wood MD，NIH Clinical Center 提供

针尖变化。而将传感器转置于针尖尽管能提高穿刺准确性，却会产生额外的成本。此外，由于活检所需的针头种类繁多，因此可能会缺少带有尖端传感器的小规格针头[29]。这种情况促进了对同轴穿刺系统的需要，不过这种方法穿刺孔更大。除了设备方面的因素之外，EM 系统的用户界面比较复杂，因此，尽管导航系统具有较大的优势，但没有经过充分培训的介入肿瘤学科医生仍可能会采取徒手放置的非导航方式进行活检。

（六）CT 导航系统的精度

目前已有几篇关于讨论 EM-CT 导航系统准确性的论文，但随机对照研究很少。2017 年，有一项研究将 120 名患者随机分配至 EM 导航组和无导航的 CT 活检组，每组 60 例[30]。该研究中的干预措施针对预定和急诊和各种操作，包括引流、活检和肿瘤消融。导航系统的中位（$P_{25} \sim P_{75}$）精度优于 CT 组，并且差异具有统计学意义。EM-CT 导航组报道的精度为 4.1mm（2.7～9.1mm），而 CT 组报道的精度为 8.9mm（4.9～15.1mm）。在活检操作时间及患者所承受的辐射剂量方面的差异没有统计学意义，但住院医生与高级放射科医生进行活检的准确性也没有差异，这有利于经验不足的住院医生成长，也显示出活检具有良好的安全性。

带有机器人辅助的 CT 引导的近红外光学导航系统的最新研究表明，在骨消融手术中，所受到的辐射剂量和手术时间都较低。Quaarchioni 最近在 2017 年 *RSNA* 上发表了一项关于机器人辅助系统引导的首次 CT 骨活检或消融手术结果的研究[31]，其中 19 例通过传统徒手技术进行的骨活检或消融，19 例采用人类辅助机器人导航系统进行。结果显示，机器人辅助系统将手术时间缩短了 36%（16min vs. 25min），同时患者所受电离辐射总剂量也有所减少。徒手穿刺患者的平均辐射剂量（不包括为检测病变而进行的第一次 CT 扫描）为（3.5±1）mSv，而机器人辅助手术的平均辐射剂量为（0.92±0.78）mSv。更重要的是，患者辐射剂量减少了 75% 时，介入医生所受的辐射剂量为 0mSv。19 例机器人辅助操作的准确性经 CT 透视检查进行确认，只有 1 例需要进行 4mm 的调整。图 5-21 显示了该系统的关键元素，包括带有 CT 扫描仪的近红外系统及用于标记的光学微球和人工辅助机器人针组件。

八、未来的发展方向

目前正在研究可以提高肾脏小肿块的可视化和活检导航的新技术。这些技术的开发是基于这样的理解，即 CT 或 US 经常无法很好地显示目标病变，而实际操作中却必须使目标清晰可测量。此外，还有一种可以将活检针通过一个通道传送到目标部位的改进方法，并且能够获得足够的病灶部位的活检组织。改进的组织采集系统将允许更小的 21G 针头在 CT 引导下采集肿瘤活检标本。这些技术改进可经 FDA 批准后用于肿瘤分割、定位、机器人导航和活检的系统，以及新型的、小规格、单次穿刺即能获得多条样本组织的活检系统。

计算机行业的最新进展使多核处理器与图形处理单元（graphics processing unit, GPU）整合在同一芯片组中成为可能，这极大地提高了处理可变形配准 CT 数据集的速度。这使这些数据集能够在 10s 内进行变形配准，而仅使用以往的 GPU 技术对大型图形数据集进行可变形配准则需要几分钟。这种

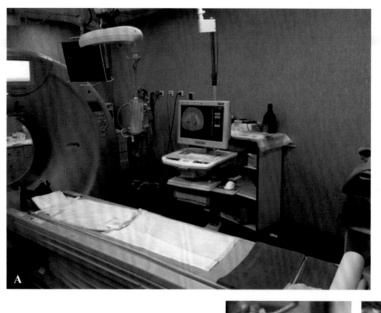
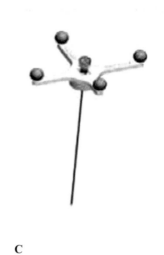
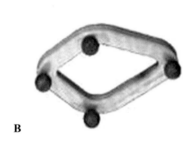
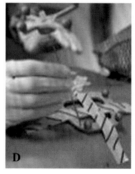
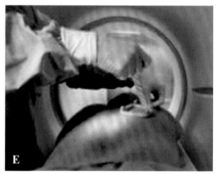

▲ 图 5-21　A. 原型 CT 引导的近红外光学导航系统的关键要素，包括带有 CT 扫描仪的近红外系统；B 至 E. 用于注册标记和人工辅助机器人针组件（E）的光学微球（B 至 D）

图片由 Simone Quarchioni MD，University of Aquila，Italy 提供

处理单元还能根据 CT 值所示的轮廓快速准确地分割病变，并且比专家手动分割肿瘤更准确。图 5-22A 显示了体积为 5.3cm³、实体瘤反应评估标准（Response Evaluation Criteria in Solid Tumors，RECIST）为 2.4cm 的肾脏肿块，该肿块疑似癌症，在随访 6 个月时利用这种新 CT 进行了复查（图 5-22B）[32]。此时，肿瘤已发展到体积 9.4cm³，RECIST 为 3.1cm。图 5-22C 显示了一个比较表，计算出肿瘤体积已经增加了 78.6%。图 5-22D 显示，RECIST 增加了 28.6%。图 5-22E 显示了分割的体积渲染视图。此时行射频消融。

在对肾脏和周围器官进行对比扫描后，SVM® 系统（算法说明见章末附 1）允许自动分割和测量目标病变，如图 5-22 所示。iSYS1 导航机器人的独特之处在于它体积小，能够在患者活检区域放置并固定到 CT 台上（图 5-23）。患者和机器人一起被扫描，就能够用机器人中的 13 个基准标记对患者的解剖标志进行 3D 配准。使用对比剂并对患者进行早期扫描可以准确分割正在进行活检的病变，并且可用于规划特定的穿刺路径，以便于让机器人根据规划路径自动定位，并确定最佳穿刺进针点。iSYS1 导航机器人促进了活检

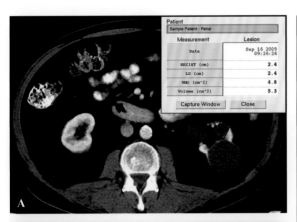

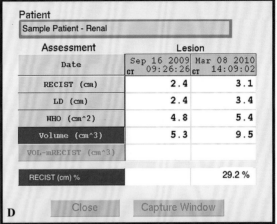

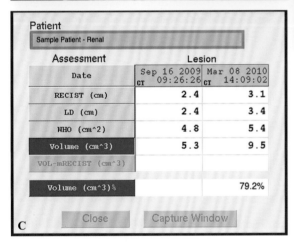

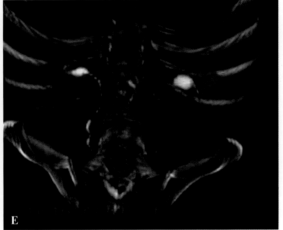

▲ 图 5–22　A. 第一次 CT 时体积为 5.3cm³ 的肾脏肿块，未进行治疗；B. 观察 6 个月后的随访 CT，肿瘤体积几乎翻了一倍，达到 9.5cm³；C. 比较显示肿瘤体积在 6 个月内增加 79.2%；D. RECIST 增加了 29.2%；E. 9.4cm³ 的 3D 体积渲染视图允许检查分割的肿瘤范围
图片由 INTIO LLC 提供

技术的进步，因为该机器人既小又允许在患者进入或离开 CT 扫描孔时进行穿刺活检（见章末附 2）[33, 34]。先前机器人位于扫描孔外的介入医生的另一侧，需要空间，因此在进行 CT 扫描时无法与患者进行精准引导定位。

　　规划模块将 3D 穿刺路径规划发送给机器人。图 5–24 显示了机器人遥控器，操作员可以将无菌导针器支架固定到某个位置，以便操作员可以将活检针插入到选定位置的计划路径上，然后激活穿刺程序，指挥机器人穿刺定位及进针活检。在图 5–25 中，穿刺活检医生将穿刺针推进到所需深度，以便于当患者在机架中或通过移动 CT 台到机架外的情况下仍然可以进行穿刺活检。如果需要在较大的病变中多次通过，可以对多个穿刺路径进行编程并连续排序，以便在每个位置进行组织活检。

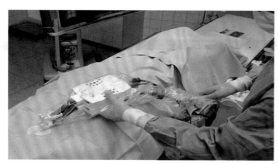

▲ 图 5-23　展示 iSYS1 导航机器人的照片

机器人体积小，可以定位并固定在靠近患者的 CT 台上（图片由 iSYS Meditintechnik GmbH，Kitzbühel，Austria 提供）

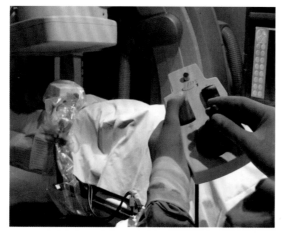

▲ 图 5-24　iSYS1"操纵杆"显示的机器人使用锥形束 CT 的 C 形臂系统定位

iSYS1 可以从 CT 套件移动到单独房间中的 C 形臂 CT 系统（图片由 iSYS Meditintechnik GmbH，Kitzbühel，Austria 提供）

在采集组织标本之前，先进行验证扫描，SVM 的 TipTRAC® 功能可通过变形计算将第一次扫描的肿瘤体节段与验证扫描中的实际的活检针位置对齐。图 5-26A 显示了一个 7.7cm 分段肾上腺肿瘤的 CT 轴位切割，而图 5-26B 显示了可显示肿瘤体积的视图窗口，在该窗口通过调整显示参数可以显示出穿刺活检针头在肿瘤中的位置。可变形配准内部结构（如血管、胆管、骨骼标记或器官）作为基准，允许在节段扫描中显示病变，验证扫描则显示针位置。图 5-26C 是变形配准后

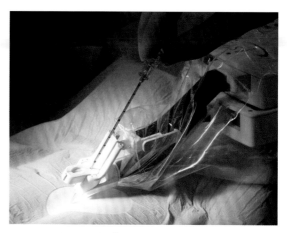

▲ 图 5-25　操作员将针推进到所需的深度

可以在患者在机架中或通过移动 CT 台以将患者和机器人定位在机架外的情况下进行针插入（图片由 iSYS Meditintechnik GmbH，Kitzbühel，Austria 提供）

6 根针在肿瘤中的实际位置示例。从这个配准的 VR 视图中可以明显看出，3 根针位于肿瘤上方；因此，TipTRAC 可能会提示操作者在穿刺前重新定位针头的穿刺位置。

TransMed7 活检系统：SpeedBird

在通过 510（k）申请途径获得可以对所有器官（包括乳房、肝脏、肾脏、肺和骨骼）进行活检的批准后，这种改进的活检系统就随之进入市场[35]。这种新技术的优势之一是使用非常细的针芯（小至 21G），通过一次穿刺即可采集多个标本（图 5-27A）。

与需要针尖的远端提供安全区域以避免非目标活检的传统针芯弹簧枪相比，该系统具有优势。图 5-27B 显示了刀片关闭的旋转刀具。带有 TransMed7 活检系统的 Zero5 技术允许尖端接触和核心以外的坏死区为零。这种设计即使在样本与非靶器官直接相邻时也能取到组织。

这种通过 CT 引导对肾脏肿块活检的方法也可以与 CT 组件中的 US 成像结合使用。但是对于肾脏肿块活检，融合多种引导方式

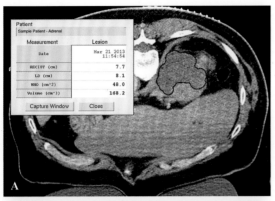

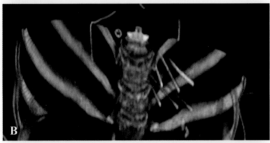

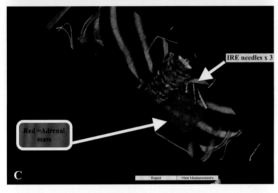

▲ 图 5-26　A. 7.7cm 节段肾上腺肿瘤的 CT 轴向切面；B. 显示经可变形配准后置于肿瘤中的 6 根穿刺活检针的位置（AngioDynamics, Albany, NY）；C. 显示变形配准后 6 根针在肿瘤中的实际位置

图片由 INTIO LLC 提供

的 CT 系统，结合影像分割和配准、机器人辅助进针，以及最近开发的穿刺活检针系统，应该可以很好地提供一个活检构架，从而进一步提高肾脏小肿块活检的准确度。

附 1：SVM® 系统

INTIO 的 SVM® 系统已获得 510（k）许可，可对 CT 生成的数据集进行节段分割和配准。该系统使用种子生长算法来分割 CT

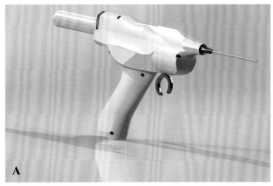

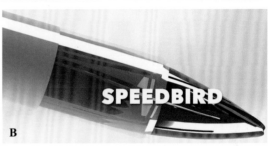

▲ 图 5-27　TransMed7 活检系统：SpeedBird。这项新活检系统的优势之一是使用非常细的针芯（小至 21G），只需一次插入即可采集多个标本

A. 该系统比传统的针芯弹簧枪具有优势，传统的针芯弹簧枪需要在针尖的远端提供安全区域，以避免非目标活检；B. 显示刀片关闭的旋转刀具。带有 TransMed7 活检系统的 Zero5 技术允许尖端接触和核心以外的坏死区为零。即使样本与非靶器官直接相邻，这种设计也能取回组织[35]（经许可转载，图片由 TransMed7, LLC 提供）

上高密度或低密度的对象。用户在肿瘤区域放置一个虚拟种子并调整种子大小以表示肿瘤在 3D 空间中的密度分布。种子可以包括一些相邻的组织，只要所包括的区域有足够的病灶信息即可。虚拟种子可以在 MPR 视图中可视化，以验证所选区域包括正在分割的病变的重要部分。自动生成边界框以提供种子生长的限制，通常为种子大小的 2.5 倍，双击右键自动启动分割。在几秒钟内，以轴向、冠状、矢状和体积等各种视图显示肿瘤轮廓，并在 RECIST 中对肿瘤的最长径和体积中进行测量。如有必要，可以使用编辑工具来编辑分段病变的轴向轮廓。在肾脏肿瘤活检过程中，患者通过 CT 机架进行定位，并对肾脏

进行成像。如果病变很小，可以通过对断层扫描进行"有针对性的重建"来提高图像质量。这只是将原始选定的扫描数据重新处理为更高的分辨率，同时缩小视野。这导致体素变得明显更小，从而允许以更高的分辨率显示图像。使用更高分辨率的数据，然后将病灶分割并保存以用于第二步，即使用穿刺规划软件制订进针规划。该软件允许用户通过选择活检针远端的所需位置及确定皮肤进入点，同时避开关键器官、血管或骨骼系统（如肋骨）来规划穿刺针。规划模块将针路径规划发送给活检机器人，机器人激活后置于预定位置，以便活检医生可以在计划的路径上输送针。活检医生将针头推进到需要的深度，患者在机架中，或者通过重新定位CT台将患者和机器人移动到机架外。在获取组织之前，进行验证扫描，SVM的TipTRAC®可通过变形功能将第一次扫描的肿瘤节段与验证扫描中的针的实际位置对齐。可变形配准一般使用内部结构（如血管、胆管、骨骼标记或器官）作为基准，允许在节段扫描中使用验证扫描对病变进行配准。病变中的针位置可以在立体视图中从各个角度可视化，以确定活检针的最佳穿刺位置，然后进行活检。如果在较大的病变中需要多次穿刺，则可以对多个规划的进针途径进行编程并连续排序，以便在每个位置进行标本采集。

附2：iSYS1 导航机器人的联合应用

iSYS1 导航机器人可与锥形束CT系统及传统的MDCT扫描仪一起使用。对机器人在 20 个椎弓根穿刺活检的准确性的早期研究表明，当其与CBCT系统（Czerny）联系使用时，其穿刺精度很高。在这项利用尸体进行的研究中，证明了与规划路径的 x 轴和 z 轴的平均偏差分别为 0.35mm（范围为 $0\sim1.3$mm）和 0.7mm（范围为 $0\sim2.1$mm）。虽然这项研究由于缺乏呼吸和患者运动而有所局限，但机器人提供的亚毫米级精度与上述 EM 导航研究的 RCT 相比具有优势。在这项研究中，EM 导航显示穿刺进针的精度中位数为 4.1mm，而传统的活检医生在 CT 引导下徒手进针的精度中位数仅为 8.9mm[34]。

参 考 文 献

[1] Iversen P, Brun C. Aspiration biopsy of the kidney. Am J Med. 1951;11(3):324–30.

[2] Tsivian M, Rampersaud EN Jr, Laguna Pes MD, Joniau S, Leveillee RJ, Shingleton WB, et al. Small renal mass biopsy – how, what and when: report from an international consensus panel. BJU Int. 2014;113(6):854–63. https://doi.org/10.1111/bju.12470. Epub 2014 Jan 17.

[3] Anderson JK, Baker M, Jaffers O, Pearle MS, Lindberg GL, Cadeddu JA. Time course of nicotinamide adenine dinucleotide diaphorase staining after renal radiofrequency ablation influences viability assessment. J Endourol. 2007;21(2):223–7.

[4] Lorber G, Jorda M, Leveillee R. Factors associated with diagnostic accuracy when performing a preablation renal biopsy. J Endourol. 2014;28(12):1444–7.

[5] Castle SM, Gorin MA, Gorbatiy V, Leveillee RJ. Preoperative patient counseling for diagnostic renal biopsy and complications with renal radiofrequency ablation. World J Urol. 2013;31(5):1105–10.

[6] Gill IS, Aron M, Gervais DA, Jewett MA. Clinical practice. Small renal mass. N Engl J Med. 2010;362:624–34.

[7] Colwell J. NCI–MATCH trial draws strong interest. Cancer Discov. 2016;6(4):334. https://doi.org/10.1158/2159–8290.CD–NB2016–018. Epub 2016 Feb 19.

[8] ECOG-ACRIN – NCI-MATCH cancer trial reaches 6,000–patient tumor sequencing goal 2 years early. http://ecog–acrin.org/news–and–info/press–releases/nci–match–eay131–casts–awider– net. June 7, 2017. Accessed Jan 2019.

[9] McClure TD. Chapter 17: Percutaneous management of renal tumors. In: Kee S, Murthy R, Madoff D, editors. Clinical interventional oncology. 1st ed. Philadelphia: Saunders; 2014. p. 167–79, an imprint of Elsevier Inc.

[10] Appelbaum AH, Kamba TT, Cohen AS, Qaisi WG, Amirkhan RH. Effectiveness and safety of image-directed biopsies: coaxial technique versus conventional fine-needle aspiration. South Med J. 2002;95(2):212–7.

[11] Breda A, Treat EG, Haft-Candell L, et al. Comparison of accuracy of 14-, 18- and 20-G needles in ex-vivo renal mass biopsy. BJU Int. 2010;105:940–5.

[12] Ljung BM, Geller DA. Fine-needle aspiration techniques for biopsy of deep-seated impalpable targets: a primer for radiologists. AJR Am J Roentgenol. 1998;171:325–8.

[13] Volpe A, Kachura JR, Geddie WR, Evans AJ, Gharajeh A, Saravanan A, Jewett MA. Techniques, safety and accuracy of sampling of renal tumors by fine needle aspiration and core biopsy. J Urol. 2007;178(2):379–86. Epub 2007 Jun 11.

[14] Neuzillet Y, Lechevallier E, Andre M, Daniel L, Coulange C. Accuracy and clinical role of fine needle percutaneous biopsy with computerized tomography guidance of small (less than 4.0 cm) renal masses. J Urol. 2004;171(5):1802–5.

[15] Wunderlich H, Hindermann W, Al Mustafa AM, Reichelt O, Junker K, Schubert J. The accuracy of 250 fine needle biopsies of renal tumors. J Urol. 2005;174(1):44–6.

[16] Menghini Needle. (n.d.). Miller-keane encyclopedia and dictionary of medicine, nursing, and allied health. 7th edn. (2003). Retrieved October 13 2018 from https://medical-dictionary.thefreedictionary. com/Menghini+needle.

[17] Reuben A. Just a second. Hepatology. 2003;38(5):1316–20.

[18] Moser C, Becker J, Deli M, Busch M, Boehme M, Groenemeyer DH. A novel laser navigation system reduces radiation exposure and improves accuracy and workflow of CT-guided spinal interventions: a prospective, randomized, controlled, clinical trial in comparison to conventional freehand puncture. Eur J Radiol. 2013;82(4):627–32.

[19] Banovac F, Wilson E, Zhang H, Cleary K. Needle biopsy of anatomically unfavorable liver lesions with an electromagnetic navigation assist device in a computed tomography environment. J Vasc Interv Radiol. 2006;17(10):1671–5.

[20] Grand DJ, Atalay MA, Cronan JJ, Mayo-Smith WW, Dupuy DE. CT-guided percutaneous lung biopsy: comparison of conventional CT fluoroscopy to CT fluoroscopy with electromagnetic navigation system in 60 consecutive patients. Eur J Radiol. 2011;79(2):e133–6.

[21] Najmaei N, Mostafavi K, Shahbazi S, Azizian M. Image-guided techniques in renal and hepatic interventions. Int J Med Robot. 2013;9(4):379–95.

[22] Venkatesan AM, Kadoury S, Abi-Jaoudeh N, et al. Real-time FDG PET guidance during biopsies and radiofrequency ablation using multimodality fusion with electromagnetic navigation. Radiology. 2011;260(3):848–56.

[23] Krucker J, Xu S, Venkatesan A, et al. Clinical utility of real-time fusion guidance for biopsy and ablation. J Vasc Interv Radiol. 2011;22(4):515–24.

[24] Johnson DC, Vukina J, Smith AB, Meyer AM, Wheeler SB, Kuo TM, et al. Preoperatively misclassified, surgically removed benign renal masses: a systematic review of surgical series and United States population level burden estimate. J Urol. 2015;193(1):30–5. https://doi. org/10.1016/j.juro.2014.07.102.

[25] Brierly RD, Thomas PJ, Harrison NW, Fletcher MS, Nawrocki JD, Ashton-Key M. Evaluation of fine-needle aspiration cytology for renal masses. BJU Int. 2000;85:14–8.

[26] Parker SH, Burbank F, Jackman RJ, Aucreman CJ, Cardenosa G, Cink TM, et al. Percutaneous large-core breast biopsy: a multi-institutional study. Radiology. 1994;193(2):359–64.

[27] Lee MW. Fusion imaging of real-time ultrasonography with CT or MRI for hepatic intervention. Ultrasonography. 2014;33(4):227–39. https://doi. org/10.14366/usg.14021.

[28] Wood BJ, Kruecker J, Abi-Jaoudeh N, Locklin JK, Levy E, Xu S, et al. Navigation Systems for Ablation. J Vasc Interv Radiol. 2010;21(8 Suppl):S257–63. https://doi.org/10.1016/j.jvir.2010.05.003.

[29] Chebab M, Brinjikji W, Copelan A, Venkatesan AM. Navigational tools for interventional radiology and interventional oncology applications. Semin Intervent Radiol. 2015;32(4):416–27.

[30] Durand P, Moreau-Gaudry A, Silvent AS, Frandon J, Chipon E, Médici M, Bricault I. Computer assisted electromagnetic navigation improves accuracy in computed tomography guided interventions: a prospective randomized clinical trial. PLoS One. 2017;12(3):e0173751. https://doi. org/10.1371/journal.pone.0173751. eCollection 2017.

[31] Quarchioni, RSNA Daily Bulletin, November 28, 2017.

[32] Eisenhauer EA, Therasse P, Bogaerts J, Schwartz LH, Sargent D, Ford R, et al. New response evaluation criteria in solid tumours: revised RECIST guideline (version 1.1). Eur J Cancer. 2009;45(2):228–47. https://doi.org/10.1016/j.ejca.2008.10.026.

[33] INTIO LLC, SVM FDA 510(k) K113541, ClearStart SVM™.

[34] ISYS MEDIZINTECHNIK GMBH, FDA 510(k) K131433 for iSYS1 Robot. https://www. accessdata.fda. gov/scripts/cdrh/cfdocs/cfPMN/pmn.cfm?ID=K131433.

[35] Transmed 7 Medical Products. www.transmed7.com. Accessed Jan 2019.

第6章 门诊经皮肾脏活检
Office-Based Percutaneous Renal Biopsy

Roshan M. Patel Zhamshid Okhunov Devaraju Kanmaniraja Chandana Lall Jaime Landman **著**

顾闻宇 **译**

一、概述

在美国，由于腹部横断面成像的使用增加，偶然发现的肾脏小肿块（最大径≤4cm）显著增加[1]。历史上推荐的治疗是根治性治疗，诊断仅依赖于手术切除。令人担忧的是，几乎20%的肾脏小肿块是良性的，因此在美国每年有6000多例良性肾脏病变接受了手术切除[2]。肾皮质肿瘤的生物学侵袭性存在显著的异质性[3]，肾脏肿块活检已被建议作为帮助泌尿科医生在提供治疗之前做出诊断的一种方法。

穿刺活检可以在手术干预前更好地明确肾脏小肿块性质。虽然它是大多数肿瘤的标准治疗方法，但在泌尿外科中仍未得到充分利用。目前，只有8%的泌尿科医生会对大部分有肾脏肿块的患者进行穿刺活检[4]。然而，肾脏肿块穿刺活检已被广泛证实是安全和准确的[5-7]。更令人困惑的问题是，在最近发布的美国泌尿外科协会关于临床Ⅰ期肾脏肿块管理的指南中，不支持在健康患者或高龄的老年患者中使用肾脏肿块活检，并且无论活检结果如何，都只考虑保守治疗[8]。然而，我们的观点是，活检可以让20%的肾脏小肿块患者避免接受没有获益的手术。随着成像和技术的改进，肾脏穿刺活检的安全性和准确性得到大幅提高，并发症大幅降低，对于那些适合在门诊进行活检的患者，成本也降低了。因此，肾穿刺活检需要得到更广泛的应用。

目前，在美国，大多数肾脏小肿块活检是由放射科医生在CT引导下于住院期间完成的，因为大多数泌尿科医生没有在他们的门诊进行活检的经验。然而，如果泌尿科医生能够掌握肾穿刺活检并将其纳入他们的临床实践中，从而不需要转诊给其他专科医生，那么活检操作就会在泌尿科医生的控制之下，能够简化流程并提高效率。在正确选择的患者中，利用超声可以简化肾脏肿块活检并增加泌尿科医生中穿刺活检的应用。

二、患者选择

当考虑让患者进行门诊经皮肾脏活检时，应该进行充分的体格检查和全面的病史评估。这包括完整的生命体征评估，仔细回顾过去的医疗及手术史、社会史和药物使用史。实验室检查应包括全血细胞计数、完整代谢指标和凝血指标。应评估患者是否有异常神经系统症状，如最近发作的头痛、视物模糊或骨痛等主诉，因为这些症状可能预示着转移。虽然肾脏小肿块患者很少发生转移，但不应遗漏体检发现的异常体征，因为这些患者在考虑进行门诊肾脏活检之前需要进一步检查。抗凝血药，包括阿司匹林和抗血小板药物，应在治疗前适当的时间停用[9]，这些患者应经常与医疗团队一起进行管理。

　　这种广泛的术前常规检查的目的是确定可能影响门诊肾脏活检结果的潜在障碍。例如，生命体征检查可能会识别出控制不佳或以前未确诊的高血压，而凝血功能障碍未能识别可能会使患者面临更大的出血风险。

　　目前通过 CT 或 MRI 使用或不使用静脉对比剂的高质量轴向成像是每次活检前常规的关键组成部分。陈旧的影像学资料或影像学资料不足都可能会影响活检结果。应利用影像学来识别肿瘤特征，如大小、位置，尤其是与上、下级和极间区域、肾门和集合系统（尤其是输尿管和输尿管骨盆连接处）的关系，囊性成分，以及皮肤到肿瘤的距离。此外，应识别相邻的肾脏标志以帮助定位肿块。应考虑的其他指标包括肿块是外生性（≥50% 的肿块超出肾轮廓）还是内生性（20%～50% 的肿块超出肾轮廓）、囊性还是实性、强化的程度及肿块的异常形状或轮廓。以门诊为基础的经皮肾脏活检的理想的患者可以采取肋下入路活检，并且肿瘤位于肾背侧和非肾门部位。

三、技术

　　所有患者在初诊时候都应接受超声筛查，以确保肾脏肿块活检可以在门诊进行。这种初始超声的使用有助于泌尿科医生在门诊就可以轻松识别肿瘤。这也是一个很好的机会，可以用来确保患者是否感到舒适，是否可以忍受俯卧位，并且能够遵守呼吸指令（如屏气）。在筛查时，在超声探头放置和最终活检针插入的预期部位标记覆盖的皮肤

（图 6-1）[10]。同时，还需为患者提供一支记号笔，以防止其在沐浴后标记消失，因为我们通常会在初次就诊后大约 1 周安排活检。指导患者在手术前一天晚上和当天早上用 Hibiclens®（Mölnlycke Health Care，Norcross，GA，USA）清洗标记区域。此外，还指导患者在手术前 2h 将利多卡因 - 丙胺卡因 2.5%～2.5%（EMLA® cream，Astra Pharmaceuticals，Wayne，PA，USA）局部麻醉于标记区域，并用 Tegaderm™ 敷料覆盖（3M，St.Paul，MN，USA）。对于非常焦虑的患者，我们考虑在手术前 2h 自行口服低剂量苯二氮䓬类药物。EMLA 乳膏的使用显著减少了门诊穿刺相关的不适，以至于很少使用抗焦虑药物，不过这些药物的显著缺点是使患者在手术过程中昏昏欲睡和对呼吸指令的依从性降低。

　　每个患者都被放置于俯卧位。图 6-2 展示了一个标准样本表。每个患者都被置于俯卧位。去除黏性敷料和麻醉膏后，用氯己定对侧腹进行消毒。患者身上覆盖着无菌的有孔布单。使用超声引导，确定活检的确切部位。为了优化肾皮质肿瘤穿刺的靶向性，需要注意确保在房间条件（照明和屏幕位置）及图像优化的最优化（如焦点区域、增益、

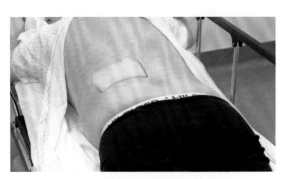

▲ 图 6-1　在活检针插入的预期位置标记覆盖的皮肤

经许可转载自 Nguyen et al.[10]，© 2013 Mary Ann Liebert, Inc.，Publisher，New Rochelle，NY 版权所有

时间增益补偿等）。接下来，使用 25G 脊椎针将 1% 利多卡因注射到皮下组织中。使用超声技术活检探头（Hitachi Aloka，Twinsburg，OH，USA），将从皮肤表面一直投射到肿瘤的虚线。利多卡因被注入整个管道，直至肿瘤包膜的水平。EMLA 乳膏和局部麻醉组织注射于皮肤和管道直至胶囊的利多卡因相结合，在门诊超声引导下肾皮质肿瘤活检过程中真正做到最大限度地减少了患者的不适。在皮肤上做一个小切口，用于放置活检针。将 18G、13.8cm 长的针枪（Bard Medical，

Covington，GA，USA）通过导针器插入伤口（图 6-3A）。在直视下，活检针的尖端正好进入肿瘤的外部（图 6-3B）。针头不应深入到肿瘤中，因为击发结构将针头从针头末端向前推出。将针头部署到肿瘤的中部或深层有可能会从肿瘤本身以外的组织中取出活检（Nguyen 等[10]）。

在活检之前，因让患者熟悉针头发射的声音，这样他们就不会被机械装置的声音吓到。如果肿瘤位于中极或肾脏的上极，可以让患者深呼吸以将肾脏移动到肋骨下方。在

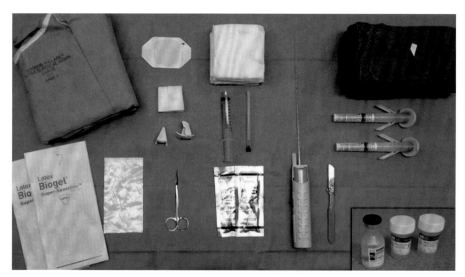

▲ 图 6-2　门诊经皮肾脏肿块活检的样本表设置

经许可转载自 Nguyen 等[10]，© 2013 Mary Ann Liebert, Inc., Publisher, New Rochelle, NY 版权所有

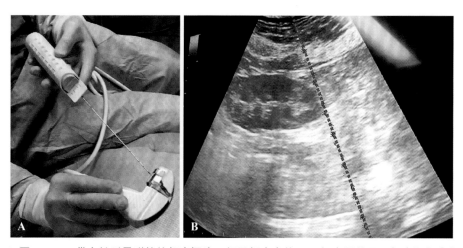

▲ 图 6-3　**A.** 带有针引导附件的超声探头，便于超声定位；**B.** 超声屏幕显示超声靶向穿刺

这些情况下，患者被指示屏气，直到他们听到针头被使用的声音，等待 1s，然后呼吸。深呼吸和暂停的作用是暴露肿瘤并在活检时刻固定肾脏位置。迄今为止，根据我们的经验，肾穿刺活检的并发症发生率非常低，这可能是由于在取出针头之前患者保持静止，从而最大限度地减少了剪切效应并仅在肾脏穿刺部位造成损伤。这种假说只有在更多患者临床验证的情况下才能被确定。穿刺的针数不是预先确定的，而是取决于所取样品的质量。通常穿刺采用 3～5 针即可。

所有患者在手术后至少在门诊观察 1h，并在 30min 和 60min 时进行生命体征监测，以观察是否存在严重并发症，如气胸或急性出血。此外，在穿刺后 1h 采集尿样以排除严重的肉眼血尿。最后，在手术后 1h，重复进行超声检查以评估肾脏，并确保没有明显的肾周积液。

四、活检后

指导患者在手术后至少 24h 内避免剧烈活动，如果尿液中出现血块、剧烈疼痛、发热、恶心、呕吐、头晕、胸痛或呼吸困难，应立即通知门诊医师。患者通常会在 48h 内被告知活检结果。

五、成像技术

目前，门诊经皮肾穿刺活检仅使用超声引导进行。三种最常用的超声是 Hitachi-Aloka alpha 7（Hitachi Aloka，Mitaka-shi，Tokyo，Japan）、BK3000（BK Ultrasound，Herlev，Denmark） 或 Siemens Acuson X300（Siemens，Munich，Germany）。在进行活检时利用超声，其具有肿瘤可视化和允许实时调整穿刺针位置、多平面成像、低成本和血管结构可视化等优点，并且没有与辐射相关的不良反应。此外，与 CT 或 MRI 引导的活检相比，有经验的医师穿刺活检所需要的时间更少。超声的便携性及其在床边进行的能力使其成为进行门诊穿刺活检的理想方式。超声的主要缺点是并非所有的肾脏肿块都可以用这种技术观察到，特别是小的、内生性肾脏病变的患者和肥胖患者。此外，超声的有效使用取决于操作员自身和学习曲线，这都可能会影响成像结果[11]。然而，值得注意的是，超声引导下前列腺癌活检是泌尿外科门诊中的常见做法，所以扩大其在肾脏活检中的应用并不牵强。

六、技术方面的考虑

通常，超声引导下的肾脏活检患者采用俯卧位。可以使用免提技术（超声辅助）或在遵循预定轨迹的可连接导向器的帮助下（超声定位）执行该过程。经皮肾脏活检在很大程度上取决于操作者的经验，这些经验受患者体重指数和合作能力的影响。研究表明，增加导针器可提高活检率，减少并发症[12]。虽然泌尿科医生可以进行徒手活检，但我们建议使用辅助超声定位，因为它更直观，并减少了传统上与肾脏活检相关的技术挑战。在使用肾脏模型的实验室测试中，我们发现与标准免提技术相比，辅助超声技术在获得活检成功率和准确度上要更高。无论超声检查者的经验水平如何，这都是正确的[13]。

肾组织样本可以通过多次单独穿刺肾脏而获得。另一种方法涉及同轴技术，其中将较大的针头放置在肾脏中，通过该针头插入较小的针头，并在不重新穿刺肾脏的情况下获得多个样本。然而，同轴技术会导致更长的停留时间，并增加肾裂伤的风险[14, 15]。皮质切向方法是一种首选技术，在横向或倾斜矢状面扫描时，针路径平行于肾皮质，远离中央肾窦[16]。

非局灶性随机肾脏活检首选切割针，可产生小圆柱体组织。大多数机构现在使用全自动切割针，在一个运动中同时推动中心套管针和切割针[14]。在不同的实践中使用的针头尺寸范围很广，为14～18G，报道的主要出血并发症的发生率各不相同。针头大小与出血风险之间的直接相关性存在争议，14G针头出现严重出血并发症的风险略高[17]。大多数实践使用16G或18G针，在较大规格的针中具有更好的反射率和可见性。

七、针芯与细针

核芯活检（CB）和细针穿刺（FNA）是获得肾肿瘤组织的两种最常见的方法。CB活检针直径范围为14～20G。最常见的是，使用16G或18G针头进行活检，这些针头优于FNA，因为其准确性更高。从CB活检中获得的组织允许评估组织结构和组织学亚型。FNA通常由20G或更小的针头执行。然而，它不如CB活检准确，主要限制在于区分组织学亚型。因此，在门诊诊室活检时，首选CB活检。

八、针头可视化

针尖应与超声的长轴平行对齐，以便在整个导管过程中连续观察针的位置[16]。有时，超声检查针尖可能会被遮住和不清晰，特别是体型较大、高回声脂肪或有邻近肠道气体阴影的患者。针头可视化也可能与技术经验不足有关，但可以通过正确的技术、优化超声设置（包括聚焦区）、使用超声谐波和使用特殊的回声针头来改善。具有更多反射

回声表面的活检针（如 EchoStim®，Havel's Incorporated，Cincinnati，OH，USA）、蚀刻针尖（如 Chiba 活检针，Cook Medical，Bloomington，IN，USA）的进展，以及最近的供应商现在正在提供利用声反射微球涂层矩阵来增强超声波反射的技术，而不受角度的影响。与在超声波上可能难以看到的标准针头不同，Sono-Coat™（Encapson，Enschede，Netherlands）在屏幕上显得很亮，并且能够瞄准深部组织（如肾脏）中的肿瘤。通过打开彩色多普勒或通过执行"泵操作"（一种来回摆动运动以更好地识别回声针尖）[14, 18]，也可以克服针尖可视化不佳的问题。

九、多普勒超声

专利轨迹或线标志是沿着活检针轨迹看到的彩色血流的线性轨迹，并延伸到相邻的肾周血肿[19, 20]。拔出活检针后立即在彩色多普勒超声检查中看到该征象。通常征象的可视化可能会警告操作者活检后出血的风险增加，尤其是在手术后持续至少 5min 时[19]。该标志的知识和可视化可以帮助避免在同一地点再次通过，并需要更仔细地监测恢复中的患者。

十、超声波"旋钮学"

门诊肾活穿刺活检时的一个重要考虑因素是在手术过程中优化可视化图像。虽然超声机可能带有预设配置，但在手术过程中通常需要进行调整，了解经常使用的重要"旋钮"可能会加快学习曲线。需要熟悉的重要旋钮是增益旋钮、时间增益补偿、深度旋钮、聚焦旋钮和彩色多普勒旋钮。增益旋钮控制图像的整体亮度。时间增益补偿允许在选择的深度调整图像亮度。使用深度旋钮来调整

视野深度。聚焦旋钮允许将超声波束聚焦到感兴趣的区域。如前所述，在评估"专利轨迹"或"线路标志"时使用彩色多普勒旋钮。

十一、诊断的准确度

住院期间的肾脏小肿块活检的诊断准确性已得到广泛研究。Richard 等使用 2011—2015 年的加拿大研究，在多机构评估肾脏肿块活检的准确性。他们的小组报道了 13% 的非诊断率，通过重复活检降至 9%[21]。这些结果与 Marconi 等的 Meta 分析一致，后者指出诊断率为 92%；同样，Patel 等的系统评价研究发现，当合并重复活检时，非诊断率<10%[5, 6]。这些研究表明，活检不仅通常具有诊断意义，而且当它们结果不明确时，应提倡重复活检或治疗。

诊断为肾细胞癌的患者根据其组织病理学亚型具有明显的癌症进展异质性。高级别肾透明细胞癌和Ⅱ型乳头状亚型具有更具侵袭性的特征，而Ⅰ型乳头状和肾嫌色细胞癌的性质更惰性[3]。Richard 等注意到，其与最终手术病理高度一致，因为组织学和分级分别为 93% 和 94%。需要注意的是，大多数（75.6%）经活检证实为肾癌的肾脏小肿块是低 Fuhrman 分级肾细胞癌[7, 21]。

医院活检的数据由介入放射科医生在他们选择的图像引导系统下执行。泌尿科医生在超声引导下进行门诊肾脏活检的文献正在不断发展。Menhadji 等首先报道了一个由 6 名患者组成的试点组中基于门诊的活检结果[22]。紧随其后的是 Dave 等迄今为止出版的最大系列研究，他们回顾了 108 名接受超声引导下肾脏肿块 CB 活检患者的经验[23]。这些患者经过精心挑选，为肿瘤>1cm 具有清晰的影像学活检路径（不介入脾、肠、肝或膈肌）和有限的向心性肥胖患者。肿块大小中位数为 3.3cm（范围 2.5～4.6cm），活检次数中位数为 2。他们的诊断率为 87%，当患者再次活检时，非诊断率降至 7.4%。这项研究显示了 97.1% 的一致性，26% 的良性组织病理学患者选择主动监测，避免任何手术干预。

目前，一项多机构前瞻性研究正在进行评估基于门诊的超声引导肾脏活检的安全性和有效性。纳入 71 名患者的初步结果很有希望，单次活检后诊断率为 83%。第二次活检后的非诊断率下降到 10%。值得注意的是，19% 的患者被发现患有良性疾病，每个患者都选择了主动监测（表 6-1）。该队列中 CB 活检的中位数为 5（范围 2～11），肾功能评分的中位数是 6，其中大多数活检属于低复杂性类别。

十二、并发症

超声引导下经皮肾脏活检的并发症发生率极低。Dave 等在他们研究的 108 名患者中发现，总体并发症发生率为 2.8%[23]。3 名患者出现Ⅰ级 Clavien-Dindo 手术并发症，其中 1 名患者出现短暂缺氧，1 名患者出现轻度肉眼血尿，另外 1 名患者出现小的肾周血肿。这些患者采用口服镇痛药等保守治疗，没有患者需要住院治疗。同样，在这项正在进行的多中心机构前瞻性研究中，在 71 名患者中，只有 1 名患者出现肉眼血尿，并且无须手术干预。迄今为止，门诊经皮肾脏超声引导下穿刺活检的患者中，尚未报道有重大并发症发生。

基于病房的肾脏肿块活检的文献较多，结果可靠，其研究结果同样表明肾穿刺活检的并发症发生率低。在 Marconi 等进行的包

表6-1　超声引导下门诊肾脏穿刺活检多机构数据

参　数	数　据
患者数量（例）	71
平均年龄（岁）	65.9（29—89）
性别（男／女）	40/31
BMI	28.8（19～52.4）
病变大小（中位数，范围）（cm）	3.6（1.6～12）
Renal 评分（中位数，范围）	6（4～12）
• 低	41（58%）
• 中	20（28%）
• 高	10（14%）
HU 单位（平均值，范围）	31.76（8.6～77.5）
针数（中位数，范围）	5（2～11）
病理	
• 诊断	59（83%）
• 非诊断性	12（17%）
组织病理学	
• 肾细胞癌	48（81%）
• 嗜酸细胞瘤	7（12%）
• 血管平滑肌脂肪瘤	4（7%）

含 57 项研究的系统回顾中，作者发现肾脏肿块活检的中位并发症发生率为 8.1%[5]。最常见的并发症是小的肾周血肿或包膜下血肿，在 5% 的患者中发现，平均只有 0.7% 的病例需要输血。同样，Prince 等系统回顾发现，在 2000—2014 年的 565 例经皮肾脏肿块活检中，仅 1.2% 的患者需要在肾脏肿块活检后因并发症需要再次入院治疗[24]。另外，发生重大并发症的风险几乎不存在。Pierorazio 等发表的一项 Meta 分析表明，肾脏肿块活检后

Clavien3～4 级并发症发生率为 0.2%[25]。高血压和晚期肾功能不全患者出现并发症的风险较高，这些患者在手术后应进行更长时间的观察[26]。

十三、穿刺道种植

肿瘤种植的风险是一种极为罕见的并发症，在过去的 40 年中，只有 8 份报道称在经皮肾穿刺活检道中发现了肾细胞癌种植[27]。新技术利用更小的活检针、更好的肿瘤靶向和使用导管保护同轴鞘减少了针活检组织与周围组织的直接接触。在标准的手术摘除治疗期间，存在肿瘤播种的风险，这一点常常被忽视。因此，对肿瘤种植的恐惧不应阻止泌尿科医生将肾脏肿块活检纳入他们的临床实践，因为在手术干预之前明确诊断很重要，因为这是治疗的标准。迄今为止，文献中还没有一例在门诊进行肾脏肿块活检后出现肾穿刺通道肿瘤播散的报道。

十四、患者舒适度

门诊经皮肾脏活检在没有麻醉的情况下进行，清醒的患者在活检过程中可以积极配合。患者可以通过呼吸调整肾脏的位置，将其锁定到位并将肿瘤放置在更容易穿刺的位置。此外，通过屏气，患者可以在活检的确切时刻固定肾脏，从而有可能降低出血和并发症的风险。在 Menhadji 等的研究中，Wong-Baker 疼痛水平评分分别在门诊经皮肾脏活检之前、期间和之后 1h 获得[13]。结果发现，平均术前疼痛评分为 0/10。平均术中疼痛评分为 1.6（0～4）/10。手术后约 1h，平均手术后疼痛评分为 0.5（0～3）/10。最重要的是，没有患者在手术后需要任何镇痛药。在这项多机构前瞻性研究中，评估了类似的

患者舒适度因素。71 名患者中没有在手术前报告疼痛。手术后即刻的疼痛评分中位数在手术后 1h 为 1（0～3）/10 和 0（0～5）/10，在 3 周随访时为 0。患者可以很好地耐受基于门诊的经皮肾脏活检，并且手术过程中和手术后出现非常低的不适感。

十五、成本比较

在门诊中进行肾脏活检有明显的成本影响。Dutta 等回顾性分析患者人口统计学、肿瘤特征、R.E.N.A.L 评分和接受肾脏小肿块经皮肾脏活检的患者的费用数据。他们从泌尿科、放射科和病理科获得了成本数据，包括设施成本、专业费用和病理学。设施费用、病理费用和专业费用在内的费用为 4598 美元，而医院和门诊活检的费用为 2129 美元。基于门诊的超声引导肾脏活检代表成本节省 2469 美元[28]。

考虑到肾脏肿块活检在一般肾脏小肿块管理中的作用时，与经验性保留肾单位手术相比，它还可以节省成本。Pandharipande 及其同事使用马尔可夫模型来比较使用肾脏肿块活检、确定监测或经验性保留肾单位手术

对肾脏小肿块的成本效益[29]。该研究在没有结合技术的情况下推广了手术（开放式与腹腔镜 / 机器人）；值得注意的是，他们的分析中不包括不太病态的图像引导消融方法。作者发现，当结合活检有效性、良性和恶性肿瘤的患病率和生长、患者结果和成本时，活检策略以更低的终身成本获得了更高的质量调整预期寿命。换句话说，历来阻止从业者使用活检进行肾肿瘤管理的风险被对所有患者进行经验性手术所带来的风险所超越，并且进行活检可以安全地防止许多患者同时进行不必要的手术来降低医疗保健成本。

十六、总结

在有经验的医生手中，基于门诊的经皮肾脏肿块活检与高诊断率、最小的患者不适、低发病率和较低的整体医疗保健成本相关。此外，泌尿科医生熟悉超声技术，并且该设备在大多数实践中都很容易获得。由于进行活检的泌尿科医生还将进一步管理活检结果，因此这项技术很有前景，并且护理连续性具有额外优势。

参 考 文 献

[1] Hollingsworth JM, Miller DC, Daignault S, Hollenbeck BK. Rising incidence of small renal masses: a need to reassess treatment effect. J Natl Cancer Inst. 2006;98(18):1331–4.

[2] Johnson DC, Vukina J, Smith AB, Meyer AM, Wheeler SB, Kuo TM, et al. Preoperatively misclassified, surgically removed benign renal masses: a systematic review of surgical series and United States population level burden estimate. J Urol. 2015;193(1):30–5.

[3] Lopez–Beltran A, Scarpelli M, Montironi R, Kirkali Z. 2004 WHO classification of the renal tumors of the adults. Eur Urol. 2006;49(5):798–805.

[4] Breau RH, Crispen PL, Jenkins SM, Blute ML, Leibovich BC. Treatment of patients with small renal masses: a survey of the American Urological Association. J Urol. 2011;185(2):407–13.

[5] Marconi L, Dabestani S, Lam TB, Hofmann F, Stewart F, Norrie J, et al. Systematic review and meta–analysis of diagnostic accuracy of percutaneous renal tumour biopsy. Eur Urol. 2016;69(4):660–73.

[6] Patel HD, Johnson MH, Pierorazio PM, Sozio SM, Sharma R, Iyoha E, et al. Diagnostic accuracy and risks of biopsy in the diagnosis of a renal mass suspicious for localized renal cell carcinoma: systematic review of

the literature. J Urol. 2016;195(5):1340–7.

[7] Richard PO, Jewett MA, Tanguay S, Saarela O, Liu ZA, Pouliot F, et al. Safety, reliability and accuracy of small renal tumour biopsies: results from a multi–institution registry. BJU Int. 2017;119(4):543–9.

[8] Campbell S, Uzzo RG, Allaf ME, Bass EB, Cadeddu JA, Chang A, et al. Renal mass and localized renal cancer: AUA guideline. J Urol. 2017;198:520.

[9] Culkin DJ, Exaire EJ, Green D, Soloway MS, Gross AJ, Desai MR, et al. Anticoagulation and antiplatelet therapy in urological practice: ICUD/AUA review paper. J Urol. 2014;192(4):1026–34.

[10] Nguyen V, Menhadji A, Okhunov Z, Chu R, Cho J, Billingsley J, et al. Technique for office–based, ultrasound–guided percutaneous biopsy of renal cortical neoplasms. Videourology. 2013;27(5). https://doi.org/10.1089/vid.2013.0052.

[11] Volpe A, Kachura JR, Geddie WR, Evans AJ, Gharajeh A, Saravanan A, et al. Techniques, safety and accuracy of sampling of renal tumors by fine needle aspiration and core biopsy. J Urol. 2007;178(2):379–86.

[12] Prasad N, Kumar S, Manjunath R, Bhadauria D, Kaul A, Sharma RK, et al. Real–time ultrasound–guided percutaneous renal biopsy with needle guide by nephrologists decreases post–biopsy complications. Clin Kidney J. 2015;8(2):151–6.

[13] Menhadji A, Nguyen V, Cho J, Chu R, Osann K, Bucur P, et al. In vitro comparison of a novel facilitated ultrasound targeting technology vs standard technique for percutaneous renal biopsy. Urology. 2013;82(3):734–7.

[14] Kim JW, Shin SS. Ultrasound–guided percutaneous core needle biopsy of abdominal viscera: tips to ensure safe and effective biopsy. Korean J Radiol. 2017;18(2):309–22.

[15] Lipnik AJ, Brown DB. Image–guided percutaneous abdominal mass biopsy: technical and clinical considerations. Radiol Clin North Am. 2015;53(5):1049–59.

[16] Patel MD, Phillips CJ, Young SW, Kriegshauser JS, Chen F, Eversman WG, et al. US–guided renal transplant biopsy: efficacy of a cortical tangential approach. Radiology. 2010;256(1):290–6.

[17] Cui S, Heller HT, Waikar SS, McMahon GM. Needle size and the risk of kidney biopsy bleeding complications. Kidney Int Rep. 2016;1(4):324–6.

[18] Bisceglia M, Matalon TA, Silver B. The pump maneuver: an atraumatic adjunct to enhance US needle tip localization. Radiology. 1990;176(3):867–8.

[19] Kim KW, Kim MJ, Kim HC, Park SH, Kim SY, Park MS, et al. Value of "patent track" sign on Doppler sonography after percutaneous liver biopsy in detection of postbiopsy bleeding: a prospective study in 352 patients. AJR Am J Roentgenol. 2007;189(1):109–16.

[20] McGahan JP, Wright L, Brock J. Occurrence and value of the color Doppler "line sign" after radiofrequency ablation of solid abdominal organs. J Ultrasound Med. 2011;30(11):1491–7.

[21] Richard PO, Jewett MA, Bhatt JR, Kachura JR, Evans AJ, Zlotta AR, et al. Renal tumor biopsy for small renal masses: a single–center 13–year experience. Eur Urol. 2015;68(6):1007–13.

[22] Menhadji AD, Nguyen V, Okhunov Z, Bucur P, Chu WH, Cho J, et al. Technique for office–based, ultrasonography–guided percutaneous biopsy of renal cortical neoplasms using a novel transducer for facilitated ultrasound targeting. BJU Int. 2016;117(6):948–53.

[23] Dave CN, Seifman B, Chennamsetty A, Frontera R, Faraj K, Nelson R, et al. Office–based ultrasound–guided renal core biopsy is safe and efficacious in the management of small renal masses. Urology. 2017;102:26–30.

[24] Prince J, Bultman E, Hinshaw L, Drewry A, Blute M, Best S, et al. Patient and tumor characteristics can predict nondiagnostic renal mass biopsy findings. J Urol. 2015;193(6):1899–904.

[25] Pierorazio PM, Johnson MH, Patel HD, Sozio SM, Sharma R, Iyoha E, et al. Management of renal masses and localized renal cancer: systematic review and meta–analysis. J Urol. 2016;196(4):989–99.

[26] Eiro M, Katoh T, Watanabe T. Risk factors for bleeding complications in percutaneous renal biopsy. Clin Exp Nephrol. 2005;9(1):40–5.

[27] Andersen MF, Norus TP. Tumor seeding with renal cell carcinoma after renal biopsy. Urol Case Rep. 2016;9:43–4.

[28] Dutta R, Okhunov Z, Vernez SL, Kaler K, Gulati AT, Youssef RF, et al. Cost comparisons between different techniques of percutaneous renal biopsy for small renal masses. J Endourol. 2016;30(Suppl 1):S28–33.

[29] Pandharipande PV, Gervais DA, Hartman RI, Harisinghani MG, Feldman AS, Mueller PR, et al. Renal mass biopsy to guide treatment decisions for small incidental renal tumors: a cost–effectiveness analysis. Radiology. 2010;256(3):836–46.

第7章 从病理学家的角度解读肾脏穿刺活检

Renal Core Biopsy from the Pathologist's Point of View

Saleem A. Umar 著

李 伟 译

早在 15 世纪，就已出现注射器或类似注射器的装置被用于吸取组织。然而，直到 19 世纪中期才描述了使用套管活检肿瘤[1]。自那个时代以来，医学已经取得了长足的进步。肿瘤不断被定义，活检程序不断被更新。自 20 世纪 90 年代以来，图像引导的肾脏肿块活检在评估可疑的肾脏肿块病变方面一直被认为是安全和准确的[2]。毫无疑问，肾脏活检程序具有优势，但在临床实践中也存在需要注意的潜在缺陷和局限性。组织病理学探索过程的某些关键方面深深植根于细微差别之中；因此，科学的细节是慢慢衍生出来的。病理学家在标本分类和适当的免疫组化应用方面已经学到了很多东西，重要的是，与组织学评估相关的局限性。细胞学检查实施需要结合材料采购、玻片制备、显微镜检查和诊断准确性方面的专业知识[3]。在本章中，我们将努力介绍与肾脏肿块活检相关的病理诊断解释、局限性和采样容易遗漏的突出实际临床要点。

无论是偶然检测到肾脏小肿块（图 7-1），或者患者出现大的肾脏肿块（图 7-2），通常都需要进行治疗前诊断。肾脏肿块活检是在获得最多诊断或病变材料与患者最小风险之间取得平衡，主要通过超声、计算机断层扫描或磁共振成像进行。"肾脏肿块活检"一词包括两种方法：细针穿刺抽吸（FNA）活检和空芯针穿刺（CNB）活检。理论上，CNB 与组织产量和结构相关，表明组织结构明显保留，FNA 与组织产量相关，代表更大 / 更具代表性的样本[4]。在讨论 FNA 或 CNB 解释时，有些因素仍然是"固定变量"，如肿瘤血管分布和肿瘤异质性。肿瘤间和肿瘤内异质性是大多数人类恶性肿瘤中公认的现象，也可能是标本是否足够的关键决定因素。异质性最常见的表现为以下方式（单独或组合）：不同的肿瘤表型（图 7-3）、肿瘤与坏死区域混合（图 7-2）、肿瘤具有"纤维化"区域或瘢痕（图 7-4），以及具有黏液样变化区域的肿瘤（图 7-5）。如果肿瘤由不同的、同质的细胞群组成，这些细胞群本身很容易被病理学家识别，但也有一个主要的坏死成分，例如，程序效用完全取决于活检会捕获哪些成分，而与肿瘤大小无关。虽然实时术中成像不具备评估和靶向可行（非坏死）肿瘤成分的能力，但对抗非诊断性活检结果的关键方法是理想地计划多次进行，最好针对不同的组织区域。"如果你不给我足够的组织，我的工作就很难开展"和"如果你没有提供足够的组织，我们就会遇到问题"是病理学家在被要求对非常有限的病变组织进行诊断时做出的典型回复。由于与此主题相关的许多不

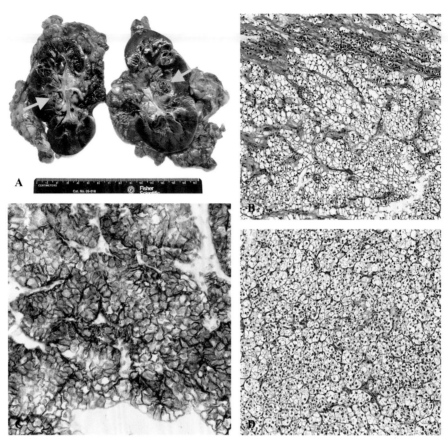

▲ 图 7-1　**A.** 肾透明细胞癌，这个 **1.5cm** 的肾肿瘤（黄箭）是在 **CT** 扫描中偶然发现的，由于肿瘤细胞内的胆固醇和磷脂含量，切面呈现出特征性的金黄色；**B.** 肾透明细胞癌，由具有透明细胞质的细胞巢组成，周围环绕着丰富的薄壁血管；**C.** 碳酸酐酶Ⅸ免疫表达；**D.** 肾上腺，注意这些单元与 **CCRCC**（**B**）的相似程度

可避免的变量，我们不应该感到惊讶，没有普遍接受的指导方针来确定到底多少量才是足够的。当被问到时，病理学家通常会给出一致的回答："只要对患者来说仍然安全，就尽可能多地给我。"根据我们的经验，平均 4 次，每次代表大约 10mm 的长度乘 1mm 直径的核心碎片，能够产生足够的损伤组织，可以制作足够数量的 HE 染色的载玻片，以及作为用于免疫组化和遗传学研究的组织。病理报告中，有效的词是"病变"。通常，当病理报告指出"病变组织有限，无法进行最终评估"时，在检索到多个组织碎片的情况下，通常提供的绝大多数组织是良性的（非肿瘤性）肾脏、坏死组织或肾周组织，换言之，基本上是除了确定的肿瘤组织之外的任何东西。

一、细针穿刺抽吸

细针穿刺抽吸涉及通过 22～27G 针头从实心、实心 / 囊性或囊性靶点抽吸细胞物质。通常由执行该程序的个人将吸入的材料涂抹在载玻片上，然后将涂片载玻片交给细胞技师或病理学家进行进一步处理和解读。其支持者提出了许多主张实施 FNA 的优势。理想情况下，FNA 应该允许更广泛的目标采样，从而克服肿瘤异质性的潜在限制因素。与有丰富材料可用于解释的样本相比，非诊断性

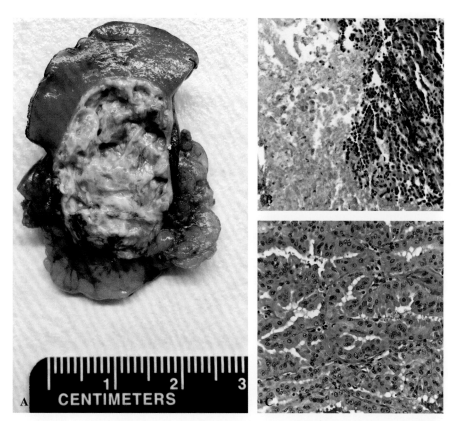

▲ 图 7-2　**A.** 乳头状肾细胞癌，显著的坏死被认为（至少部分）产生外周假包膜；
B. 伴有坏死（左）的乳头状肾细胞癌（右），上皮肿瘤细胞小，核分级低，核仁不明
显；**C.** 乳头状肾细胞癌，在这个标本中，肿瘤细胞很大，具有丰富的嗜酸性细胞质，
细胞核比较圆，核仁小而突出

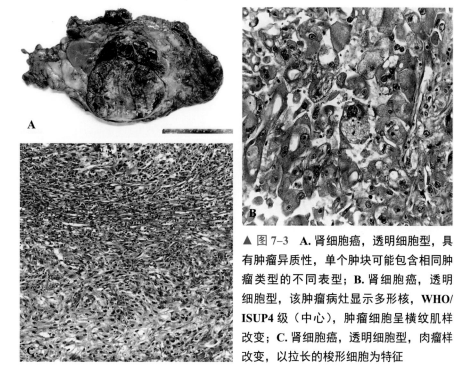

▲ 图 7-3　**A.** 肾细胞癌，透明细胞型，具
有肿瘤异质性，单个肿块可能包含相同肿
瘤类型的不同表型；**B.** 肾细胞癌，透明
细胞型，该肿瘤病灶显示多形核，**WHO/
ISUP4** 级（中心），肿瘤细胞呈横纹肌样
改变；**C.** 肾细胞癌，透明细胞型，肉瘤样
改变，以拉长的梭形细胞为特征

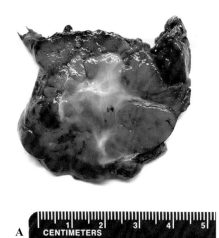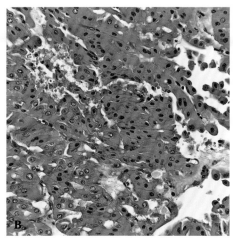

▲ 图 7-4　**A.** 肾嫌色细胞癌，具有中央瘢痕（见于约 **15%** 的 ChRCC）；**B.** 肾嫌色细胞癌，肿瘤细胞通常排列成实心片状，细胞膜突出（称为"纤维化"），并含有突出的嗜酸性细胞质

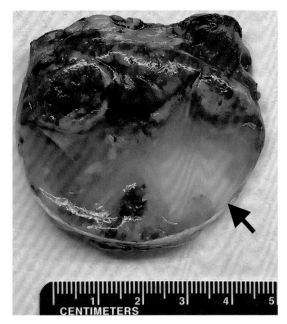

▲ 图 7-5　肾透明细胞癌，伴有黏液样改变（黑箭）

或不充分的样本可能来自肾肿瘤，其明显的血管分布会导致肿瘤针刺入时立即大量出血，产生可怕的"血吸"。或者，吸出物可能完全由坏死碎片组成（图 7-2）。

病变在完全或主要为囊性病变、肾脓肿或局灶性肾盂肾炎的情况下，抽吸术具有治疗作用[5]。在恶性肿瘤的情况下，有时患者不具备外科手术条件；要么患者可能有限制性的合并症，要么肿块可能不适合切除（如影像学检测到的晚期/转移性疾病）。在这些患者中，FNA 可以提供明确诊断。FNA 还可在治疗性消融手术（射频、冷冻疗法）之前提供诊断[6]。

FNA 也可能带有某些诊断难题。有人认为，某些良性病变（如嗜酸细胞瘤）的 FNA 诊断将允许对患者进行主动监测，而不是手术干预。然而，正如稍后将讨论的，一些病理学家认为对嗜酸细胞病变的准确解释存在很大问题。在文献中流传的另一个尚未解决的问题是肿瘤播种的风险，据说这种风险很低甚至无关紧要，特别是与囊性病变相关[7, 8]。FNA 的诊断效用一直受到质疑，特别是关于 Bosniak Ⅲ 级病变，因为没有可以用针瞄准的实心区域（图 7-6）[9]。对于囊性病变，FNA 可能无法产生足够的细胞物质来区分，肾细胞具有来自良性肾囊肿和良性囊性肿瘤（如管状囊性肾细胞癌和囊性肾瘤）的主要囊性特征的癌组织病理类型（图 7-6）。例如，如果抽吸物仅包含带有退化细胞的液体或坏死碎片，由于缺乏活细胞群，人们将无法提供信息性或可操作的诊断（图 7-7）。

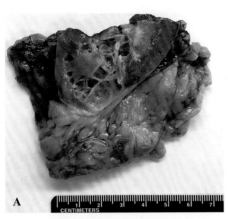
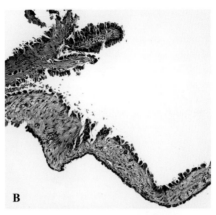

▲ 图 7-6 **A.** 管囊性肾细胞癌（**Bosniak Ⅲ 级**），这种罕见的肿瘤是多囊性的，没有出血和坏死；**B.** 管囊性肾细胞癌，致密的隔膜（图 7-4A）内衬嗜酸性细胞，具有"钉子状"外观

所以，即使所述样本含有活的巨噬细胞，如同良性囊肿中常见的那样，仍然无法排除囊壁被恶性细胞侵袭的可能性（图 7-6）。如果肿瘤位于肾上极（图 7-8），并且 FNA 将捕获肾上腺皮质细胞，FNA 载玻片将显示清晰的细胞群，这将产生把肾上腺皮质细胞误认为肾透明细胞癌（clear cell renal cell carcinoma, CCRCC）的可能性，在细胞学上通常也会产生透明细胞。WHO/ISUP1 级和 2 级 CCRCC 细胞尤其可能类似于肾上腺皮质细胞。

在某些实践环境中，病理学家可能会提供快速现场评估，以帮助提高获得足够 FNA 样本的机会。这种努力虽然在理论上很有吸引力，但也有其局限性。确定 FNA 程序是否可用于评估肾脏肿块在很大程度上取决于实践环境。例如，如果没有精通 FNA 活检操作的放射科医师或泌尿科医师，获得足够诊断材料的可能性将成问题。相反，如果没有在肾脏肿块 FNA 解释方面经验丰富的病理学家，则可能无法实现足够样本的最大诊断率。FNA（与 CNB 相对）的使用尤其取决于熟练的细胞病理学家的可能性（在美国，他们被定义为已完成 1 年研究生奖学金培训的病理

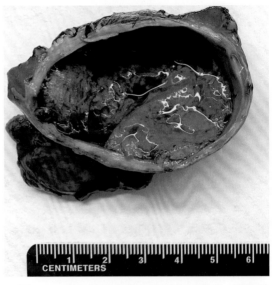

▲ 图 7-7 囊性肿块完全由坏死物质组成，显微镜检查未能显示可行的肿瘤细胞群（即使在提交整个样本后）

学家）[10]。与 CNB 不同，FNA 要求临床医生采取额外措施明确诊断。获得组织后，必须准备多张载玻片，其中包括正确的单张载玻片标记、涂片干燥和酒精"消毒"。执行这些任务所需的时间需乘进行的次数。尽管采取了之前强调的措施，但如果 FNA 样本被视为"样本不足"，所有相关方都可能会获得阴性结果[11]。

据报道，FNA 的诊断准确度为 70%～100%，特异性为 91%～99%，灵敏度为

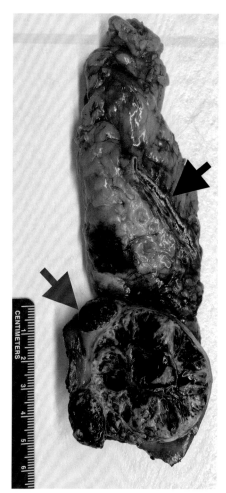

▲ 图 7-8　上极肾透明细胞癌（红箭），
带有肾上腺（黑箭），被肾周脂肪组织隔开

80%～94%[12-14]。在准确区分良恶性病变方面，报道的百分比范围为 73%～94%[15, 16]。

二、针头活检

　　支持 CNB 程序而不是 FNA 的主要论点之一是，它提供了展示组织 / 肿瘤结构的材料，并且根据通过的次数，可以提供更多的组织量。充足的空芯针活检材料，加上免疫组化等辅助检测，已被证明是评估大多数肾脏肿块的可靠工具[17]。通过与不同学科专家讨论，共识似乎是 CNB 程序与 FNA 程序取得了理想的诊断结果。可以说，人们可能会推测其原因是缺乏广泛的肾脏肿块 FNA 实践，尤其是在基于社区（附属 / 非大学）的医院环境。

　　对于执行 CNB 手术的临床医生来说，需要牢记一些注意事项，以便在获得 CNB 组织后获得满意的诊断结果。除了显而易见的要求，即确保将组织放入装有福尔马林的带有正确的患者识别标签的容器中，以及正确填写病理申请表之外，还有一个关键的、经常被忽视的做法，即不熟练的临床团队可能对组织学处理和随后的解释产生有害影响。例如，如果不是立即将新鲜提取的 CNB 组织浸入福尔马林中，而是有时将其放在棉纱布上，这会导致组织干燥[18]。组织干燥会产生较差的组织病理学，也会影响获得可靠的免疫组化研究的能力[19-21]。如果由于任何原因必须将组织短时间放置在 Telfa 纱布上，我们建议至少用盐水浸透 Telfa，用盐水将 CNB 组织包裹起来，直到放入福尔马林。CNB 程序提供了许多优点[22]。对于囊性和实性 / 囊性病变（Bosniak Ⅲ级和Ⅳ级），CNB 程序可以提供诊断；如前所述，这一优势可以说是与 FNA 共享的[5]。重要的是，纯囊性的肾细胞癌亚型（低恶性潜能的多房囊性透明细胞肾细胞肿瘤、肾小管囊性肾细胞癌）将在囊壁衬里容纳活的诊断细胞群。因此，可以想象，已被引入囊性空间的抽吸针只会抽吸该特定空间内的内容物，针头"刮擦"囊肿壁从而捕获病变细胞的可能性非常低。在晚期或疑似转移性疾病的情况下，活检可以帮助在化疗或放疗之前确认疾病，消融治疗之前的活检可以提供诊断，这可以指导后续的治疗，特别是在肿瘤复发的情况下。在无法为患者提供手术或化疗的情况下，由于极其晚期的疾病状态或严重损害患者的健康，与遗传性疾病相关的肿瘤诊断可能有助于幸存的亲属提供临床预后判断。

据报道，FNA 的特异性为 99.7%～100%，灵敏度为 99.1%～98%[23]。

三、某些肿瘤类型及其难题

以下是我们在实践中遇到的一些需要临床病理相关性和对话的有趣实例。

（一）肾透明细胞癌

肾透明细胞癌是迄今为止最常见的肾细胞癌病理类型，约占肾恶性肿瘤的 70%。这些肿瘤可能是偶然出现的（图 7-1），或者是随着扩展到肾静脉的晚期疾病（图 7-9）。特别是在晚期时，CCRCC 可出现囊性变和坏死区域，后者与较差的预后有关。当然，这些特征在任何给定的标本中包含的体积越大，CNB 手术产生诊断性（可行）肿瘤组织的可能性就越小。如前所述，克服这一障碍的一种方法是计划更多而不是更少的活检/诊断次数。当 CCRCC 处于肾上极肿块的分化，并且可能向上延伸到肾周组织时，我们总是考虑肿瘤起源于肾上腺皮质（而不是肾）的可能性。由于 CCRCC 和肾上腺皮质来源的肿瘤细胞可能表现出相似的细胞学特征，我们可

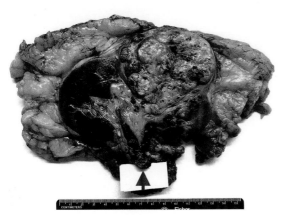

▲ 图 7-9　肾透明细胞癌，侵犯肾静脉（红箭）和肝门脂肪组织（AJCC 第 8 版 pT$_{3a}$）

能会采用免疫组化以促进组织学解释。在这种特殊情况下，我们使用的一种关键免疫染色剂是碳酸酐酶Ⅸ（CA-Ⅸ），这是一种有助于维持细胞内和细胞外 pH 值的酶（图 7-1C）。已知 CA-Ⅸ 在细胞增殖、肿瘤发生和肿瘤进展中发挥调节作用[24]。CA-Ⅸ 过表达与 CCRCC 相关，而不与肾上腺皮质来源的细胞相关。我们采用的第二种 CCRCC 特异性（在这种情况下）免疫染色剂是 PAX8，该基因的表达对于正常肾脏发育至关重要。除了使用两种肾脏特异性免疫染色（在这种情况下为再次），我们还使用了抑制素，即一种在肾上腺皮质（及其他位点）中而不是在 CCRCC 中发现的二聚糖蛋白。在这个例子中，一个 CCRCC 将被报道为对 CA-Ⅸ 和 PAX8 具有免疫反应性，并且对抑制素呈阴性。

正如 Thomas Ulbright 博士指出的那样，对于我们的临床同事来说，绝对有必要始终牢记免疫组化的一个重点是"偶尔会发生缺陷"[25]。虽然免疫组化的实际应用在科学和理论方面非常合理，但也并非万无一失。有许多变量在起作用，从组织收集方法和处理到抗原修复的化学反应，可能会影响免疫染色载玻片上可见的最终结果。在具有挑战性的肿瘤案件中，病理学家在进行组织学解释时所扮演的角色类似于律师在法庭上使用证据为案件辩护的角色，多个"证据"（如细微的组织形态学特征及免疫染色和荧光原位杂交研究的结果）将用于针对特定的诊断来判断"论证案例"。

（二）乳头状肾细胞癌

乳头状肾细胞癌（papillary renal cell carcinoma，PRCC）是第二常见的肾细胞癌病理类型，约占肾恶性肿瘤的 15%（图 7-10）。

当 PRCC 处于鉴别状态时，还必须考虑良性实体，如后肾腺瘤和乳头状腺瘤。特别是对于后者，直到 2015 年，乳头状腺瘤才被定义为良性肾肿瘤，尺寸为≤0.5cm。WHO 2016 版分类将乳头状腺瘤定义为具有乳头状或管状结构、低 WHO/ISUP 等级、直径 1.5cm[26] 的肿瘤。因此，有必要进行持续的临床病理对话，交流重要的相关信息。当考虑基于小样本量诊断 PRCC 时，可以使用免疫组化来排除可能类似于 PRCC 的其他肾细胞癌变体。

此外，源自肾盂尿路上皮的尿路上皮癌（urothelial carcinoma, UC）可能与穿刺活检中的 PRCC 相似（图 7-11）。免疫染色 GATA3〔GATA 结合蛋白 3 与 DNA 序列（A/T）GATA（A/G）〕是一种在促进和指导细胞增殖、发育和分化中发挥作用的转录因子，是与 UC 相关的有用标志物，在 PRCC 中不表达。与 CCRCC 不同，PRCC 对 CA-Ⅸ 呈阴性。免疫染色剂 AMACR 和 CK7 在具有双重反应时，结合不存在表达与其他肿瘤亚型（CA-Ⅸ）相关的标志物，为 PRCC 提出论据。当然，

如果常规组织活检看起来与 PRCC 完全不同，那么需要谨慎看待和诊断。重要的是，我们在几个 CCRCC 病例中看到了异常的 AMACR 表达，突出了没有免疫染色是绝对的教学点。

（三）肾嫌色细胞癌和嗜酸细胞瘤

肾嫌色细胞癌（chromophobe renal cell carcinoma, ChRCC）是一种罕见的肾细胞癌亚型，约占所有肾上皮肿瘤的 5%（图 7-4）。必须先讨论嗜酸细胞瘤，这是一种良性肾肿瘤，约占肾肿瘤的 7%（图 7-12）。两者因为异常相似的组织学特征而受到关注，这在解释小活检样本时尤其令人担心。在我们的实践中，当出现嗜酸细胞性肾肿瘤时，免疫染色 CK7 是首选染色。

根据文献，在 ChRCC 中可以看到弥漫性、明显的 CK7 表达，而嗜酸细胞瘤应该对 CK7 呈阴性，或者至多显示不完整的 CK7 表达。在实践中，我们和来自不同实验室的病理学家已经看到了相关肿瘤的例子，根据所有组织形态学的说法，这些肿瘤应该被归类

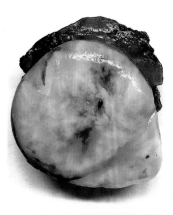
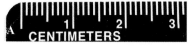
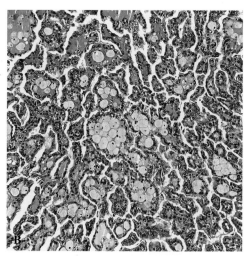

▲ 图 7-10　A. 乳头状肾细胞癌 Ⅰ 型，这是一个界限清楚的肿瘤，由于基质巨噬细胞丰富，切面呈黄色；B. 乳头状肾细胞癌，包括具有小的暗核和极少细胞质的肿瘤细胞，注意丰富的巨噬细胞群（大而圆的细胞，带有大量粉红色泡沫细胞质和小细胞核）

为嗜酸细胞瘤，但其在大的局部斑块中具有强烈、明显的 CK7 表达。这些贴片，如果理论上是用 CK7 针刺活检和仔细检查，就会支持 ChRCC。相反，有大量嗜酸细胞瘤的例子，根据所有组织形态学的说法，应该归类为嗜酸细胞瘤，这表明 CK7 表达模式类似于嗜酸细胞瘤。在我们的实践中，诊断"嗜酸细胞上皮肿瘤"通常用于具有所述组织学特征的活检。鉴于刚才提到的问题，以及肿瘤异质性这个不可逾越的问题，我们更倾向于一种诊断，或者我们只是详细讨论我们的鉴别诊断是什么。罕见的和最近描述的实体，如琥珀酸脱氢酶缺陷型肾细胞癌和延胡索酸水合酶（fumarate hydratase，FH）缺陷型肾细胞癌，也可能用于鉴别诊断（图 7-13）。然而，考虑到与每个实体相关的广泛的组织形态学特征（有时会重叠），以及相对较新且尚未在商业上普遍可用的少数相关免疫染色，我们往往不会不必要地使活检报告的评论部分过于复杂。在极少数情况下，当出现引人注目的特征时，我们会进入适当的临床细节

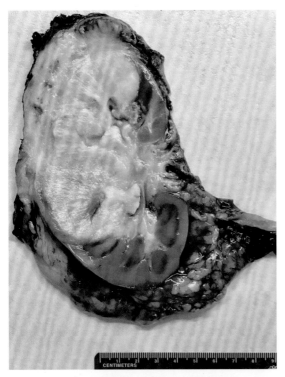

▲ 图 7-11　高级别尿路上皮癌，起源于肾盂，侵入肾脏导致其几乎完全消失，并延伸至肾上腺（AJCC 第 8 版 pT₄）

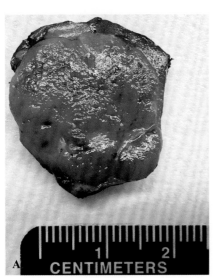
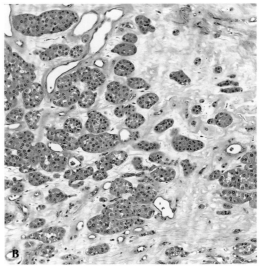

▲ 图 7-12　A. 嗜酸细胞瘤，这是一个界限清楚的肿瘤，显示出经典的红木棕色；B. 嗜酸细胞瘤，肿瘤细胞呈圆形至多角形，具有致密粒状嗜酸性细胞质和圆形均匀细胞核，嵌入典型的低细胞、外观致密的基质中

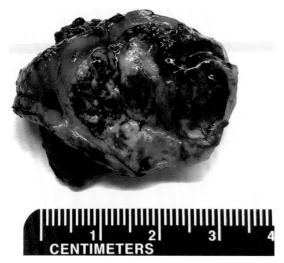

▲ 图 7-13　琥珀酸脱氢酶缺陷型肾细胞癌，注意该肿瘤与 CCRCC 的相似之处

并启动临床病理讨论。

（四）透明细胞乳头状（管状乳头状）肾细胞癌

透明细胞乳头状（管状乳头状）肾细胞癌（clear cell papillary RCC，CCPRCC）是一种低级别惰性肿瘤，与 CCRCC 和 PRCC 具有相同的组织形态学特征（图 7-14）[27]。由于具有透明细胞肿瘤群，该病变很容易在活检样本上被误认为是 CCRCC。幸运的是，免疫组化在这种情况下很有帮助。CCPRCC 的病变细胞对 CK7 具有免疫反应性（在

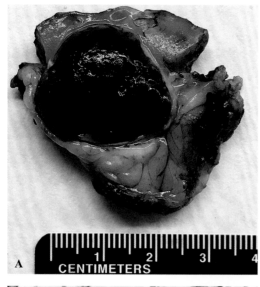

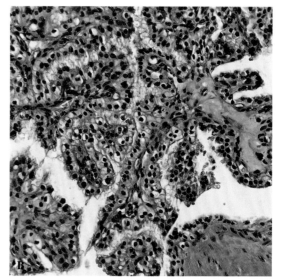

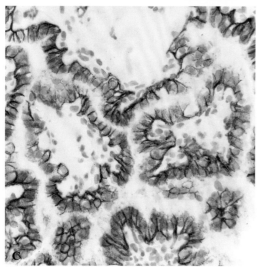

▲ 图 7-14　A. 透明细胞乳头状（管状乳头状）肾细胞癌，这种界限清楚的肿瘤也可以表现为多囊性病变；B. 透明细胞乳头状（管状乳头状）肾细胞癌，这种肿瘤包括致密的管状结构，其表面是具有透明细胞质的细胞，具有低级别的细胞核（特征性存在于细胞的顶端）；C. 透明细胞乳头状（管状乳头状）肾细胞癌，碳酸酐酶Ⅸ免疫组化染色显示特征性的杯状膜状图案

CCRCC 中为阴性）。

（五）血管平滑肌脂肪瘤

血管平滑肌脂肪瘤是一种良性间充质肿瘤，属于一组含有血管周围上皮样细胞（perivascular epithelioid cell，PEC）的肿瘤，简称 PEComa[6]。顾名思义，这种肿瘤由脂肪组织、梭形细胞、上皮样平滑肌细胞和异常

厚壁血液组成，以及存在不同比例的异常厚壁血管（图 7–15 和图 7–16）。虽然罕见，但必须权衡肉瘤样肾细胞癌的可能性。当活检样本中怀疑 AML 时，可以使用免疫组化。在这个特定的例子中，AML 病变细胞对 HMB-45、melan A、MITF、α-SMA 和结蛋白（肉瘤样肾细胞癌不会表达这些标志物）具有免疫反应性。

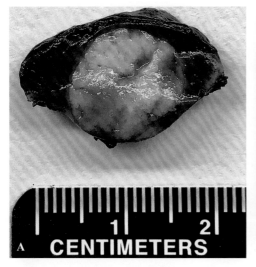
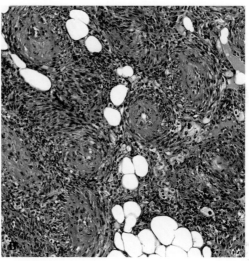

▲ 图 7–15　A. 血管平滑肌脂肪瘤，切割表面赋予脂肪外观；B. 血管平滑肌脂肪瘤，由平滑肌、脂肪和异常血管组成

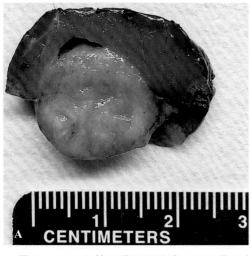
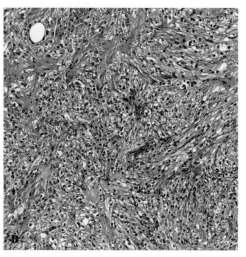

▲ 图 7–16　A. 血管平滑肌脂肪瘤，以平滑肌为主，与图 7–15A 中所示的"传统"AML 相比，这种变体似乎更致密，切割表面赋予肌肉外观；B. 血管平滑肌脂肪瘤，以平滑肌为主，与图 7–15B 中所示的"传统"AML 相比，该变体缺乏强大的脂肪组织成分

参考文献

[1] Koss LG. Chapter 1 diagnostic cytology–its origins and principles. In Koss LG, Melamed MR, editors. Koss' diagnostic cytology and its histopathologic bases, 2 vols, 5th ed. Philadelphia: Lippincott Williams & Wilkins; 2006.

[2] Wood B, Khan M, McGovern F, Harisinghani M, Hahn P, Mueller P. Imaging guided biopsy of renal masses: indications, accuracy and impact on clinical management. J Urol. 1999;161(5):1470–4.

[3] Ljung BM. Chapter 28 techniques of fine–needle aspiration, smear preparation, and principles of interpretation. In Koss LG, Melamed MR, editors. Koss' diagnostic cytology and its histopathologic bases, 2 vols, 5th ed. Philadelphia: Lippincott Williams & Wilkins; 2006.

[4] Yang YJ, Damron TA. Comparison of needle core biopsy and fine–needle aspiration for diagnostic accuracy in musculoskeletal lesions. Arch Pathol Lab Med. 2004 Jul;128(7):759–64.

[5] Harisinghani MG, Maher MM, Gervais DA, McGovern F, Hahn P, Jhaveri K, et al. Incidence of malignancy in complex cystic renal masses (Bosniak category III): should imaging–guided biopsy precede surgery. AJR Am J Roentgenol. 2003;180(3):755–8.

[6] Lau HD, Kong CS, Kao CS. Evaluation of diagnostic accuracy and a practical algorithmic approach for the diagnosis of renal masses by FNA. Cancer Cytopathol. 2018;126(9):782–96.

[7] Volpe A, Kachura JR, Geddie WR, Evans AJ, Gharajeh A, Saravanan A, et al. Techniques, safety and accuracy of sampling of renal tumors by fine needle aspiration and core biopsy. J Urol. 2007;178(2):379–86.

[8] Andersen MF, Norus TP. Tumor seeding with renal cell carcinoma after renal biopsy. Urol Case Rep. 2016;9:43–4.

[9] Leão RR, Ahmad AE, Richard PO. Should small renal masses be biopsied. Curr Urol Rep. 2017;18(1):7.

[10] Ramzy I, Herbert A. Diagnostic cytopathology. 3rd ed. Edinburgh: Churchill Livingstone; 2010.

[11] Kocjan G. Fine needle aspiration cytology. Berlin: Springer; 2006.

[12] García–Solano J, Acosta–Ortega J, Pérez–Guillermo M, Benedicto–Orovitg JM, Jiménez–Penick FJ. Solid renal masses in adults: image–guided fine–needle aspiration cytology and imaging techniques–"two heads better than one?". Diagn Cytopathol. 2008;36(1):8–12.

[13] Truong LD, Todd TD, Dhurandhar B, Ramzy I. Fine–needle aspiration of renal masses in adults: analysis of results and diagnostic problems in 108 cases. Diagn Cytopathol. 1999;20(6):339–49.

[14] Zardawi IM. Renal fine needle aspiration cytology. Acta Cytol. 1999;43(2):184–90.

[15] Schmidbauer J, Remzi M, Memarsadeghi M, Haitel A, Klingler HC, Katzenbeisser D, et al. Diagnostic accuracy of computed tomography–guided percutaneous biopsy of renal masses. Eur Urol. 2008;53(5):1003–11.

[16] Brierly RD, Thomas PJ, Harrison NW, Fletcher MS, Nawrocki JD, Ashton–Key M. Evaluation of fine–needle aspiration cytology for renal masses. BJU Int. 2000;85(1):14–8.

[17] Huang X, Griffin B, Lin X. Management of Patients with renal mass lesions based on renal biopsy cytology results. Hum Pathol. 2019;85:270–8. https://doi.org/10.1016/j. humpath.2018.11.010.

[18] Zimmerman M. Rehydration of accidentally desiccated pathology specimens. Laboratory Med. 1976;7(5):13–7.

[19] Cartun R, Taylor C, Dabbs D. Diagnostic immunohistochemistry. 5th ed. Philadelphia: Elsevier; 2019.

[20] Kim SW, Roh J, Park CS. Immunohistochemistry for pathologists: protocols, pitfalls, and tips. J Pathol Transl Med. 2016;50(6):411–8.

[21] Ramos–Vara JA, Miller MA. When tissue antigens and antibodies get along: revisiting the technical aspects of immunohistochemistry–the red, brown, and blue technique. Vet Pathol. 2014;51(1):42–87.

[22] Wittmann TA, Abel EJ. Percutaneous biopsy in large, locally advanced or metastatic renal tumors. Urol Oncol. 2017;35(3):87–91.

[23] Azawi NH, Tolouee SA, Madsen M, Berg KD, Dahl C, Fode M. Core needle biopsy clarify the histology of the small renal masses and may prevent overtreatment. Int Urol Nephrol. 2018;50(7):1205–9.

[24] Netto J, Epstein J. Diagnostic immunohistochemistry. 5th ed. Philadelphia: Elsevier; 2019.

[25] Ulbright TM. Pitfalls in the interpretation of specimens from patients with testicular tumours, with an emphasis on variant morphologies. Pathology. 2018;50(1):88–99.

[26] Eble J, Moch H, Amin M. WHO classification of tumours of the urinary system and male genital organs. 4th ed. Lyon: International Agency for Research on Cancer; 2016.

[27] Hirsch MS, Signoretti S, Dal Cin P. Adult renal cell carcinoma: a review of established entities from morphology to molecular genetics. Surg Pathol Clin. 2015;8(4):587–621.

第8章 肾脏肿块活检的病理学解读
Pathological Interpretation of Renal Mass Biopsies

Luiz Paulo de Lima Guido　Fiona Hanly　Britney Escobedo　Merce Jorda　Andre Pinto　著

王光春　译

穿刺活检是肾脏肿块的重要诊断方法。随着病理医生对肾脏活检经验的不断积累，以 CT 和超声引导的现代肾脏活检技术已改变了临床实践。

此外，细胞学、细胞遗传学和免疫组化的进展也显著提高了经皮穿刺活检的准确性，达到了极好的敏感性和特异性。

经皮穿刺活检的安全性一直是最关心的问题。最近，一项总计纳入 5228 例肾穿刺活检的 Meta 分析发现，Clavien≥2 级并发症的发生率<1%[1, 2]。此外，使用同轴针多针道穿刺活检（见第 5 章）并不会显著增加并发症的发生率。肾脏活检的潜在并发症包括肿瘤种植、出血、感染、动静脉瘘、气胸和血胸。肾实质或周围血管组织出血是最常见的并发症，不过这类并发症通过保守治疗多可自愈，很少需要进一步外科或介入治疗。穿刺通道肿瘤种植是比较令人担忧的，但报道的总体风险<0.01%[3]。大多数报道的肿瘤种植病例位于 20 世纪 80 年代末至 90 年代初，并且当时使用了与现在不同的活检技术。

影像学检查技术的不断进展提高了肾脏小肿块的检出率。尽管大多数肾脏小肿块是恶性的，但仍有 20%～30% 的肾脏小肿块是良性的，这支持了穿刺活检在肾脏肿块诊断中的价值，可以减少过度治疗，节约治疗花费和降低肾脏肿块的发病率[4]。

但是，我们必须认识到肾脏活检仍存在一些局限性。以往的研究报道中，肾脏活检的总体漏诊率为 10%～11%，在小肾肿瘤（<4cm）中的漏诊率可增高到 15%～22%[2]。从肿瘤的不同区域获得样本的多象限技术可以提高肾脏活检的灵敏度。必须明确地知道，肾脏活检结果没有恶性肿瘤并不证实肿块一定是良性的，这些患者必须密切随访。如果影像学高度可疑恶性肾脏肿块的活检报告为良性，则需要重复取样活检或手术探查。最后一点，在活检病理报告中肿瘤核分级经常被低估，与最终手术病理报告一致性率为 43%～76%[2]。

随着细胞遗传学和免疫组化等辅助诊疗技术的进步，穿刺活检可将 91% 的肾细胞癌精准诊断出亚型。Meta 分析也显示肾脏穿刺活检对恶性肿瘤具有良好的诊断结果，敏感性为 99.1%，特异性为 99.7%。华西医院魏强团队证实，97.2% 的肾脏活检可以获得足够量的组织[5]。Breda 等比较了 14G、18G 和 20G 活检针的准确性，发现 14G 针的活检组织学与最终病理学的一致性为 94%，18G 的一致性为 97%，20G 针为 81%[5, 6]。Whittington 等报道，穿刺活检诊断恶性肿瘤的准确率为

82.5%，特异性为100%，72%患者可进一步确定肿瘤病理亚型，证实了穿刺活检对肾脏肿块极高的诊断价值[7]。

一、穿刺活检与细针穿刺抽吸的细胞学对比

肾脏病灶的穿刺活检或细胞学取样可以通过经皮超声或CT引导下完成。穿刺活检和细胞学取样不仅有助于确诊肾脏小肿块是良性或恶性，并可进一步确定肾细胞癌的病理分型。考虑到靶向治疗对一些肾细胞癌有良好的疗效，因此CB/FNA样本对于预判靶向治疗的疗效具有重要价值。与经皮FNA相比，内镜超声引导的FNA发生针道肿瘤种植的风险更低。腹侧肾脏肿瘤活检取样采用内镜途径具有优势，而背侧肾肿瘤活检取样更适合采用经皮途径。经皮肾脏FNA是一种安全、快速和被医生广泛接受的诊断技术，FNA还被广泛用于其他腹部器官的诊疗。

与CB相比，FNA的创伤小，费用低，并且能快速评估并指导放射科医生和外科医生进行准确定位。FNA在大多数患者中有很高的诊断率，帮助病理学家鉴别90%以上良性或恶性肿瘤，并能诊断出87%肿瘤的组织学亚型。误诊或者诊断不明的病例主要和取样有关。FNA主要用于晚期、身体差无法耐受手术、有其他部位恶性肿瘤病史和临床表现与CT检查不一致的肾肿瘤患者。

FNA样本主要通过涂片进行评估，可以不收集样本进行细胞块制备。酒精固定的涂片和细胞块都能进行免疫细胞化学和细胞遗传学分析。此外，液基细胞学制备是诊断许多器官的另一种安全有效的方法。如果细胞病理学家对该技术的经验不足，细胞形态可能发生改变，从而影响肾肿瘤的正确诊断。如上所述，经皮肾CB和FNA在临床中应用越来越广泛，并在制订治疗决策中起着关键作用。

二、肿瘤组织学

肾细胞癌是一大类主要来源于肾皮质细胞的各种恶性肿瘤，占肾脏恶性肿瘤的90%以上。迄今，已有超过10种肾细胞癌的分子和组织病理学亚型，并且这些亚型分类在今后会不断被修订。肾细胞癌亚型包括肾透明细胞癌，约占75%；乳头状肾细胞癌，占10%～15%；肾嫌色细胞癌，约占5%。透明细胞乳头状肾细胞癌是一种新近定义的亚型，约占4%。其余亚型罕见，占比不到1%。

根据最新组织病理学分类标准，无法进行分类的肾细胞癌统称为未分类肾细胞癌（unclassified RCC，uRCC），约占4%，包括各种各样的上皮恶性肿瘤。

其他少见的肿瘤包括肾盂尿路上皮癌、非上皮性肿瘤（如血管平滑肌脂肪瘤）和良性肿瘤（如肾嗜酸细胞瘤）。

世界卫生组织和国际泌尿病理学会（International Society of Urological Pathology，ISUP）的推荐标准取代了以往的Fuhrman分级系统对肾细胞癌进行分级。WHO/ISUP分级系统已在CCRCC和PRCC中得到验证。对于其他肾细胞癌亚型，WHO/ISUP系统主要用于病理描述。需要注意的是，肾嫌色细胞癌可以不用分级。根据肿瘤细胞形态学进行分级的标准如下：1级，在400倍放大时，核仁缺失或不明显，并呈嗜碱性；2级，在400倍放大时，核仁明显，并呈嗜酸性，在100倍放大时核仁可见但不明显；3级，在100倍放大时，核仁明显，并呈嗜酸性；4级，

核明显多形性，伴或不伴多核巨细胞，伴或不伴横纹肌样和肉瘤样分化[8]。

三、恶性上皮肿瘤

（一）肾透明细胞癌

肾透明细胞癌是肾癌最常见的亚型，具有多种组织学表型。其腺泡样生长方式最为常见，细胞被薄壁的小血管包围，形成一个微小的血管网。扩张的腺泡结构形成微囊型和大囊型结构。如果出现由透明细胞排列的局灶性小乳头状结构，这并不代表一个显著的病理学结构[9]。

典型病例中，细胞核呈圆形，染色质分布均匀，但核仁的大小、形状和突起都有很大的差异。根据不同的病理分级，核仁从不清晰到清晰，从小到大[10]。通过常规组织学处理后，细胞质脂质和糖原被溶解，显微镜下观察肿瘤细胞呈透明结构，有透亮的细胞质和清晰的细胞膜（图 8-1）。颗粒状嗜酸性细胞质在高级别肿瘤中尤其常见，往往还伴有邻近区域的坏死和出血[10]。

具有临床意义的少见表型包括肉瘤样和（或）横纹肌样分化，可见于不同的肾细胞癌亚型，在 5% 肾透明细胞癌中可见这种表型，这种表型往往提示预后不良[11]。

其他少见的组织学表现包括纤维黏液样间质改变、钙化、骨化、细胞内和细胞外透明球、嗜碱性细胞质包涵体、丰富的多核巨细胞、肉瘤样肉芽肿、肌球虫病和淋巴瘤样特征。

免疫组化检查中，CCRCC 的 CA-Ⅸ（图 8-2）、CD10（常见急性淋巴细胞白血病抗原）、波形蛋白和肾细胞癌抗原呈阳性。

（二）乳头状肾细胞癌

乳头状肾细胞癌来源于肾小管上皮，常常肿瘤界限清晰，包膜完整。在显微镜下，乳头状肾细胞癌的肿瘤细胞排列形成纤维血管核，并含有数量不等的泡沫巨噬细胞和砂粒体。这些纤维血管核可被水肿液或透明结缔组织充填膨胀[12, 13]。肿瘤内还可见不同比例的乳头状和管状结构。一些肿瘤内还可见囊样结构，乳头状赘生物突入囊壁，形成斑点状大体外观。PRCC 主要表现为管状形态，或者乳头被紧密包裹，从而形成实体形态[14]。此外，5% 的病例可出现肉瘤样改变[13]。

传统上，PRCC 被分为 1 型和 2 型，尽

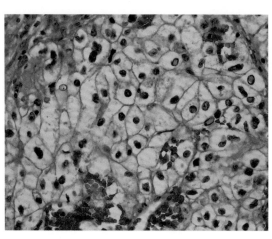

▲ 图 8-1 肾透明细胞癌（HE 染色，40×）

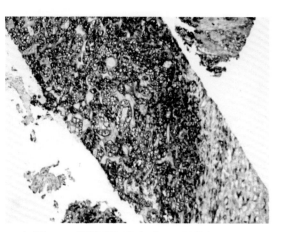

▲ 图 8-2 肾透明细胞癌（CA-Ⅸ 染色，20×）

管这种分型的区别已被基因组研究证实，但部分肿瘤同时含有两型的组织学特征。1 型 PRCC 主要表现为纤细、易碎的短乳头，被单层或双层低核仁分级的小上皮细胞所覆盖，细胞核呈圆形或卵圆形，核仁不明显，胞质呈苍白或透明。乳头内可见数量不等的巨噬细胞[10]（图 8-3）。2 型 PRCC 主要表现不同程度的核假分层和较高的核分级。细胞通常表现为大而球形的细胞核和突出的核仁。巨噬细胞主要见于坏死区域周围，而较少聚集在乳头上[10]。

免疫组化检查中，PRCC 细胞的 CK7（图 8-4）、AMACR（图 8-5）、EMA、RCC 抗原、波形蛋白和 CD10 呈阳性。

（三）肾嫌色细胞癌

肾嫌色细胞癌通常呈实性，片状生长，随机间隔由纤细到宽大的纤维间隔和中口径为主的血管[15, 16]。其他少见的组织学表现包括小巢、小管、微囊、小梁和罕见的局灶性乳头形成。肿瘤细胞呈嗜酸性，可有微泡，体形较大的多边形细胞为主，并有类似植物细胞的突出细胞膜。细胞核有很多皱褶，呈"葡萄干样"外观，染色质粗糙，通常为双核，并有核周晕（图 8-6）。

2%～8% 的肾嫌色细胞癌可有肉瘤样改变。截止本书出版时，不推荐使用 WHO/ISUP 系统对肾嫌色细胞癌进行肿瘤分级[17]。

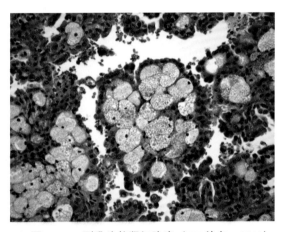

▲ 图 8-3　1 型乳头状肾细胞癌（HE 染色，20×）

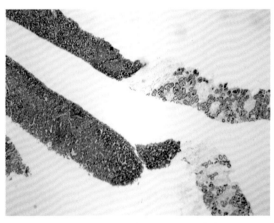

▲ 图 8-5　肾嫌色细胞癌（AMACR 染色，10×）

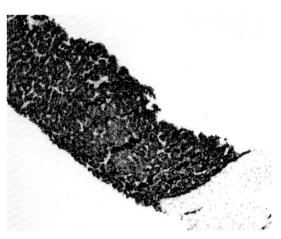

▲ 图 8-4　乳头状肾细胞癌（CK7 染色，20×）

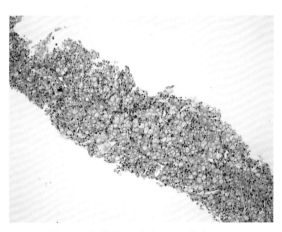

▲ 图 8-6　肾嫌色细胞癌（HE 染色，20×）

嗜酸嫌色混合肿瘤（hybrid oncocytic chromophobe tumor，HOCT）是一种兼具嗜酸细胞瘤和肾嫌色细胞癌特征的肿瘤。嗜酸嫌色混合肿瘤作为肿瘤细胞簇邻近另一肿瘤而独立存在，是一种组织学形态过渡到另一种组织学形态，也可与邻近肿瘤紧密混合[10]。

免疫组化检查中，肾嫌色细胞癌的 CK7 和 c-KIT 呈阳性（图 8-7 和图 8-8）[9]。Hale 胶体铁染色使细胞质呈弥漫性染色，这与破坏的微泡有关，这是典型肾嫌色细胞癌的表现。值得注意的是，大约 11% 的嗜酸细胞瘤也会有同样的染色特征[18, 19]。

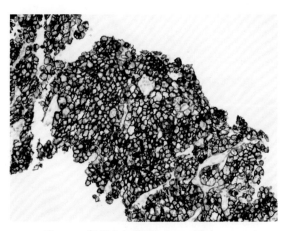

▲ 图 8-7　肾嫌色细胞癌（CK7 染色，20×）

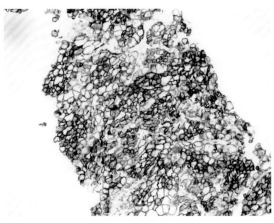

▲ 图 8-8　肾嫌色细胞癌（c-KIT 染色，20×）

（四）透明细胞乳头状肾细胞癌

透明细胞乳头状肾细胞癌是一种生物学惰性肿瘤。透明细胞乳头状肾细胞癌包含管状、乳头状、囊性、腺泡状、带状和实性等不同组织学表型。乳头结构通常局限于局灶性分支或小而钝的乳头。透明细胞乳头状肾细胞癌的一个显著特征是出现细胞核排列在顶端的细胞，类似于早期分泌期子宫内膜[9, 10]（图 8-9）。肿瘤细胞呈典型的立方形至低柱状，低分级细胞核呈圆形均匀排列，不明显的核仁呈线形排列。透明细胞乳头状肾细胞癌无肿瘤坏死、肾周浸润、淋巴血管侵犯和肉瘤样改变[9, 10]。肿瘤细胞 CK7 呈弥漫性染色，CA-IX 阳性并呈杯状分布（图 8-10），而 AMACR 呈阴性[20-22]。

（五）低恶性潜能的多房囊性透明细胞肾细胞肿瘤

低恶性潜能的多房囊性透明细胞肾细胞肿瘤是一种惰性肿瘤，通常由单层透明细胞排列而成的大囊构成，内含小细胞核和不明显的核仁。偶尔可见伴有囊内乳头状突起的

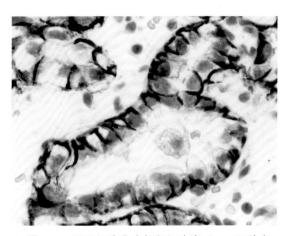

▲ 图 8-9　透明细胞乳头状肾细胞癌（CA-IX 染色，40×）

多层细胞结构，但无邻近间质浸润。囊肿间隔由伴有钙化或骨化的纤维组织组成[9, 23]。低恶性潜能的多房囊性透明细胞肾细胞肿瘤缺乏坏死、血管侵犯和肉瘤样分化。免疫组化检查中，囊内细胞对 CA- IX 呈阳性（图 8-11 和图 8-12）。

（六）集合管癌

集合管癌（collecting duct carcinoma，CDC）是一种罕见的起源于肾髓质集合管细胞的高级别肾细胞癌。集合管癌至少部分与髓质区有关，常在索状区域呈复杂的管状、导管样生长。邻近间质有促结缔组织增生反应。边界不清，浸润性生长边界是其特征表现。位于肾小管和肾小球之间的肿瘤细胞常伴有急慢性炎症浸润。这些肿瘤细胞多为立方形，核分极高，含有泡状、高度多形性的大细胞核，核仁突出。细胞质呈淡嗜酸性或透明，细胞排列呈腺体结构[10]（图 8-13）。集合管癌细胞可见大量有丝分裂象，包括凝固性坏死和凋亡细胞等非典型表现。集合管癌中小血管侵犯很常见，约 20% 病例可有肾静脉受累[24]。免疫组化检查，肿瘤细胞对波形蛋白、PAX8 和 UEA-1 呈阳性。在不到 50% 的病例中，CK7、HMWCK

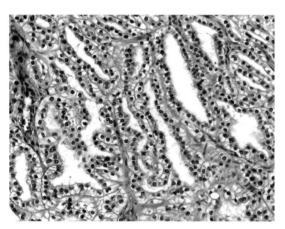

▲ 图 8-10　透明细胞乳头状肾细胞癌（HE 染色，20×）

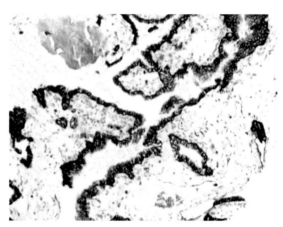

▲ 图 8-12　低恶性潜能的多房囊性透明细胞肾细胞肿瘤（CA- IX 染色，20×）

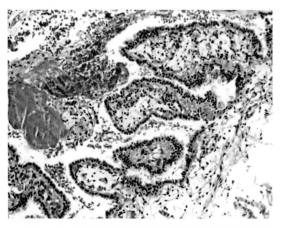

▲ 图 8-11　低恶性潜能的多房囊性透明细胞肾细胞肿瘤（HE 染色，20×）

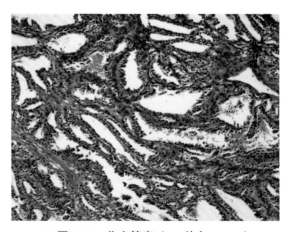

▲ 图 8-13　集合管癌（HE 染色，20×）

（34BE12）和 CK20 可能呈阳性。黏蛋白的存在可以通过黏蛋白卡红、阿尔辛蓝或未消化的高碘酸席夫染色来证明[10, 25]。

（七）肾髓质癌

肾髓质癌是一种侵袭性很强的肾细胞癌，好发于儿童或年轻人，尤其是非洲裔镰刀细胞型贫血患者。肾髓质癌以髓质为中心，呈浸润性高级别生长，可形成小管、腺体和乳头状小管等结构，并伴有坏死、结缔组织增生和炎症。肾髓质癌与集合管癌难以鉴别区分，特别是镰刀细胞疾病患者出现高级别肾细胞癌，更要首先考虑肾髓质癌可能[9]。仔细检查微血管系统可发现镰刀状红细胞。肾髓质癌与集合管癌的免疫组化结果也是重叠相似的[26, 27]。INI-1RING 指状蛋白 Ini1 在 50% 肾髓质癌中缺失。

（八）遗传性平滑肌瘤病肾细胞癌及相关肾细胞癌

遗传性平滑肌瘤病肾细胞癌及相关肾细胞癌（hereditary leiomyomatosis and renal cell carcinoma-associated renal cell carcinoma，HLRCC-RCC）好发于皮肤和子宫平滑肌瘤患者中，如果出现延胡索酸水合酶种系突变才能确诊。肿瘤细胞体积大，有大量嗜酸性胞质，细胞核大，突出的包涵体样嗜酸性或嗜橙色核仁，周围有明显的透明光环（图 8-14）。大体形态类型包括管状、管囊状、实性和混合性[28]，与乳头状肾细胞癌相似。遗传性平滑肌瘤病肾细胞癌及相关肾细胞癌通常为高级别肿瘤，临床预后差。免疫组化检查中，延胡索酸水合酶的缺失和修饰型 2- 琥珀酸半胱氨酸（2-succinocysteine，2SC）的过表达提示遗传性平滑肌瘤病肾细胞癌及相关肾细

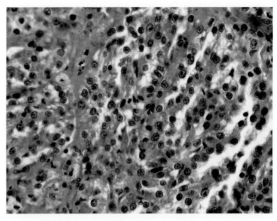

▲ 图 8-14　HLRCC-RCC（HE 染色，40×）

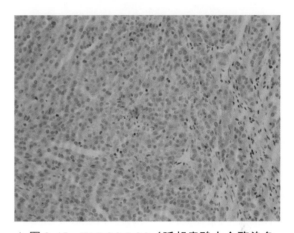

▲ 图 8-15　HLRCC-RCC（延胡索酸水合酶染色，20×）

胞癌可能。

（九）MiT 家族易位肾细胞癌

MiT 家族易位肾细胞癌（translocation renal cell carcinoma，tRCC）包括 Xp11-tRCC 和 t（6; 11）RCC，又分别称为 TFE3 和 TFEB 重排肾细胞癌。MiT 基因家族调控黑素细胞和破骨细胞的分化。最新研究确认了 TFE3 重排肾细胞癌融合配偶体的临床病理学和免疫组化特征。染色体 6p 扩增的肾细胞癌包括 TFEB。与 ALK 重排肾细胞癌一样，TFEB 是一种特殊类型的肾细胞癌亚型[29]。推荐使用分子生物学方法进行 MiT 家族易位肾细胞癌的诊断。

1. Xp11 易位肾细胞癌或 TFE3 重排肾细胞癌

Xp11 易位肾细胞癌最先在儿童中被诊断。Xp11 易位肾细胞癌的组织学特点是主要由大量透明细胞组成的巢状或乳头状肿瘤（图8-16），可见极少量孤立的砂粒体（图8-17）。巢状结构和乳头状结构之间的过渡区域通常界限分明。一些巢状结构可呈肺泡样外观，另一些有可能充满血液的中央管腔。在低倍镜下，细胞核是圆形的，但在高倍镜下，细胞核可能看起来皱折的和不规则的，通常为2级或3级[9, 10]。

尽管 Xp11 易位肾细胞癌通常具有不同的免疫组化特征，但 TFE3（与 IGHM 增强子结合的转录因子）始终呈阳性（图8-18）[30]。典型 MiT 家族肾细胞癌对细胞角蛋白标志物呈阴性，通常表达 HMB45（人类黑色素瘤）和组织蛋白酶 K（通常在破骨细胞中表达）阳性的黑素体相关抗原。

2. t（6；11）肾细胞癌或 TFEB 重排肾细胞癌

易位相关肾细胞癌的第二种类型是含有 TFEB 基因的肿瘤。显微镜下，t（6；11）肾细胞癌通常表现出独特的双相形态，包括巢样聚集的较大上皮样细胞和聚集在基底膜周围的较小细胞[31-33]。可观察到结构良好的小管、发育不全型乳头、棕色色素沉着和砂粒状钙化。最主要的细胞类型为上皮样细胞，边界清晰，核圆形或小泡状，低倍镜下可见明显的核仁。细胞质丰富、透明、细粒状，或呈嗜酸性。通常，5%～30% 的肿瘤由第二种的细胞类型构成，主要由染色质较密集的小细胞组成，通常聚集在透明基底膜结节周围，似花环状[10]。作为 MiT 肾细胞癌家族的一员，t（6；11）肾细胞癌在免疫组化中表达黑素细胞标志物。TFEB 蛋白具有高度特异性[32]。

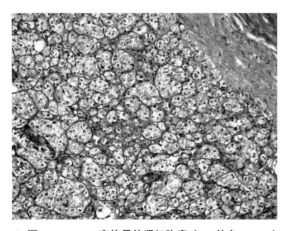

▲ 图 8-16　MiT 家族易位肾细胞癌（HE 染色，20×）

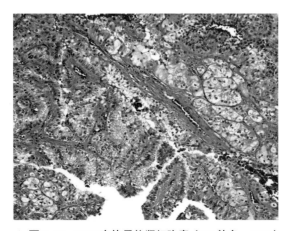

▲ 图 8-17　MiT 家族易位肾细胞癌（HE 染色，20×）

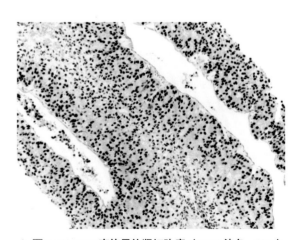

▲ 图 8-18　MiT 家族易位肾细胞癌（TFE3 染色，20×）

（十）琥珀酸脱氢酶缺陷型肾细胞癌

琥珀酸脱氢酶缺陷型肾细胞癌是一种罕见的肿瘤，世界卫生组织 2016 版的分类标准将其被认定为一种独特的肾癌类型。SDH 缺陷型肾细胞癌的主要患病人群为 38—40 岁的年轻人，可表现为多病灶或双侧同时患病。肿瘤病灶通常为囊性，伴有细胞形成的致密巢状或小管。肿瘤病灶往往边界清楚，边缘呈分叶状或推挤受压，伴有良性小管。最显著的组织学特征是细胞质空泡和絮状内含物，絮状内含物含有嗜酸性或苍白的纤细物质，丰富时可呈现泡沫状外观。随着核异型性增加，细胞质密度增加和独特的细胞质内含物减少，SDH 缺陷型肾细胞癌可发生高级别转化，甚至出现肉瘤样改变[9, 34]。

SDHB 免疫反应性的丧失是诊断 SDH 缺陷型肾细胞癌的必要条件。其他免疫组化标记通常是非必要的[9]。

（十一）黏液样小管状和梭形细胞癌

黏液样小管状和梭形细胞癌是一种低级别肿瘤，通常由立方细胞形成紧密排列的细小管状结构，这些管状结构通常又细又长或互相连接吻合，其特征是向梭形细胞过渡[10, 35]（图 8-19）。肿瘤局部可见透明细胞、嗜酸性改变或细胞质空泡化。黏液样小管状和梭形细胞癌常伴有从嗜碱性到嗜酸性黏液基质（图 8-20），并且通常呈空泡状。

黏液样小管状和梭形细胞癌还包括组织学上梭形细胞成分与管状成分相当甚至超过的病例，以及黏液基质相对缺乏，泡沫状巨噬细胞、乳头状瘤或形成乳头的细小成分聚集，管状细胞中局灶性透明细胞改变或异位骨形成的病例[36]。

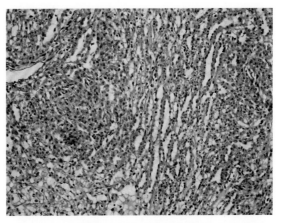

▲ 图 8-19　黏液样小管状和梭形细胞癌（HE 染色，10×）

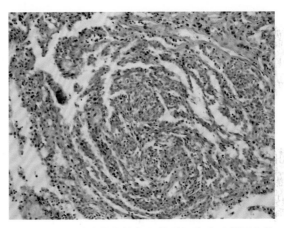

▲ 图 8-20　黏液样小管状和梭形细胞癌（黏蛋白特殊染色，10×）

黏液样小管状和梭形细胞癌的免疫表型可能变化很大。肿瘤细胞通常对 CK7（图 8-21）和 AMACR 呈阳性；EMA、HMWK 和 CK19 也可呈阳性染色。黏蛋白成分在 pH 为 2.5 时被阿辛蓝强染色[10]。

（十二）管状囊性肾细胞癌

管状囊性肾细胞癌是一种罕见的低度恶性生物学行为肿瘤。肿瘤由小到中等大小的小管和较大的囊肿混合组成，内衬单层扁平、立方状、柱状或鞋钉状上皮[1]。通常，还伴有纤维化间质。在低倍镜下，肿瘤呈现"蜘蛛网"或"蕾丝垫巾"外观[10]。

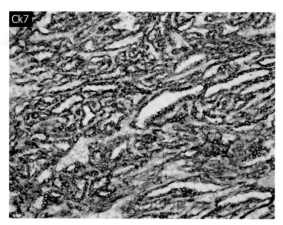

▲ 图 8-21 黏液样小管状和梭形细胞癌（CK7 染色，10×）

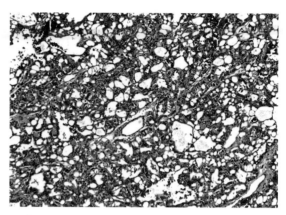

▲ 图 8-22 获得性囊性疾病相关肾细胞癌（HE 染色，10×）

肿瘤细胞明显增大，常呈不规则细胞核，中等到较大的核仁。肿瘤细胞可有丰富的嗜酸性（嗜酸细胞瘤样）细胞质。肿瘤病灶内无坏死，极其少见有丝分裂活动[9, 10]。

免疫组化检测中，大约 85% 肿瘤细胞 CD10 阳性，77% 病例中 AMACR 阳性，15% 病例中 HMWK 阳性[10]。

（十三）获得性囊性疾病相关肾细胞癌

获得性囊性疾病相关肾细胞癌仅见于终末期肾病（end-stage renal disease，ESRD）中。该肿瘤在同一肿块内可表现出不同的组织学模式，包括固体片状、腺泡状、肺泡状、管状、多囊状和乳头状[37-39]。肿瘤细胞大，含有丰富的嗜酸性细胞质、大的圆形至椭圆形细胞核和明显的核仁。有时，也可见明显的透明细胞细胞学特征[9]（图 8-22）。

胞质内或胞质间的管腔或小孔是最具特征性的表现，呈筛状、微囊性、漏斗样结构。基质及基质中的管腔结构内常可见草酸钙结晶。草酸钙结晶与纤维化、坏死、活跃的有丝分裂或炎症无明显相关性。肉瘤样或横纹肌样特征在获得性囊性疾病相关肾细胞癌也有报道[10]。

免疫组化检测中，获得性囊性疾病相关

肾细胞癌常见 AE1/AE3（细胞角蛋白 AE1 和 AE3 的混合物）、RCC 抗原、CD10 和 AMACR 的表达。

（十四）未分类肾细胞癌

未分类肾细胞癌是组织学特征与任何特征明确的已分类肾细胞癌亚型不相似的肿瘤。这类肿瘤具有不同的组织学特征和与现有分类标准不同的常规免疫组化特征。具有纯肉瘤样形态学的肿瘤也被归为未分类肾细胞癌。这类肿瘤有以下相似特征：瘤体较大，确诊时处于晚期，具有高核分级、坏死和血管浸润等不良预后相关的组织学特征[9]。

免疫组化检测中，未分类肾细胞癌对 PAX2、PAX8、RCC 抗原和 CD10 等肾脏组织发生标志物呈阳性。

（十五）尿路上皮癌

尿路上皮癌起源于肾盂 / 集合系统的尿路上皮成分，可广泛侵犯肾实质，类似于原发性肾皮质肿瘤。根据组织学分类，尿路上皮癌的诊断相对简单。在一些复杂病例中，尿路上皮癌与高级别肾细胞癌、集合管癌或转移癌非常相似。支持尿路上皮癌诊断的临床特征包括肿瘤病灶以肾盂为中心和尿路上皮癌病史（因为尿路上皮癌可是多病灶性的）。

形态学上，尿路上皮癌病灶常呈乳头状，有巢状或实体结构。邻近原位癌（扁平 CIS）或非侵袭性乳头状尿路上皮癌的存在有助于尿路上皮癌的诊断。尿路上皮癌可有不同程度的鳞样或腺样分化，而集合管癌是具有明确的腺体结构的腺癌。

无上述尿路上皮癌的任何经典特征，并出现广泛的间质生长、肿瘤多灶性和广泛的血管淋巴浸润等特征，则支持转移癌的诊断[40]。

免疫组化检测中，肿瘤细胞对 CK7、CK20、HMWK、GATA-3（图 8-23）、p63 和 uroplakin Ⅲ 呈阳性。尿路上皮癌一些亚型对 PAX8 也可呈阳性[40]（表 8-1）。

四、良性上皮肿瘤

（一）乳头状腺瘤

直到 2015 年，乳头状腺瘤被认为是≤0.5cm 的肿瘤。WHO2016 版分类标准将乳头状腺瘤定义为具有乳头状或管状结构、低 WHO/ISUP 分级、最大直径为≤1.5cm，无明显肿瘤包膜。乳头状腺瘤和乳头状肾细胞癌具有相同的组织学特征[9]。

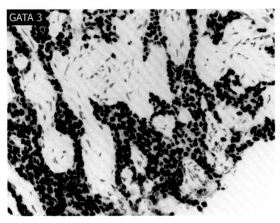

▲ 图 8-23　尿路上皮癌（GATA3 染色，20×）

（二）嗜酸细胞瘤

嗜酸细胞瘤是一种起源于闰细胞的良性肾上皮肿瘤。嗜酸细胞瘤具有不同的组织形态学特征。肿瘤结构可以是类器官状（最为典型）、巢状、管状、囊肿状或混合存在。实性巢状结构，嗜酸性细胞小岛（图 8-24），疏松的乏细胞结缔组织或黏液样基质中类器官簇、索、小梁或融合的实性细胞片是其特征表现。管状或囊性区域内尽管没有真正的乳头状结构，但仍可见小的局灶性乳头状突起。微囊肿和大囊肿均很常见。水肿的基质是嗜酸细胞瘤最主要的特征。其他已报道的罕见特征包括营养不良性钙化灶或骨化灶和髓样化生[9, 41-43]。

嗜酸细胞瘤少见的组织学表现包括出血、核多形性、肿瘤侵犯肾周脂肪或邻近肾实质，以及肿瘤周围诱生小管。如果有梭形细胞、清晰的乳头状结构、肉眼可见或明显的显微镜下坏死，以及活跃的有丝分裂等表现，则不能诊断嗜酸细胞瘤[10]。

肿瘤细胞通常较大，多为圆形至多边形，富含颗粒线粒体的嗜酸性细胞质。细胞核通常是圆形和规则的，染色质均匀分散[9]（图 8-25）。

免疫组化检查中，肿瘤细胞通常对 CD117（c-kit）（图 8-26）和 S100A（钙结合蛋白 A1）呈阳性。嗜酸细胞瘤最重要的免疫组化特征是 CK7 阴性（图 8-27），嗜酸细胞瘤首先需要鉴别诊断的是肾嫌色细胞癌，肾嫌色细胞癌的 CK7 通常呈阳性[18, 44, 45]。

（三）后肾腺瘤

后肾腺瘤是一种良性肿瘤，肿瘤巨大，最大径可达 15cm，中位径为 5cm。显微镜

表 8–1　肾脏恶性上皮性肿瘤的免疫组化特点

肿瘤类型	CA-IX	PAX8	PAX2	CD10	CK7	AMACR	CK20	Vim	RCCMa
CCRCC	+DM	+N	+N	+M	+/-	-	-	+	+M/C
PRCC	-	+	+	+L	+D	+D	+/-	+/-	+
ChRCC	-	-/+	-	+	+D	-	-	-	-
CDC	-	+	+/-	-	+/-	-	+/-	+	
多房囊性肾肿瘤	+	+	+	-	+/-	-	-	-	-
肾髓质癌	-	+	+/-	-	+/-	-	+	+	
MiT-TRCC	-	+	+	+	+/-	-	+/-	+/-	
SDH-deficient RCC	-	+	+/-	+/-	+/-	+/-	+/-	-	
MSTCC	-	+/-	+	-	+	+	+/-	+/-	
TCC	-	+	+/-	+	+	+	+/-	-	
ACD-associated RCC	-	-/+	-	+	-	+	-	-	+
CPRCC	+CUP	+	+	-	+	-	-	+	
未分类肾细胞癌	-	+	+	+	-	-	-	-	+
尿路上皮癌	+/-	-/+	-	+/-	+	-	+/-	+/-	-

DM. 弥散膜染色；D. 弥漫染色；N. 核染色；M. 膜染色；CUP. CUP 样染色；M/C. 膜和细胞质染色；L. 管腔染色；CCRCC. 肾透明细胞癌；PRCC. 乳头状肾细胞癌；ChRCC. 肾嫌色细胞癌；CDC. 集合管癌；TRCC. 易位肾细胞癌；SDH-deficient RCC. 琥珀酸脱氢酶缺陷型肾细胞癌；MTSCC. 黏液样小管状和梭形细胞癌；TCC. 管状囊性肾细胞癌；ACD-associated RCC. 获得性囊性疾病相关肾细胞癌；CPRCC. 透明细胞乳头状肾细胞癌；CA-IX. 碳酸酐酶IX；RCCMa. 肾细胞癌抗原；CD10. 常见急性淋巴细胞白血病抗原（又简称 CALLA）；CK7. 细胞角蛋白 7；AMACR.α- 甲酰基辅酶 A 消旋酶；Vim. 波形蛋白

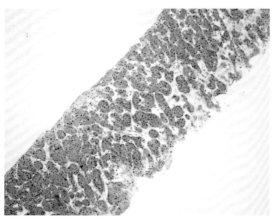

▲ 图 8–24　嗜酸细胞瘤（HE 染色，10×）

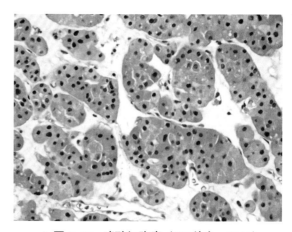

▲ 图 8–25　嗜酸细胞瘤（HE 染色，20×）

下，后肾腺瘤是一种富细胞的致密肿瘤，由外观单一的细胞组成，细胞核小而均匀，核仁缺失或不明显（图 8-28）。细胞排列成小的、圆形的、腺泡状的紧密小管。也可见长分支和弯曲管状结构。肿瘤间质密度从不明显到疏松和水肿不等[10]。高达 20% 的肿瘤可见间质的玻璃样瘢痕和骨化生[46]。大约 50% 的后肾腺瘤含有乳头状结构。存在小囊肿时，圆钝乳头突入囊腔，呈现为未成熟的肾小球样外观。砂粒体在后肾腺瘤中是常见的[9, 10]（图 8-29）。而有丝分裂象缺失或十分罕见。

高达 75% 的后肾腺瘤几乎没有假包膜，但出血和坏死是非常常见。

通过免疫组化检查，后肾腺瘤细胞对

WT1（图 8-30）和 CD57（自然杀伤细胞）呈弥漫性阳性。最新研究表明，后肾腺瘤对 BRAF 呈阳性，因为大多数肿瘤的 *BRAF V600E* 基因存在突变[47]（表 8-2）。

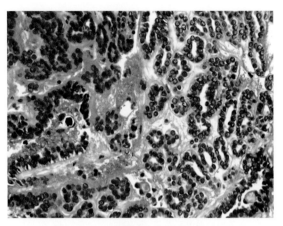

▲ 图 8-28　后肾腺瘤（HE 染色，20×）

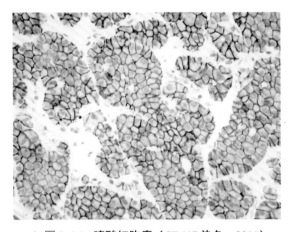

▲ 图 8-26　嗜酸细胞瘤（CD117 染色，20×）

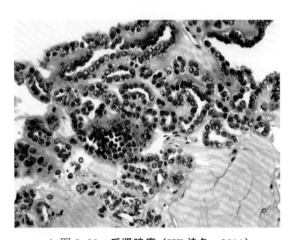

▲ 图 8-29　后肾腺瘤（HE 染色，20×）

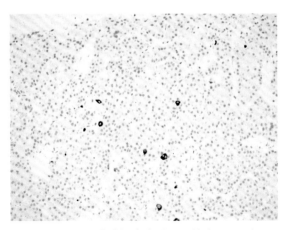

▲ 图 8-27　嗜酸细胞瘤（CK7 染色，10×）

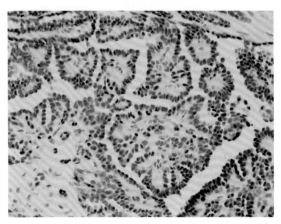

▲ 图 8-30　后肾腺瘤（WT1 染色，20×）

表 8-2　肾脏良性上皮肿瘤的免疫组化特点

肿瘤类型	AMACR	KIT	CK7	34BE12	S100A	EMA	WT1	CD57
乳头状腺瘤	+	-	+	+	-	+	-	-
嗜酸细胞瘤	-	+	-	+/-	+	+	-	-
后肾腺瘤	-	-	+/-	-	-	-	+	+

五、双相肿瘤（上皮性和间质性）

上皮和间质混合瘤

肾脏上皮和间质混合瘤（mixed epithelial and stromal tumor，MEST）是一种罕见的复杂的良性肿瘤，同时具有间质和上皮成分。MEST 的大体观表现为界限清晰，具有实性和大小不等的囊性成分。MEST 的组织学结构比较复杂，主要由上皮成分组成，并通常以腺体的形式存在，嵌入从乏细胞的纤维到富细胞的梭形细胞成分为主的不同基质中。囊肿内衬的上皮细胞可以是扁平的、立方形的、鞋钉状的或圆柱状的，囊肿内含有嗜酸性或嗜酸碱两性细胞质[48-51]。这些囊肿可以浓密聚集，也可松散分布。

上皮成分周围可观察到基质凝聚，甚至可发生黏液样改变[49]。卵巢型间质的存在也是一个重要特征[50]。有丝分裂、坏死和出血是罕见的，两种成分的细胞学异型变化通常均很小。

囊性肾瘤是一种完全由囊肿和囊肿间隔组成的有包膜的良性肿瘤，被认为是与 MEST 一样的实体肿瘤，只是在组织形态学变化上有些不同[8]。

通过免疫组化检测，上皮细胞 PAX8 染色呈阳性，而基质成分对肌动蛋白、结蛋白、CD10 及雌激素和孕激素受体（ER/PR）通常呈阳性。

六、非上皮性肿瘤

（一）血管平滑肌脂肪瘤

血管平滑肌脂肪瘤是一种良性间叶性肿瘤，属于血管周围上皮样细胞瘤家族。血管平滑肌脂肪瘤由不同比例的异常厚壁血管、平滑肌细胞和脂肪组织组成。这三种成分的组成比例相差很大，根据脂肪或平滑肌组织的含量，AML 可以是"乏脂肪"或"平滑肌瘤样"肿瘤（图 8-31）。

相比之下，上皮样 AML 是一种有恶性潜能的肿瘤。其组织学特征是大的多边形细胞，深嗜酸性浓密胞质，不规则的细胞核和明显的核仁。细胞排列成紧密的巢状或条块状，被薄的血管间隔分隔。这些肿瘤中常出现多核巨细胞、出血和坏死[9]。

AML 的免疫组化特征是黑素细胞标志物（HMB45、melan A 和 MiTF）（图 8-32）和肌

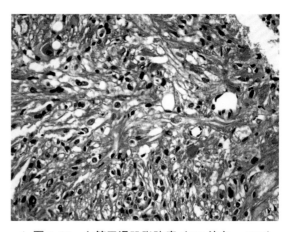

▲ 图 8-31　血管平滑肌脂肪瘤（HE 染色，40×）

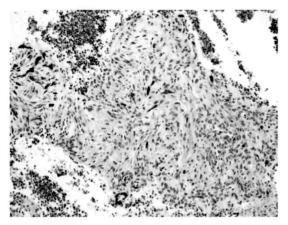

▲ 图 8-32　血管平滑肌脂肪瘤（HMB-45 染色，20×）

肉标志物（结蛋白、平滑肌肌动蛋白和 h- 钙结蛋白）的共表达。CD68 和 S100 也可为阳性。

（二）平滑肌瘤

平滑肌瘤是一种良性平滑肌肿瘤。肾平滑肌瘤的特征与软组织和其他器官来源的平滑肌瘤相似。平滑肌瘤由嗜酸性梭形细胞组成，并呈交叉束排列，这是平滑肌肿瘤的典型特征。核多形性很小，无核分裂图、坏死、脂肪细胞和异常血管[10]。

通过免疫组化检测，肿瘤细胞对结蛋白、肌肉特异性肌动蛋白（muscle-specific actin，MSA）、平滑肌肌动蛋白（smooth muscle actin，SMA）和 h- 钙结蛋白呈阳性染色。含包膜的平滑肌瘤通常含有 HMB45 强免疫阳性的细胞群，这表明与血管平滑肌脂肪瘤有关[10, 52]。

（三）平滑肌肉瘤（包括肾静脉平滑肌肉瘤）

平滑肌肉瘤是一种呈平滑肌分化的恶性肿瘤。肾平滑肌肉瘤的组织学特征与软组织来源的平滑肌肉瘤无明显区别。肾平滑肌肉瘤通常包含梭形细胞、上皮样细胞和多形性细胞，并呈束状、丛状或随意模式生长（图 8-33）。

低级别肾平滑肌肉瘤类似于正常的平滑肌细胞，但有坏死区域、更高的细胞活性、更显著的细胞异型性和更多的有丝分裂象。高级别肾平滑肌肉瘤的多形性更为明显，需要通过免疫组化染色和大量取样来与其他恶性肿瘤进行鉴别[10]。

通过免疫组化检测，肾平滑肌肉瘤对平滑肌肌动蛋白、h- 钙结蛋白和结蛋白呈阳性[9]（图 8-34）。

（四）血管瘤

血管瘤是一种良性血管肿瘤，在肾脏十分少见。大多数病灶位于肾盂，但也有报道病灶罕见于肾皮质和肾包膜。

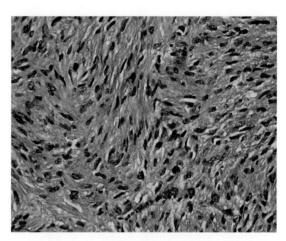

▲ 图 8-33　平滑肌肉瘤（HE 染色，20×）

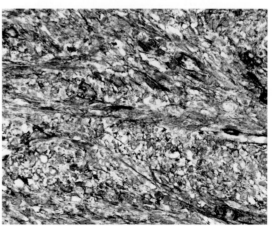

▲ 图 8-34　平滑肌肉瘤（h- 钙结蛋白染色，20×）

显微镜下，血管瘤由不规则的、充满血液的血管构成，血管内衬外观扁平的内皮细胞。肾脏最常见的类型是毛细血管瘤（相比之下，海绵状血管瘤主要见于其他部位）[53]。

吻合血管瘤与毛细血管瘤不同，其特征是吻合的血管通道被支持性非内皮细胞所包围，类似于脾窦[54, 55]。

通过免疫组化检测，血管瘤表达 CD34、因子Ⅷ、ERG 和 CD31 等血管标志物。

（五）淋巴管瘤

淋巴管瘤是淋巴系统的良性肿瘤，很少在肾脏发病。肾淋巴管瘤起源于淋巴细胞，也被称为肾盂肾盏周围淋巴管扩张。肿瘤通常由各种薄壁囊肿组成，囊肿内衬扁平的内皮细胞，并被数量不等的由平滑肌、肾小球、小管、淋巴浸润和血管等构成的间质所分隔[9, 10]。

通过免疫组化检测，淋巴管瘤细胞对 CD34、D2-40（anti-podoplanin/gp36 抗体）和其他内皮标志物具有免疫反应。

（六）神经鞘瘤

肾神经鞘瘤非常罕见，是由梭形细胞组成的包裹性神经鞘肿瘤，通常有交替的富细胞区（Antoni A）和乏细胞区（Antoni B），呈栅栏状排列。玻璃样血管是其特征[56-59]。

通过免疫组化检测，肾神经鞘瘤细胞对 S100 和 SOX10 呈均匀的强阳性染色。

（七）孤立性纤维瘤

孤立性纤维瘤（solitary fibrous tumor，SFT）是一种间叶性肿瘤，在肾脏中极为罕见。孤立性纤维瘤由梭形细胞组成，梭形细胞无特定模式排列，具有特征性的鹿角形血管。肿瘤细胞的胞质稀少，细胞核细长，染色质均匀分散。在良性病例中，有丝分裂活动较少，无细胞异型性和坏死[10, 60, 61]。

免疫组化检测中，孤立性纤维瘤细胞对 CD34 和 STAT6 呈强阳性染色。大约 70% 的孤立性纤维瘤表达 CD99 和 Bcl-2。

七、转移瘤

肾转移瘤的显微镜下特征通常与原发肿瘤相似。患者的临床信息、与原发肿瘤活检或切除的组织学相关性、放射学发现有助于做出正确的诊断。免疫组化检测有助于疑难病例的明确诊断。

肾转移瘤主要来源于肺、乳腺、黑色素瘤、对侧肾脏、胃肠道、卵巢和睾丸。在有恶性肿瘤病史的患者中，肾转移瘤和肾细胞癌的比例大约为 4∶1。如果无法治愈的晚期癌症患者出现新的肾脏病灶，转移瘤的可能性超过原发肿瘤[62]。

大多数肾转移瘤表现为多发、双侧、边界清晰的病灶。肾细胞癌是最容易发生肿瘤间转移的恶性肿瘤，肺癌是最有可能转移到肾脏的肿瘤[63]（表 8-3）。

表 8-3　肾脏非上皮性肿瘤的免疫组化特点

肿瘤类型	最有价值的阳性染色标志物
血管平滑肌脂肪瘤	HMB-45、melan A、MiTF、SMA、calponin、CD68、S100、钙结合蛋白、组织蛋白酶 K、TFE3
平滑肌瘤 / 平滑肌肉瘤	SMA、MSA、h- 钙结合蛋白、结蛋白
血管瘤	CD31、CD34、ERG
神经鞘瘤	S-100、SOX-10
孤立性纤维瘤	STAT6、CD34、CD99、Bcl-2

参考文献

[1] Marconi L, Dabestani S, Lam TB, Hofmann F, Stewart F, Norrie J, et al. Systematic review and meta–analysis of diagnostic accuracy of percutaneous renal tumour biopsy. Eur Urol. 2016;69(4):660–73. https://doi.org/10.1016/j.eururo.2015.07.072.

[2] Wittmann TA, Abel EJ. Biopsy in large, locally advanced or metastatic renal tumors. Urol Oncol. 2017;35(3):87–91. https://doi.org/10.1016/j.urolonc.2016.10.003.

[3] Gellert LL, Mehra R, Chen YB, Gopalan A, Fine SW, Al–Ahmadie H, et al. The diagnostic accuracy of percutaneous renal needle core biopsy and its potential impact on the clinical management of renal cortical neoplasms. Arch Pathol Lab Med. 2014;138(12):1673–9. https:// doi.org/10.5858/arpa.2013–0574–OA.

[4] Richard PO, Jewett MA, Tanguay S, Saarela O, Liu ZA, Pouliot F, et al. Safety, reliability and accuracy of small renal tumour biopsies: results from a multi–institution registry. BJU Int. 2017;119(4):543–9. https://doi.org/10.1111/bju.13630.

[5] Wang X, Lv Y, Xu Z, Aniu M, Qiu Y, Wei B, et al. Accuracy and safety of ultrasound–guided percutaneous needle core biopsy of renal masses: a single center experience in China. Medicine (Baltimore). 2018;97(13):e0178. https://doi.org/10.1097/MD.0000000000010178.

[6] Breda A, Treat EG, Haft–Candell L, Leppert JT, Harper JD, Said J, et al. Comparison of accuracy of 14–, 18– and 20–G needles in ex–vivo renal mass biopsy: a prospective, blinded study. BJU Int. 2010;105(7):940–5. https://doi.org/10.1111/j.1464–410X.2009.08989.x.

[7] Tsivian M, Rampersaud EN Jr, del Pilar Laguna Pes M, Joniau S, Leveillee RJ, Shingleton WB, et al. Small renal mass biopsy–how, what and when: report from an international consensus panel. BJU Int. 2014;113(6):854–63. https://doi.org/10.1111/bju.12470.

[8] Delahunt B, Cheville JC, Martignoni G, Humphrey PA, Magi–Galluzzi C, McKenney J, et al. Members of the ISUP Renal Tumor Panel. The International Society of Urological Pathology (ISUP) grading system for renal cell carcinoma and other prognostic parameters. Am J Surg Pathol. 2013;37(10):1490–504. https://doi.org/10.1097/PAS.0b013e318299f0fb.

[9] Moch H, Cubilla AL, Humphrey PA, Reuter VE, Ulbright TM. The 2016 WHO classification of tumours of the urinary system and male genital organs–part a: renal, penile, and testicular tumours. Eur Urol. 2016;70(1):93–105. https://doi.org/10.1016/j.eururo.2016.02.029.

[10] Cheng L, Bostwick DG. Urologic surgical pathology E–book. 3rd ed. Philadelphia: Elsevier Health Sciences Saunders Imprint; 2014. p. 976.

[11] Arroyo MR, Green DM, Perlman EJ, Beckwith JB, Argani P. The spectrum of metanephric adenofibroma and related lesions: clinicopathologic study of 25 cases from the National Wilms Tumor Study Group Pathology Center. Am J Surg Pathol. 2001;25(4):433–44.

[12] del Vecchio MT, Lazzi S, Bruni A, Mangiavacchi P, Cevenini G, Luzi P. DNA ploidy pattern in papillary renal cell carcinoma. Correlation with clinicopathological parameters and survival. Pathol Res Pract. 1998;194(5):325–33.

[13] Delahunt B. Advances and controversies in grading and staging of renal cell carcinoma. Mod Pathol. 2009;22(Suppl 2):S24–36. https://doi.org/10.1038/modpathol.2008.183.

[14] Renshaw AA, Zhang H, Corless CL, Fletcher JA, Pins MR. Solid variants of papillary (chromophil) renal cell carcinoma: clinicopathologic and genetic features. Am J Surg Pathol. 1997;21(10):1203–9.

[15] Abrahams NA, MacLennan GT, Khoury JD, Ormsby AH, Tamboli P, Doglioni C, et al. Chromophobe renal cell carcinoma: a comparative study of histological, immunohistochemical and ultrastructural features using high throughput tissue microarray. Histopathology. 2004;45(6):593–602.

[16] Abrahams NA, Tamboli P. Oncocytic renal neoplasms: diagnostic considerations. Clin Lab Med. 2005;25(2):317–39, vi.

[17] Amin MB, Paner GP, Alvarado–Cabrero I, Young AN, Stricker HJ, Lyles RH, Moch H. Chromophobe renal cell carcinoma: histomorphologic characteristics and evaluation of conventional pathologic prognostic parameters in 145 cases. Am J Surg Pathol. 2008;32(12):1822–34. https://doi.org/10.1097/PAS.0b013e3181831e68.

[18] Tickoo SK, Amin MB, Zarbo RJ. Colloidal iron staining in renal epithelial neoplasms, including chromophobe renal cell carcinoma: emphasis on technique and patterns of staining. Am J Surg Pathol. 1998;22(4):419–24.

[19] Cochand–Priollet B, Molinié V, Bougaran J, Bouvier R, Dauge–Geffroy MC, Deslignières S, et al. Renal chromophobe cell carcinoma and oncocytoma. A comparative morphologic, histochemical, and immunohistochemical study of 124 cases. Arch Pathol Lab Med. 1997;121(10):1081–6.

[20] Tickoo SK, dePeralta–Venturina MN, Harik LR, Worcester HD, Salama ME, Young AN, et al. Spectrum of epithelial neoplasms in end–stage renal disease: an experience from 66 tumorbearing kidneys with emphasis on histologic patterns distinct from

those in sporadic adult renal neoplasia. Am J Surg Pathol. 2006;30(2):141–53.

[21] Williamson SR, Eble JN, Cheng L, Grignon DJ. Clear cell papillary renal cell carcinoma: differential diagnosis and extended immunohistochemical profile. Mod Pathol. 2013;26(5):697–708. https://doi.org/10.1038/modpathol.2012.204.

[22] Aydin H, Chen L, Cheng L, Vaziri S, He H, Ganapathi R, et al. Clear cell tubulopapillary renal cell carcinoma: a study of 36 distinctive low–grade epithelial tumors of the kidney. Am J Surg Pathol. 2010;34(11):1608–21. https://doi.org/10.1097/PAS.0b013e3181f2ee0b.

[23] Montironi R, Lopez–Beltran A, Cheng L, Scarpelli M. Words of wisdom: re: multilocular cystic renal cell carcinoma with focus on clinical and pathobiological aspects. Eur Urol. 2013;63(2):400–1. https://doi.org/10.1016/j.eururo.2012.11.017.

[24] Chao D, Zisman A, Pantuck AJ, Gitlitz BJ, Freedland SJ, Said JW, et al. Collecting duct renal cell carcinoma: clinical study of a rare tumor. J Urol. 2002;167(1):71–4.

[25] Gupta R, Billis A, Shah RB, Moch H, Osunkoya AO, Jochum W, et al. Carcinoma of the collecting ducts of Bellini and renal medullary carcinoma: clinicopathologic analysis of 52 cases of rare aggressive subtypes of renal cell carcinoma with a focus on their interrelationship. Am J Surg Pathol. 2012;36(9):1265–78.

[26] Liu Q, Galli S, Srinivasan R, Linehan WM, Tsokos M, Merino MJ. Renal medullary carcinoma: molecular, immunohistochemistry, and morphologic correlation. Am J Surg Pathol. 2013;37(3):368–74. https://doi.org/10.1097/PAS.0b013e3182770406.

[27] Rao P, Tannir NM, Tamboli P. Expression of OCT3/4 in renal medullary carcinoma represents a potential diagnostic pitfall. Am J Surg Pathol. 2012;36(4):583–8. https://doi.org/10.1097/ PAS.0b013e3182417d78.

[28] Merino MJ, Torres–Cabala C, Pinto P, Linehan WM. The morphologic spectrum of kidney tumors in hereditary leiomyomatosis and renal cell carcinoma (HLRCC) syndrome. Am J Surg Pathol. 2007;31(10):1578–85.

[29] Argani P. MiT family translocation renal cell carcinoma. Semin Diagn Pathol. 2015;32(2):103–13. https://doi.org/10.1053/j.semdp.2015.02.003.

[30] Argani P, Lal P, Hutchinson B, Lui MY, Reuter VE, Ladanyi M. Aberrant nuclear immunoreactivity for TFE3 in neoplasms with TFE3 gene fusions: a sensitive and specific immunohistochemical assay. Am J Surg Pathol. 2003;27(6):750–61.

[31] Argani P, Hawkins A, Griffin CA, Goldstein JD, Haas M, Beckwith JB, et al. A distinctive pediatric renal neoplasm characterized by epithelioid morphology, basement membrane production, focal HMB45 immunoreactivity, and t(6;11)(p21.1;q12) chromosome translocation. Am J Pathol. 2001;158(6):2089–96.

[32] Argani P, Laé M, Hutchinson B, Reuter VE, Collins MH, Perentesis J, et al. Renal carcinomas with the t(6;11)(p21;q12): clinicopathologic features and demonstration of the specific alpha– TFEB gene fusion by immunohistochemistry, RT–PCR, and DNA PCR. Am J Surg Pathol. 2005;29(2):230–40.

[33] Argani P, Yonescu R, Morsberger L, Morris K, Netto GJ, Smith N, et al. Molecular confirmation of t(6;11)(p21;q12) renal cell carcinoma in archival paraffin–embedded material using a break–apart TFEB FISH assay expands its clinicopathologic spectrum. Am J Surg Pathol. 2012;36(10):1516–26. https://doi.org/10.1097/PAS.0b013e3182613d8f.

[34] Gill AJ, Hes O, Papathomas T, Šedivcov?M, Tan PH, Agaimy A, et al. Succinate dehydrogenase (SDH)–deficient renal carcinoma: a morphologically distinct entity: a clinicopathologic series of 36 tumors from 27 patients. Am J Surg Pathol. 2014;38(12):1588–602. https://doi. org/10.1097/PAS.0000000000000292.

[35] Ferlicot S, Allory Y, Compérat E, Mege–Lechevalier F, Dimet S, Sibony M, et al. Mucinous tubular and spindle cell carcinoma: a report of 15 cases and a review of the literature. Virchows Arch. 2005;447(6):978–83. Epub 2005 Oct 18.

[36] Fine SW, Argani P, DeMarzo AM, Delahunt B, Sebo TJ, Reuter VE, Epstein JI. Expanding the histologic spectrum of mucinous tubular and spindle cell carcinoma of the kidney. Am J Surg Pathol. 2006;30(12):1554–60.

[37] Cossu–Rocca P, Eble JN, Zhang S, Martignoni G, Brunelli M, Cheng L. Acquired cystic disease–associated renal tumors: an immunohistochemical and fluorescence in situ hybridization study. Mod Pathol. 2006;19(6):780–7.

[38] Samaratunga H, Gianduzzo T, Delahunt B. The ISUP system of staging, grading and classification of renal cell neoplasia. J Kidney Cancer VHL. 2014;1(3):26–39. https://doi.org/10.15586/ jkcvhl.2014.11.

[39] Tickoo SK, dePeralta–Venturina MN, Harik LR, Worcester HD, Salama ME, Young AN, et al. Spectrum of epithelial neoplasms in end–stage renal disease: an experience from 66 tumorbearing kidneys with emphasis on histologic patterns distinct from those in sporadic adult renal neoplasia. Am J Surg Pathol. 2006;30(2):141–53.

[40] Gupta R, Paner GP, Amin MB. Neoplasms of the upper urinary tract: a review with focus on urothelial carcinoma of the pelvicalyceal system and aspects related to its diagnosis and reporting. Adv Anat Pathol. 2008;15(3):127–39. https://doi.org/10.1097/ PAP.0b013e31817145a9.

[41] Trpkov K, Yilmaz A, Uzer D, Dishongh KM, Quick CM, Bismar TA, Gokden N. Renal oncocytoma

revisited: a clinicopathological study of 109 cases with emphasis on problematic diagnostic features. Histopathology. 2010;57(6):893–906. https://doi. org/10.1111/j.1365–2559.2010.03726.x.

[42] Perez–Ordonez B, Hamed G, Campbell S, Erlandson RA, Russo P, Gaudin PB, Reuter VE. Renal oncocytoma: a clinicopathologic study of 70 cases. Am J Surg Pathol. 1997;21(8):871–83.

[43] Amin MB, Crotty TB, Tickoo SK, Farrow GM. Renal oncocytoma: a reappraisal of morphologic features with clinicopathologic findings in 80 cases. Am J Surg Pathol. 1997;21(1):1–12.

[44] Hes O, Michal M, Kuroda N, Martignoni G, Brunelli M, Lu Y, et al. Vimentin reactivity in renal oncocytoma: immunohistochemical study of 234 cases. Arch Pathol Lab Med. 2007;131(12):1782–8.

[45] Zhou M, Roma A, Magi–Galluzzi C. The usefulness of immunohistochemical markers in the differential diagnosis of renal neoplasms. Clin Lab Med. 2005;25(2):247–57.

[46] Davis CJ Jr, Barton JH, Sesterhenn IA, Mostofi FK. Metanephric adenoma. Clinicopathological study of fifty patients. Am J Surg Pathol. 1995;19(10):1101–14.

[47] Pinto A, Signoretti S, Hirsch MS, Barletta JA. Immunohistochemical staining for BRAF V600E supports the diagnosis of metanephric adenoma. Histopathology. 2015;66(6):901–4. https://doi. org/10.1111/his.12509.

[48] Adsay NV, Eble JN, Srigley JR, Jones EC, Grignon DJ. Mixed epithelial and stromal tumor of the kidney. Am J Surg Pathol. 2000;24(7):958–70.

[49] Michal M, Hes O, Bisceglia M, Simpson RH, Spagnolo DV, Parma A, et al. Mixed epithelial and stromal tumors of the kidney. A report of 22 cases. Virchows Arch. 2004;445(4):359–67.

[50] Turbiner J, Amin MB, Humphrey PA, Srigley JR, De Leval L, Radhakrishnan A, Oliva E. Cystic nephroma and mixed epithelial and stromal tumor of kidney: a detailed clinicopathologic analysis of 34 cases and proposal for renal epithelial and stromal tumor (REST) as a unifying term. Am J Surg Pathol. 2007;31(4):489–500.

[51] Zhou M, Kort E, Hoekstra P, Westphal M, Magi–Galluzzi C, Sercia L, et al. Adult cystic nephroma and mixed epithelial and stromal tumor of the kidney are the same disease entity: molecular and histologic evidence. Am J Surg Pathol. 2009;33(1):72–80. https://doi. org/10.1097/PAS.0b013e3181852105.

[52] Bonsib SM. HMB–45 reactivity in renal leiomyomas and leiomyosarcomas. Mod Pathol. 1996;9(6):664–9.

[53] Brown JG, Folpe AL, Rao P, Lazar AJ, Paner GP, Gupta R, et al. Primary vascular tumors and tumor–like lesions of the kidney: a clinicopathologic analysis of 25 cases. Am J Surg Pathol. 2010;34(7):942–9. https://doi.org/10.1097/PAS.0b013e3181e4f32a.

[54] Mehta V, Ananthanarayanan V, Antic T, Krausz T, Milner J, Venkataraman G, Picken MM. Primary benign vascular tumors and tumorlike lesions of the kidney: a clinicopathologic analysis of 15 cases. Virchows Arch. 2012;461(6):669–76. https://doi. org/10.1007/ s00428–012–1333–9.

[55] Montgomery E, Epstein JI. Anastomosing hemangioma of the genitourinary tract: a lesion mimicking angiosarcoma. Am J Surg Pathol. 2009;33(9):1364–9. https://doi.org/10.1097/ PAS.0b013e3181ad30a7.

[56] Singer AJ, Anders KH. Neurilemoma of the kidney. Urology. 1996;47(4):575–81.

[57] Gobbo S, Eble JN, Huang J, Grignon DJ, Wang M, Martignoni G, et al. Schwannoma of the kidney. Mod Pathol. 2008;21(6):779–83. https://doi.org/10.1038/ modpathol.2008.52.

[58] Alvarado–Cabrero I, Folpe AL, Srigley JR, Gaudin P, Philip AT, Reuter VE, Amin MB. Intrarenal schwannoma: a report of four cases including three cellular variants. Mod Pathol. 2000;13(8):851–6.

[59] Woodruff JM, Godwin TA, Erlandson RA, Susin M, Martini N. Cellular schwannoma: a variety of schwannoma sometimes mistaken for a malignant tumor. Am J Surg Pathol. 1981;5(8):733–44.

[60] Gelb AB, Simmons ML, Weidner N. Solitary fibrous tumor involving the renal capsule. Am J Surg Pathol. 1996;20(10):1288–95.

[61] Wang J, Arber DA, Frankel K, Weiss LM. Large solitary fibrous tumor of the kidney: report of two cases and review of the literature. Am J Surg Pathol. 2001;25(9):1194–9.

[62] Choyke PL, White EM, Zeman RK, Jaffe MH, Clark LR. Renal metastases: clinicopathologic and radiologic correlation. Radiology. 1987;162(2):359–63.

[63] Sella A, Ro JY. Renal cell cancer: best recipient of tumor–to–tumor metastasis. Urology 1987;30(1):35–8.

第9章 热消融对诊断解释的影响

Effects of Thermal Ablation on Diagnostic Interpretation

Arthi Satyanarayan　Brett A. Johnson　Jeffrey A. Cadeddu　著
姚旭东　吴鹏飞　译

一、概述

肾细胞癌占所有成年人中恶性肿瘤的3%，在美国约有27万例。由于轴位显像[1]的使用增加，许多新的肾脏肿块被偶然发现。这些小肿块大多生长缓慢，通常为每年0.3～0.5cm。美国泌尿外科协会关于肾脏小肿块的指南指出，处理肾脏小肿块的金标准是保留肾单位手术。最常见的治疗方式包括热消融和肾部分切除术。

对于<3cm的病变，热消融是一种合适的治疗方式，特别是患者如果不是很好的手术候选者。与切除手术相比，它提供了局部控制，并发症少，恢复时间短，提高了保肾机会，并可选择门诊治疗[3-5]。冷冻消融和射频消融是最常用的消融技术。

从历史上看，对于新诊断的肾脏病变，在干预前通常不使用肾脏肿块活检。<4cm的肾脏肿块中良性[6]占25%以下，因此，肾脏肿块活检往往不会改变治疗的进程，特别是对年轻的可以耐受治疗的健壮患者。目前AUA关于临床局限性肾癌的指南规定，当治疗不因病理结果而改变时，年轻健康或年老体衰的患者不需要肾脏肿块活检。然而指南指出，在热消融前或考虑到肾[2]的转移性病变时，应特别获得肾脏肿块活检。

二、射频消融技术

射频消融术可利用电能产生分子摩擦和加热，随后产生细胞凋亡和凝固性坏死，并稳定肿瘤结构[7]。紧挨着射频电极尖端的水分子试图保持与电流方向一致，当交流电施加时，水分子被迫快速振动。这种振动产生热量和随后的组织死亡[8, 9]。冷冻消融是另一种实现肿瘤细胞死亡的热消融技术。CA利用一种能将极低温度传递到目标组织的探针。探头尖端通过氩气充气冷却至-40℃，然后让组织解冻。这个过程产生一个从探针开始向外膨胀的冰球[10]。冷冻和解冻的循环导致细胞膜破裂和细胞死亡。消融技术可以通过腹腔镜或经皮手术进行。-19.4℃[11]时，CA导致恶性细胞死亡。尽管超过60℃的温度会导致蛋白质变性和细胞死亡，但大多数现代基于温度的系统将温度加热到105℃，以确保组织均匀死亡[12]。在解释肾脏肿块穿刺结果时，细胞死亡的机制是很重要的。射频消融和CA的极端情况确实会导致细胞死亡；然而，它们并不一定会破坏病变的细胞结构。保存的细胞结构对恶性细胞可能呈阳性，尽管这些细胞完全不可能存活。

（一）随访

在消融后 6~12 周进行轴向成像以确认成功。持续性肿瘤影像增强意味着热消融[13]失败。在这种情况下，要经常进行重复消融。局部复发或进展的定义是在随后的监测成像[13]中出现新的消融区影像增强或扩大。首次治疗的成功概率在 94%~98%[14-16]。

（二）肿瘤疗效

冷冻消融术和射频消融术是最有力的文献[17]。最近的一项大型 Meta 分析显示，热消融治疗的 5 年无局部复发生存率为 84.7%~94.7%[7, 12]。当需要第二次挽救性热消融治疗时，这种疗效接近切除手术的肿瘤疗效[4]。5 年癌症特异性生存率为 98%~100%[18]。Olweny 等报道了至少 5 年随访的射频消融和肾部分切除术患者的临床疗效。射频消融组 5 年无瘤生存率为 89.2%，肿瘤特异性生存率为 97.2%。射频消融和肾部分切除术治疗方式[19]的复发率无统计学差异。

（三）肾脏肿块活检在热消融中的作用

消融前，泌尿科医生应对患者进行全面检查，包括体格检查、实验室评估（包括肾小球滤过率评估）和轴向影像增强检查。医生需考虑肾脏肿块穿刺活检，并与患者讨论。肾脏肿块活检在肾脏小肿块[20]患者的诊断和随后的疾病风险评估中起到辅助作用。AUA 指南特别建议，当怀疑肾脏肿块是血液病、转移性、炎性或感染性疾病时，应进行活检。另外，要在射频消融[2]之前取得肾脏肿块活检。射频消融会导致组织坏死，随后的组织学分析不太可靠，无法给出明确的诊断。然而，需要注意的是，肾脏肿块活检有其自身

的风险，包括出血、栓塞、感染、肿瘤种植或需要进一步的手术干预[21]。它可以在实际应用治疗前的辅助治疗过程中获得，也可以在辅助治疗前的单独疗程中获得。肾脏肿块活检应该包括多个穿刺活检，而不是细针抽吸[2, 22]。

在消融前，肾脏肿块活检的敏感性为 86%~100%，特异性接近 100%[23]。然而，肾脏肿块活检有 10%~20% 不能得出具体诊断[24]。即使肾脏肿块活检不会改变接受热消融的决定，也可以根据组织学诊断[23]指导治疗后监测。值得注意的是，虽然肾脏肿块活检检测组织学亚型是可靠的，但其检测 Fuhrman 分级的准确率仅为 70%~74%[25]。AUA 关于肾脏小肿块的指南确实建议在消融前进行活检，以提供准确的病理诊断，并为随后的监测提供进一步的信息；然而，这是基于专家意见的，支持这一观点的证据水平很低。Tan 等报道了肾脏肿块活检（AML 和嗜酸细胞瘤）并发损伤的肾脏病变为良性。这些病变经一次治疗成功，平均随访 45 个月无复发[26]。如果同时进行肾脏肿块活检手术，结果为良性病变，一旦最初的随访影像显示治疗成功，这些病变就不进行后续治疗是合理的。应该区分活检阳性的良性病变和活检显示正常的肾实质。后者更可能是一种漏诊的病变，因此是非诊断性的。

（四）消融后使用肾脏肿块活检

肾脏肿块活检在消融后的作用是复杂的。如果没有手术切除，患者就没有病理证实细胞死亡。临床上，放射检查是监测消融病灶的治疗标准。然而，影像学表现与病理数据不一致。可以理解的是，人们希望获得肿瘤细胞消融后死亡的组织学证实。消融后的肾

细胞癌组织最终发生凝固性坏死、胞质嗜酸性粒细胞增多和细胞核消失。这些特征在标准 HE 染色中发现，与非存活细胞和完全消融[28]相一致（图 9-1）[28]。热消融可导致急性细胞死亡，随后出现微血管血栓形成和凝血性坏死[29]。尽管如此，仍有越来越多的文献支持这一结论，即急性消融病变的 HE 染色不足以评估细胞死亡[30-32]。由于热固定，射频消融治疗的肿瘤可以固定和片状保存肿瘤结构[27, 30]（图 9-2）[32]。在这种情况下，可变的组织学改变导致肾脏肿块穿刺活检术诊断准确性较差。

冷冻消融术后立即进行活检也已被评估。一些研究表明，冷冻消融术后的肿瘤组织学仍然可以评估，其诊断率与冷冻消融术前相当[33]。然而，其他研究表明，冷冻消融术后

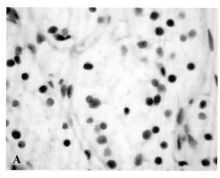

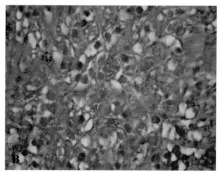

▲ 图 9-1　肾透明细胞癌

A. 消融前；B. 在消融 17 个月后同一部位活检显示凝固性坏死、胞质嗜酸性粒细胞增多和幽灵核。放大倍数从 200× 缩小（经许可转载自 Raman 等[28]，©2008 Elsevier 版权所有）

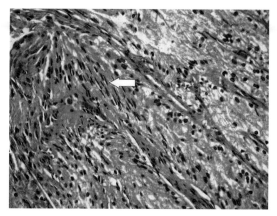

▲ 图 9-2　肾细胞癌标本在射频消融后的组织学变化
注意保留的组织结构和细胞核延长，伴有细胞质模糊和轻度嗜酸性粒细胞增多（白箭）。HE 染色，放大倍数从 200× 缩小（经许可转载自 Margulis 等[32]，©2004 Elsevier 版权所有）

立即行肾脏肿块活检的诊断准确性较差[34]。导致冷冻消融术后无诊断价值的因素包括肿瘤大小、操作失误[35]和活检次数。对冷冻消融术后标本进行 HE 染色和免疫组化染色，包括肾透明细胞癌和 CK7 的 CD10 和 EMA，乳头状肾细胞癌[35]的 AMACR/P504S。冷冻相关的改变包括扭曲和塌陷的肿瘤结构，核密度增加和细胞质边界不清。然而，在病灶区域，有证据表明，保持肿瘤结构[35]的肾透明细胞癌患者仍保留透明细胞形态。

在一项 50 个同时进行的冷冻消融后进行活检的研究中，活检组织在穿刺活检针冷冻周期后直接获得，66% 的活检显示肿瘤，91% 的标本[35]确定了组织学亚型。

考虑到传统的 HE 染色的不足，氧化应激标志物［如烟酰胺腺嘌呤二核苷酸（nicotinamide adenine dinucleotide，NADH）复指酶］染色已经被用来评估急性消融后的肿瘤生存能力[28]。NADH 是糖酵解、柠檬酸循环和电子传递链的重要生物化学成分。NADH 复指酶催化四唑盐在 NADH 存在下还原成甲臜[36, 37]。NADH 复指酶染色主要测

量功能性 NADH 复指酶的存在。虽然该酶在肾脏生理学中的作用尚不清楚，但其功能性存在是细胞活力[38]的替代物。它在确定消融的肾组织是否含有具有恶性潜能[39]的活的肿瘤细胞方面有明确的用途（图 9-3 和图 9-4）[39]。NADH 复指酶热消融后立即停止活动可能是不精确的。从"有活性"到"无活性"酶活性的转变在某些情况下需要几个小时[39]。因此，立即用 NADH 复指酶检测消融后肾脏肿块活检可能敏感性较差，与临床无关。NADH 复指酶活性染色最大的临床前

景是辅助 HE 染色[30]的病例。然而，它在消融后监测中的作用在临床实践中也没有得到很好的定义和规范。

由于 X 线影像显示了对复发肿瘤的良好敏感性，因此，热消融后的监测最好使用 X 线影像。常规肾脏肿块活检目前未用于临床监测。Park 等已经证明，即使是显示增强的消融后病变也可能不包含任何组织学癌[40]。Weight 等在消融后 6 个月行常规肾脏活检，分析消融后组织病理学与影像学的相关性。结果显示，射频消融治疗后，35% 的治疗病灶仍旧显示为肾细胞癌，46% 显示为肾细胞癌治疗失败的造影增强。在未显示增强的治疗病变中，24% 含有肾细胞癌。作者认为，射频消融术后增强与肾脏肿块活检组织病理的相关性较差。冷冻消融后，组织病理学和造影增强[41]的相关性超过 90%。然而，该研究随后因选择偏差和组织学解释的可能错误而受到批评。最重要的是，作者使用了标准的 HE 染色，这可能会在射频消融后造成如上所述的误导。Davenport 等利用 NADH 复指酶染色检测进行了类似的研究，消融治疗 2 个月后发现没有存活的肿瘤[42]。我们必须考虑的是，不管消融后的肾脏肿块活检结果如

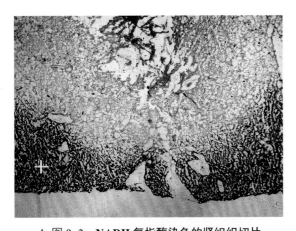

▲ 图 9-3 NADH 复指酶染色的肾组织切片

射频消融后 2 周。周围深色组织（+）代表消融区外的存活组织。消融区内没有染色代表非存活组织（*）（经 Mary Ann Liebert，Inc.Publisher，New Rochelle，NY 许可转载，引自 Anderson 等[39]）

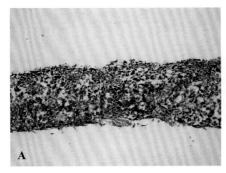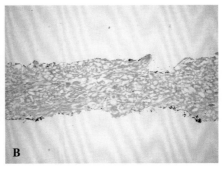

▲ 图 9-4 NADH 复指酶染色活检

A. 消融前标本，深色染色与活组织一致；B. 射频消融 120min 后活检，无染色表明组织不活，蓝色是墨边色（经 Mary Ann Liebert，Inc.，Publisher，New Rochelle，NY 许可转载，引自 Anderson 等[39]）

何，治疗已经证明了热消融良好的中期和长期肿瘤数据。综上所述，肾脏肿块活检在消融后病变监测中的作用尚不明确。

三、总结

肾脏小肿块的处理中，肾穿刺活检是至关重要的组成部分。多项指南建议在热消融前获得肾脏肿块活检，以更好地指导患者和指导监测。它可以在热消融之前或之中获得。患者应被告知血肿、尿性囊肿和疼痛等风险。非诊断性和阴性活检也应该讨论。肾脏肿块活检在热消融后管理中的作用不那么

明显。在没有存活肿瘤细胞的情况下，热消融可以保护肿瘤的组织结构。此外，肾脏肿块活检和造影增强在热消融后的相关性较差，特别是射频消融。持续性存在肿瘤在常规肾脏肿块活检上的临床意义尚不明确。根据 NCCN 指南，在影像学证据显示肿瘤复发的热消融术后患者中才有肾穿刺活检的指征。使用特定染色法来评估细胞活力可能在未来提供更多的临床应用。影像是一个至关重要的和必要的辅助手段，不仅能成功地消融肾脏小肿块，而且能成功监测这些病变的治疗。

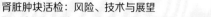

参考文献

[1] Wah TM, Irving HC, Gregory W, Cartledge J, Joyce AD, Selby PJ. Radiofrequency ablation (RFA) of renal cell carcinoma (RCC): experience in 200 tumours. BJU Int. 2014;113(3):416–28.

[2] Campbell S, Uzzo RG, Allaf ME, et al. Renal mass and localized renal cancer: AUA guideline. J Urol. 2017;198(3):520–9.

[3] Lucas SM, Stern JM, Adibi M, et al. Renal function outcomes in patients treated for renal masses smaller than 4 m by ablative and extirpative techniques. J Urol. 2008;179(1):75–9.

[4] Pierorazio PM, Johnson MH, Patel HD, et al. Management of renal masses and localized renal cancer: systematic review and meta analysis. J Urol. 2016;196(4):989–99.

[5] Mayo–Smith WW, Dupuy DE, Parikh P, et al. Image–guided percutaneous radiofrequency ablation of solid renal masses: techniques and outcomes of 38 treatment sessions in 32 consecutive patients. AJR Am J Roentgenol. 2003;180:1503–8.

[6] Frank I, Blute ML, Cheville JC, Lohse CM, Weaver AL, Zincke H. Solid renal tumors: an analysis of pathological features related to tumor size. J Urol. 2003;170(6 Pt 1):2217–20.

[7] Johnson BA, Cadeddu JA. Current opinion in urology 2017: focal therapy of small renal lesions. Curr Opin Urol. 2017;28(2):166–71.

[8] Hong K, Georgiades C. Radiofrequency ablation: mechanism of action and devices. J Vasc Interv Radiol.

2010;21(8 Suppl):S179–86.

[9] Sorokin I, Chamarthy M, Caddedu J. How I do it: percutaneous radiofrequency ablation (RFA). Can J Urol. 2017;24(1):8679–83.

[10] Ge BH, Guzzo TJ, Nadolski JG, et al. Percutaneous renal cryoablation: short–axis ice–ball margin as a predictor of outcome. J Vasc Interv Radiol. 2016;27(3):403–9.

[11] Baust JG, Gage AA, Bjerklund Johansen TE, Baust JM. Mechanisms of cryoablation: clinical consequences on malignant tumors. Cryobiology. 2014;68(1):1–11.

[12] Kavoussi N, Canvasser N, Caddedu J. Ablative therapies for the treatment of small renal masses: a review of different modalities and outcomes. Curr Urol Rep. 2016;17(8):59.

[13] Tracy CR, Raman JD, Donnally C, et al. Durable oncologic outcomes after radiofrequency ablation: experience from treating 243 small renal masses over 7.5 years. Cancer. 2010;116(13):3135–42.

[14] Stern JM, Svatek R, Park S, et al. Intermediate comparison of partial nephrectomy and radiofrequency ablation for clinical T1a renal tumours. BJU Int. 2007;100(2):287–90.

[15] Tracy CR, Raman JD, Donnally C, Trimmer CK, Cadeddu JA. Durable oncologic outcomes after radiofrequency ablation: experience from treating 243 small renal masses over 7.5 years. Cancer. 2010;116(13):3135–42.

[16] Matin S, Ahrar K, Cadeddu J. Residual and recurrent

disease following renal energy ablative therapy: a multi–institutional study. J Urol. 2006;176(5):1973–7.

[17] Rodriguez Faba O, Akdogan B, Marszalek M, et al. Current status of focal cryoablation for small renal masses. Urology. 2016;90:9–15.

[18] Iannuccilli JD, Dupuy DE, Beland MD, et al. Effectiveness and safety of computed tomography-guided radiofrequency ablation of renal cancer: a 14–year single institution experience in 203 patients. Eur Radiol. 2016;26(6):1656–64.

[19] Olweny EO, Park SK, Tan YK, et al. Radiofrequency ablation versus partial nephrectomy in patients with solitary clinical T1a renal cell carcinoma: comparable oncologic outcomes at a minimum of 5 years follow-up. Eur Urol. 2012;61(6):1156–61.

[20] Stern JM, Gupta A, Raman JD, Cost N, Lucas S, Lotan Y, et al. Radiofrequency ablation of small renal cortical tumours in healthy adults: renal function preservation and intermediate oncological outcome. BJU Int. 2009;104(6):786–9.

[21] Sadat–Khonsari M, Papayannis M, Schriefer P, et al. Worth a second look: outcomes of patients with initial finding of regular renal tissue in CT–guided renal tumor biopsies. World J Urol. 2018;36(5):789–92.

[22] Ljungberg B, Cowan NC, Hanbury DC, et al. EAU guidelines on renal cell carcinoma: the 2010 update. Eur Urol. 2010;58(3):398–406.

[23] Lorber G, Jorda M, Leveillee R. Factors associated with diagnostic accuracy when performing a preablation renal biopsy. J Endourol. 2014;28(12):1444–7.

[24] Remzi M, Marberger M. Renal tumor biopsies for evaluation of small renal tumors: why, in whom, and how? Eur Urol. 2009;55(2):359–67.

[25] Neuzillet Y, Lechevallier E, Andre M, et al. Accuracy and clinical role of fine needle percutaneous biopsy with computerized tomography guidance of small (less than 4.0 cm) renal masses. J Urol. 2004;171(5):1802–5.

[26] Tan YK, Best SL, Olweny E, et al. Radiofrequency ablation of incidental benign small renal mass: outcomes and follow–up protocol. Urology. 2012;79(4):827–30.

[27] Rendon RA, Kachura J, Sweet J, et al. The uncertainty of radio frequency treatment of renal cell carcinoma: findings at immediate and delayed nephrectomy. J Urol. 2002;167(4):1587–92.

[28] Raman JD, Stern JM, Zeltser I, et al. Absence of viable renal carcinoma in biopsies performed more than 1 year following radio frequency ablation confirms reliability of axial imaging. J Urol. 2008;179(6):2142–5.

[29] Tan BJ, El–Hakim A, Morgenstern N, et al. Comparison of laparoscopic saline infused to dry radio frequency ablation of renal tissue: evolution of histological infarct in the porcine model. J Urol. 2004;172(5):2007–12.

[30] Marcovich R, Aldana JP, Morgenstern N, et al. Optimal lesion assessment following acute radio frequency ablation of porcine kidney: cellular viability or histopathology? J Urol. 2003;170(4 Pt 1):1370–4.

[31] Coad J, Kosari K, Humar A, et al. Radiofrequency ablation causes 'thermalfixation' of hepatocellular carcinoma:a post–liver transplant histopathologic study. Clin Transpl. 2003;17:377–84.

[32] Margulis V, Matsumoto ED, Lindberg G, et al. Acute histologic effects of temperature–based radiofrequency ablation on renal tumor pathologic interpretation. Urology. 2004;64(4):660–3.

[33] Lambert E, Hruby G, Abundez J. Comparison of the histologic accuracy of needle biopsy before and after renal cryoablation: laboratory and initial clinical experience. Urology. 2007;70:1024–7.

[34] Truesdale M, Mues A, Sartori S, et al. Comparison of two core biopsy techniques before and after laparoscopic cryoablation of small renal cortical neoplasm. JSLS. 2011;15:509–16.

[35] Tayal S, Kim F, Sehrt D, et al. Histopathologic findings of small renal tumor biopsies performed immediately after cryoablation therapy: a retrospective study of 50 cases. Am J Clin Pathol. 2014;141(1):35–42.

[36] Farber E, Sternberg W, Dunlap C. Histochemical localization of specific oxidative enzymes I: Tetrazolium stains for diphosphopyridine nucleotide diaphorase and triphosphopyridine nucleotide diaphorase. J Histochem Cytochem. 1956;4:254–65.

[37] Naclas M, Walker D, Seligman A. A histochemical method for the demonstration of diphosphopyridine nucleotide diaphorase. J Biophys Biochem Cytol. 1958;4:29–38.

[38] Thornell L, Holmbom B, Eriksson A. Enzyme and immunohistochemical assessment of myocardial damage after ischaemia and reperfusion in a closed–chest pig model. Histochemistry. 1992;98:341–53.

[39] Anderson JK, Baker M, Jaffers O, et al. Time course of nicotinamide adenine dinucleotide diaphorase staining after renal radiofrequency ablation influences viability assessment. J Endourol. 2007;21(2):223–7.

[40] Park S, Strup SE, Saboorian H, et al. No evidence of disease after radiofrequency ablation in delayed nephrectomy specimens. Urology. 2006;68(5):964–7.

[41] Weight CJ, Kaouk JH, Hegarty NJ, et al. Correlation of radiographic imaging and histopathology following cryoablation and radio frequency ablation for renal tumors. J Urol. 2008;179(4):1277–81; discussion 1281–3.

[42] Davenport MS, Caoili EM, Cohan RH, et al. MRI and CT characteristics of successfully ablated renal masses: imaging surveillance after radiofrequency ablation. AJR Am J Roentgenol. 2009;192(6):1571–8.

第 10 章　激光共聚焦内镜技术在肾脏肿块活检中扮演的角色

Is There a Role for Confocal Laser Endomicroscopy in Renal Mass Biopsy?

Jennifer Kuo　Li-Ming Su　著

陈祎骢　译

偶然检测到的肾脏小肿块（SRM）数量不断增加，主要是因为横断面成像在现代医学中的广泛应用。可惜的是，这些成像方式在准确区分肿瘤的良恶性方面仍然能力有限，更不用说各种恶性亚型和肿瘤等级了。随着更多治疗选择，包括主动监测、热消融及部分或根治性肾切除术的出现，这种诊断的不确定性变得越来越成问题。随着可选择的治疗方式越来越多，也使患者的治疗决策越来越复杂化。高达 20% 的切除 SRM 最终在组织病理学上是良性的，另外 60% 的恶性肿瘤具有惰性特征 [1, 2]，因此许多肿瘤的手术切除可能被认为过于激进甚至不必要。在个休化医疗时代，根据患者肾脏肿块的实际生物学特性来制订个体化治疗方案需要更为精确的诊断工具。

经皮肾脏活检一直被用来改善当前成像方式所造成的诊断不确定性。然而，由于担心诊断不准确、出血和肿瘤沿针道播种，其使用仍然受到限制 [3]。正因为这些原因，近年来，几种光学成像技术（如光动力诊断、窄带成像和光学相干断层扫描）被研究用以实现"光学活检"的目标。理想情况下，光学活检将能够实时获取以前只能通过组织学或细胞学分析获得的诊断信息。各种光学成像技术根据光与各种组织、结构和细胞成分的相互作用产生的独特吸收、散射、反射和荧光分布生成不同的诊断数据。

这种新型光学成像技术之一是共聚焦激光内镜（confocal laser endomicroscopy，CLE）。CLE 的原理来自于传统的台式共聚焦显微镜系统，该系统由 Marvin Minsky 于 1955 年首创。共聚焦显微镜基于组织的激光激发，通过针孔孔径采集反向散射荧光，该孔径使来自外部的光无法通过。这个过程产生了一个超薄层、高分辨率的组织图像。早期的体内共聚焦成像是在眼睛、嘴和皮肤等外部器官上进行的 [4]。不过，光纤技术的进步使台式共焦显微镜能够转换为小型探头格式，从而将共焦成像的范围扩展到空腔脏器。CLE 现在可以实现 1000 倍放大，轴向和横向分辨率都在微米范围内。

以下两个 CLE 系统是最初被应用到临床的：内镜集成系统和基于探针的系统。内镜集成 CLE 系统（endoscope-integrated CLE，eCLE）是白光胃镜，内置共焦成像孔径和调节通道。其在组织内具有广泛的成像深度，但由图像采集速度缓慢，会造成显著运动伪影，从而限制了它在临床中的适用性。经过研究，以前的 eCLE 系统已停产，不再商业化。而基于探针（probe-based CLE，pCLE）的系统则是由光纤束组成连接到激光扫描单元的集成远端透镜。探头通过内镜的工作通道插入并与目标组织直接接触以获取图像。每秒 12 个图像的快速图像采集速率生成图像序列，然后在专用监视器上显示为影像。pCLE 有多种探头可供选择，包括直径（0.85～2.6mm）、空间分辨率（1.4～3.5μm）、工作距离（0～100μm）及与现有内镜的兼容性。其中，2.6mm 探头与常规膀胱镜的工作端口兼容；1.4mm 探头与膀胱软镜兼容；0.85mm 探头与输尿管镜及软性输尿管镜兼容，甚至与用于内镜超声引导细针抽吸活检的 19G 针兼容。所有探针能使用 10～20 次。

CLE 依靠局部或静脉注射荧光对比剂来增强细胞在图像上的可视性。经过研究，目前已有多种不同光谱特性和生物分布的对比剂，包括荧光素钠、吖啶橙、吖啶黄、甲酚紫、5-氨基乙酰丙酸和吲哚菁绿。荧光素是内镜检查中最常用的对比剂，已被安全用于许多 CLE 研究。荧光素在局部或静脉内给药的几秒钟内分布至整个组织中，并且可持续长达 30min。据报道，暴露于荧光素的不良反应很小，包括皮肤、眼睛和尿液暂时变黄，持续数小时，以及无休克的短暂低血压（0.5%）、恶心（0.39%）、注射部位红斑（0.35%）、弥漫性皮疹（0.04%）和轻度上腹痛（0.09%）[5]。

CLE 在胃肠病学领域得到了广泛的应用，如 Barrett 食管、胃肿瘤和息肉、结肠直肠息肉、炎症性肠病、恶性胰胆管狭窄和胰腺囊肿。许多前瞻性和回顾性临床研究表明，CLE 在上述疾病中具有高灵敏度（88%～98%）、特异性（92%～96%）和观察者间一致性（92%～97%）[6, 7]。2009 年，胃肠病学中的 CLE 技术还辅以计算机辅助诊断软件 Smart Atlas[8]，该软件可帮助内镜医师解读 pCLE 图像[9]。该软件采用基于内容的图像检索分类算法，将实时 CLE 图像与存储在由各种形态和胃肠道病变外观组成的数据库中的图像进行匹配。CLE 视频及其带注释的最终诊断用于训练软件算法，以根据视觉上最相似的图集视频预测查询视频的诊断。随着更多 CLE 图像添加到源数据库，该软件直观地变得更加准确。使用 CLE 的其他领域包括妇科的颈上皮内瘤变和卵巢癌、耳鼻喉科的腔癌和呼吸科的支气管疾病等。

泌尿外科领域的 CLE 成像主要集中在膀胱尿路上皮癌，近年来，由于内镜很容易进入上尿路，因此 CLE 成像主要集中在上尿路。在膀胱内或静脉注射荧光素后，pCLE 探针可以通过膀胱镜的工作通道引入，并直接接触尿路上皮。CLE 结合白光膀胱镜检查评估尿路上皮癌的诊断准确性已被证明具有高灵敏度（89%）、特异性（88%）和观察者间一致性（90%）[10]。目前已有多项基于对正常尿路上皮、良性炎症病变和低 / 高级别肿瘤的研究。在不断努力完善光学诊断标准的过程中，代表性图像也被编入了光学成像图谱[11]。最近，随着 0.85mm 成像探头的开发，上尿路 CLE 成像的可行性也被证实了，该探头与标准的半刚性和软性输尿管镜兼容[12]。与较大的 2.6mm 探头相比，0.85mm 探头在识别诊断特征方面表现出较低的分辨率。然而，最初的可行性研究表明，CLE 图像与低级别、高级别和原位癌病变的最终组织病理学之间具有良好的诊断一致性。

直到最近，肾脏组织的共聚焦成像才被

用于台式共聚焦显微镜的动物模型。Campo-Ruiz 等在小鼠模型中证明，肾小管、肾小球和间质的共聚焦成像在结构和细胞水平上与 HE 组织学高度相关[13]。在上述这些研究的基础上，Su 等在 2016 年发表的研究中，将 CLE 成像作为一种光学活检工具用于肾肿瘤的体外研究[14]。该研究共纳入了 20 名计划进行部分（n=13）或根治性（n=7）肾切除术的孤立性小肾肿瘤患者。2 名受试者在肾门横断术进行根治性肾切除术或肾动脉钳夹术进行肾部分切除术前约 5min 接受 5ml 静脉注射 10% 荧光素（Alcon Laboratories，Inc.，Fort Worth，TX），以使肾脏和肿瘤组织充分摄取。手术切除后，一位病理学家在单独的实验室对标本进行了体外 CLE 成像。然而，静脉注射荧光素标本的图像质量对于诊断目的甚至组织表征来说都不理想。因此，剩余的 18 个样本被放在了在 200ml 含有 0.0005% 荧光素的生理盐水中离体浸泡 5min（图 10-1）。用局部荧光素染色标本的图像质量得到很大改善和一致，从而能够识别结构和细胞特征。

以上所使用的 pCLE 成像系统（Cellvizio，Mauna Kea Technologies Inc.，Suwanee，GA）配备了激光扫描单元（488nm 激发波长）、一个 2.6mm 光纤探头和一台具有图像采集和处理软件。2.6mm 探头的图像分辨率为 1μm，视野为 240μm，焦深为 60μm。CLE 探针最初放置在肿瘤标本的外表面和周围的正常实质。然而，从外部方法无法获得有用的成像，因为任何覆盖的组织比如假包膜，阻碍了光穿透和包膜下细节的辨别。因此，我们将标本一分为二进行成像，这使得 CLE 探针可以直接放置在肿瘤标本的切面和周围正常实质上（图 10-2）。这样可以提高 CLE 图像质量，允许区分正常和肿瘤组织内的特定结构和细胞特征。

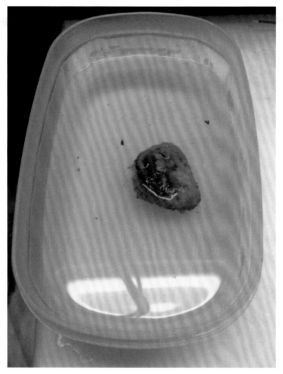

▲ 图 10-1　组织块在 0.0005% 荧光素的生理盐水中离体浸泡

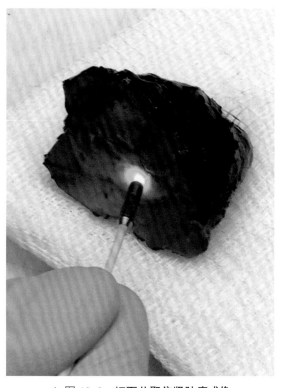

▲ 图 10-2　切面共聚焦肾肿瘤成像

通过 2.6mm 光纤探头传输的 488nm 激光（经 Elsevier 许可转载，引自 Su 等[12]）

图像序列以每秒 12 帧的速度收集并存储起来，以供以后用相应的组织病理学检查。CLE 成像后，用彩色染料仔细标记区域，以确保对肿瘤和正常实质的相同区域进行活检，以获得最佳的成像 – 组织学联合配准（图 10-3）。使用 HE 处理活检组织以进行标准病理学评估。代表性的静止帧 CLE 图像取自各种良性和恶性肾肿瘤亚型的视频片段，并与相应的组织病理学一起编译成 CLE 图像图谱（图 10-4）。

该研究报道了正常肾组织的出色 CLE 成像，可区分各种解剖成分，包括肾小管、肾小球、集合系统和类似于组织病理学检查的肾周脂肪（图 10-5）。与先前对膀胱的 CLE 研究一致，由于荧光素染色周围的细胞外基质，肾盂的尿路上皮细胞呈暗色光。肾窦脂肪组织和肾小球内的毛细血管网络呈黑色。相比之下，荧光素穿过细胞膜以突出单个立方上皮细胞的细胞质，这些细胞在肾小管内衬。这些细胞明亮的细胞质勾勒出一个暗色的细胞核，通过其核膜免受荧光素的影响。肿瘤组织与正常实质很容易区分，良性肿瘤亚型的特征也是如此（图 10-6）。在良性肿瘤亚型中，血管平滑肌脂肪瘤的显著特征在

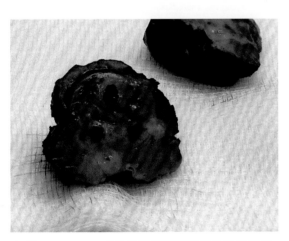

▲ 图 10-3　CLE 成像的肿瘤区域用有色染料标记，用于定向组织病理学活检
经 Elsevier 许可转载，引自 Su 等[12]

于其特征性的脂肪球，表现为嵌入肌肉和血管无定形背景中的黑色球形体。嗜酸细胞瘤显示出由荧光素染色介入的纤维黏液样基质划定的暗细胞巢。在平滑肌瘤和囊性肾瘤肿瘤中均可见纺锤体细胞。然而，与囊性肾瘤不同，平滑肌瘤表现出广泛的束状，具有经典的螺旋状、小梁状模式，让人联想到组织学发现。尽管足够的荧光素渗透到正常肾组织中可以实现出色的成像，但荧光素对肿瘤细胞的渗透性差将图像内容限制为仅具有肿瘤结构的结构轮廓而没有细胞区分，尤其是在恶性肿瘤亚型中（图 10-7）。肾透明细胞癌表现出"雷暴样"模式，而获得性囊性疾病相关肾细胞癌具有更好的荧光素摄取，可以显示核内液泡。尽管由于荧光素摄取不足而缺乏细胞细节，但乳头状肾细胞癌显示出特征性的乳头。此外，在血管平滑肌脂肪瘤、肾透明细胞癌和乳头状肾细胞癌的纤维血管茎中，可以很容易地观察到在血管网络中通过的红细胞。

迄今为止，Su 等的研究是第一个也是唯一一个将 CLE 成像应用于离体人类肾脏肿瘤的研究。虽然很有希望，但体外试验研究揭示了 CLE 的几个缺点，这些缺点限制了其作为肾脏小肿块的术前诊断光学活检工具的实用性。首先，体外施用局部荧光素后的 CLE 成像优于体内外周静脉注射荧光素。生理盐水和荧光素浴可以使标本染色更加一致和均匀。然而，对局部给药的依赖性限制了 CLE 的体内应用。与静脉注射荧光素图像质量较差主要是因为给药和成像之间的剂量及时间选择不当，在其他研究中，静脉注射荧光素已成功用于膀胱癌成像[15, 16]。此外，还需要大量的荧光素才能将足够量的对比剂从体循环输送到肾脏和肿瘤。在进行体外 CLE 成像之前，从体内切除和输送肿瘤标本所需的时间

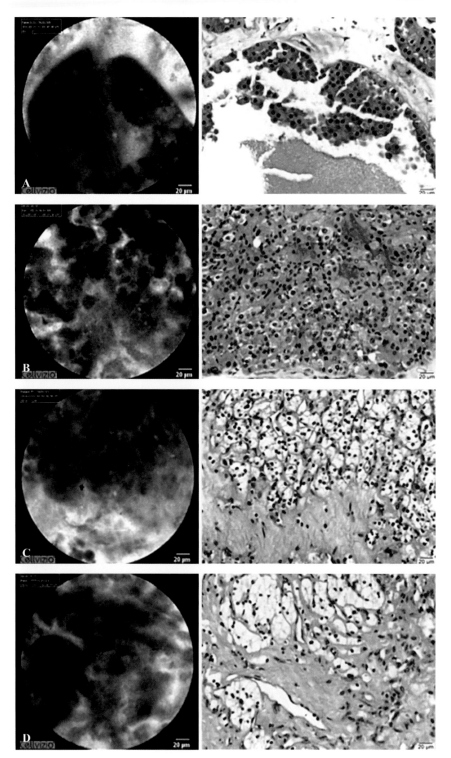

▲ 图 10-4　HE 染色片

A 和 B. 嗜酸细胞瘤；C 和 D. 肾透明细胞癌

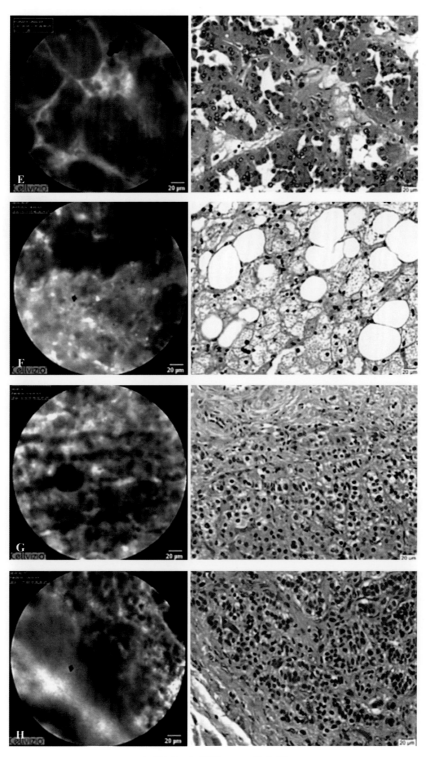

▲ 图 10-4（续）　HE 染色片

E. 乳头状肾细胞癌；F 至 H. 肾上腺

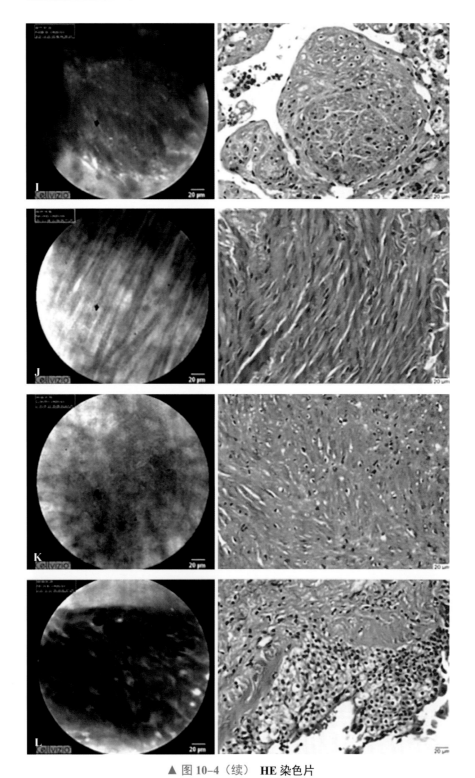

▲ 图 10-4（续） HE 染色片

I. 神经至肾上腺髓质；J. 血管外膜；K. 肾包膜；L. 集合管

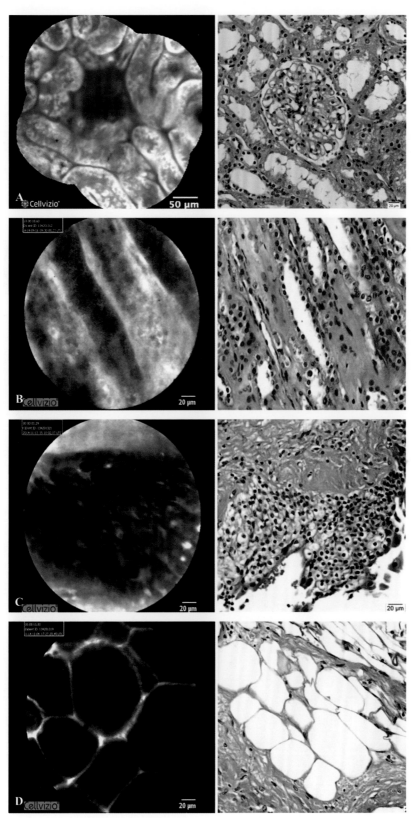

▲ 图 10-5　正常肾小球和肾小管（A）、肾锥体（B）、肾盂（C）和肾窦脂肪（D）的 HE 和共聚焦内镜图像的比较

经 Elsevier 许可转载，引自 Su 等[12]

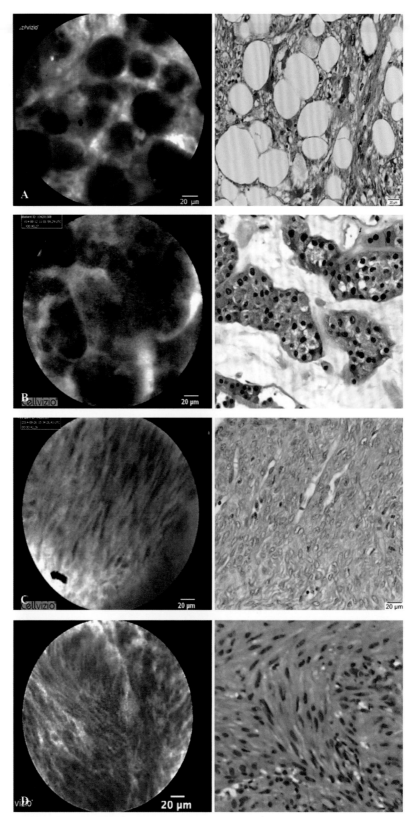

▲ 图 10-6 血管平滑肌脂肪瘤（**A**）、嗜酸细胞瘤（**B**）、囊性肾瘤（**C**）和平滑肌瘤（**D**）的 **HE** 染色和共聚焦内镜图像的比较

经 Elsevier 许可转载，引自 Su 等[12]

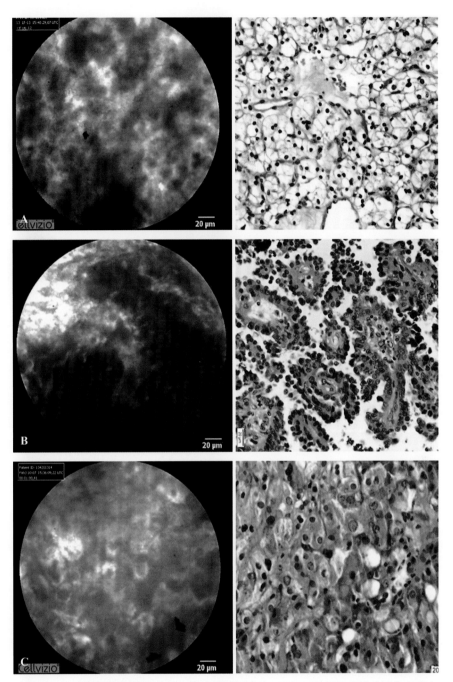

▲ 图 10-7 肾透明细胞癌（A）、乳头状肾细胞癌（B）和获得性囊性疾病相关肾细胞癌（C）的 HE 染色和共聚焦内镜图像的比较

经 Elsevier 许可转载，引自 Su 等[12]

（45～60min）可能导致染料从肾组织转移。

其次，理想的光学活检工具应该通过不穿透肿瘤表面也能提供足够的信息，从而避免肿瘤细胞溢出的风险。然而，任何上覆的脂肪组织、正常薄壁组织，甚至肿瘤假包膜

都会阻碍光穿透和底层结构和细胞细节的成像。因此，为了明确组织特性，获得更多有用的数据，为了表面成像而穿透肿瘤是必不可少的。展望未来，正面成像可能适用于术中应用，如检查肿瘤床或部分肾切除标本以

判断手术切缘。虽然也需要穿透肿瘤，但较小的 0.85mm CLE 探头可以装入 19G 针头中以协助经皮活检。Su 等的研究提示，使用更大的 2.6mm 探头可以获得更高的空间分辨率和卓越的图像质量，但较大的探头尺寸限制了 CLE 技术的经皮应用。

最后，CLE 提供了与组织病理学类似的正常肾组织（如肾小管、肾小球、集合系统和肾周脂肪）内各种解剖成分的图像信息，从而可以区分正常组织和肿瘤组织。然而，由于荧光素对恶性细胞的渗透有限，因此恶性肿瘤亚型的分辨率不如良性肿瘤亚型。恶性亚型的组织特征仅限于整体结构组织，如乳头状肾细胞癌中的乳头。这可能是因为，荧光素在整个细胞区室中的生物分布取决于由 pH 决定的被动扩散，也可能是 pH 依赖性单羧酸转运蛋白（monocarboxylic acid transporter，MCT）的特定同种型的差异表达。肾脏以不同的细胞分布表达几种 MCT 同种型，因此近端小管中的细胞表达的同种型与远端小管中的细胞不同，这可能是正常细胞之间荧光素摄取存在差异的原因[17]。恶性细胞中荧光素摄取减少也可以通过继发于病理性代谢重塑或 MCT 表达改变的细胞内和细胞外 pH 的改变来解释[18]。

将 CLE 应用于肾肿瘤等实体肿瘤中的确存在着一定障碍。然而，这些障碍也为 CLE 和其他光学成像技术进一步发展的目标指明了方向，特别是在保持高分辨率成像能力的同时又能拥有更好的透光率。此外，对调整激光激发波长及使用不同对比染料的研究可能有助于增加额外细胞内成分的可视化，对于改进肾肿瘤的亚型和分级也尤为重要。该研究同时也实现了一个重要目标，即为未来的临床泌尿学研究建立一组正常肾组织和良性

与恶性肿瘤亚型的基线 CLE 图像（图 10-7）。

随着 CLE 技术不断进步，其当前的应用也在不断改进。泌尿外科领域的发展主要集中在膀胱尿路上皮癌上，近年来，与其他腔内器官一样，共聚焦探头可以直接与膀胱和上尿道黏膜接触，组织破坏也最小。在最近的一项研究中，Marien 等评估了使用新的 CLE 系统 Cellvizio Dual System（CV Ⅱ）、双激光（488nm、660nm），以及两种非特异性荧光对比剂［荧光素（fluorescein，FLUO）和己基氨基乙酰丙酸酯（exylaminolevulinate，HAL）］的可行性[19]。先前的研究表明，FLUO 不会穿透完整的尿路上皮细胞膜，而是会污染周围的细胞外基质。相反，原卟啉Ⅸ的前体 HAL 被主动转运到尿路上皮细胞质中，以纳入常规的细胞血红素生物合成代谢。该研究表明，由于潜在细胞酶促过程的异常，HAL 在癌细胞和癌前细胞中优先积累。新的 CV Ⅱ 系统能够单独利用 FLUO 和 HAL 光谱轮廓，产生的图像分别具有由 FLUO 和 HAL 照射的细胞和核轮廓。合并的图像允许评估尿路上皮细胞的核质比，这在以前无法仅使用 FLUO 进行评估。核质比对于区分良性炎症组织和恶性肿瘤组织是非常有价值的。同时使用不同的荧光对比剂提供了组织学元素的新颜色视觉，增加了接近组织病理学的更高水平的细节。在肾肿瘤方面，荧光素对恶性肿瘤细胞的渗透性较差，这为进一步研究可能补充荧光素染料的其他荧光对比剂提供了机会。

除了非特异性对比剂，靶向生物标志物特异性对比剂也在开发中，以帮助识别和评估不同的疾病。肿瘤生物标志物通常是独特的受体，与周围的正常细胞相比，肿瘤细胞通常表达更多的受体。用高亲和力配体靶向

肿瘤生物标志物可以识别致癌、血管生成或转移的区域。抗体和肽都已成功地与外源性对比剂结合用于光学成像目的。Pan 等使用异硫氰酸荧光素（fluorescein isothiocyanate, FITC）标记的单克隆 CD47 抗体作为生物标志物特异性对比剂，在体外对人膀胱进行 CLE 成像[20]。CD47 是在各种人类实体瘤上表达的细胞表面标志物，在膀胱癌细胞中表达超过 80%。CD47 通过结合在巨噬细胞和树突细胞上表达的特定信号调节蛋白来防止癌细胞的吞噬作用。在他们的研究中，通过确定组织区域内抗 CD47–FITC 的平均荧光强度，对数字 CLE 视频进行了半定量分析。癌性病变中的平均荧光强度与正常黏膜的平均荧光强度之比有助于识别原位癌、肿瘤切除床中的残留癌及先前膀胱内治疗后的复发癌。此外，它有助于区分可疑的良性黏膜和癌症。研究中使用了一种小鼠单克隆 CD47 抗体，但是该抗体不太可能适合人类使用。不过，人源化良好生产规范级单克隆 CD47 抗体正在 I 期临床试验中进行研究，用于治疗转移性癌症。由于较低的免疫原性和较小的尺寸而更有利的肽标志物也正在研究中。FITC 与分离的噬菌体展示肽 NYZL1 结合，在裸鼠模型中显示出对膀胱癌异种移植物的高亲和力和选择性[19]。用生物标志物特异性对比剂靶向膀胱癌细胞可能会降低图像解释中的观察

者间主观性，防止肿瘤切除不完全，并通过增加信噪比来提高图像质量。

同样，肾癌中也有生物标志物特异性对比剂被研究发现，如用荧光剂 IRDye800CW 标记的单克隆 CA- IX 抗体。CA- IX 是一种肿瘤相关抗原，在＞95% 的肾透明细胞癌中普遍表达。Constantijin 等发现，在肾透明细胞癌的小鼠模型中使用抗 CA- IX -IRDye800CW 进行光学成像（IVIS Lumina 成像系统）和 micro-SPECT[20]。抗 CA- IX -IRDye800CW 被证明对肾癌细胞具有高亲和力和特异性，这表明它可以应用于肾肿瘤，类似于尿路上皮癌中的抗 CD47-FITC。

总结

尽管在体外对人类肾脏肿瘤进行成像时遇到了一些限制，但 CLE 和其他光学成像技术的改进仍然值得推崇，推进了泌尿外科和其他医学领域可用的诊断成像模式。CLE 已成为膀胱癌白光膀胱镜检查的辅助成像方式的主要候选者之一。CLE 技术、软件和配套对比剂的不断进步为日后的临床应用提供了无限的潜能。使用 CLE 等技术实时获取信息可以提供即时和可操作的数据，从而改善患者的临床决策。在未来，该技术的进展最终可能会彻底改变病理和放射医生诊断肾脏肿瘤的方式。

参 考 文 献

[1] Lane B, Samplaski M, Herts B, Zhou M, Novick A, Campbell S. Renal mass biopsy—a renaissance? J Urol. 2008;179(1):20–7.

[2] Jabbour J, Saldua M, Bixler J, Maitland K. Confocal endomicroscopy: instrumentation and medical applications. Ann Biomed Eng. 2011;40(2):378–97.

[3] Wallace M, Meining A, Canto M, Fockens P, Miehlke S, Roesch T, et al. The safety of intravenous fluorescein for confocal laser endomicroscopy in the gastrointestinal tract. Aliment Pharmacol Ther. 2010;31(5):548–52.

[4] Wallace MB, Sharma P, Lightdale C, Wolfsen H,

Coron E, Buchner A, et al. Preliminary accuracy and interobserver agreement for the detection of intraepithelial neoplasia in Barrett's esophagus with probe–based confocal laser endomicroscopy. Gastrointest Endosc. 2010;72(1):19–24.

[5] Kiesslich R, Gossner L, Goetz M, Dahlmann A, Vieth M, Stolte M, et al. In vivo histology of Barrett's esophagus and associated neoplasia by confocal laser endomicroscopy. Clin Gastroenterol Hepatol. 2006;4(8):979–87.

[6] Wallace M, Lauwers G, Chen Y, Dekker E, Fockens P, Sharma P, et al. Miami classification for probe–based confocal laser endomicroscopy. Endoscopy. 2011;43(10):882–91.

[7] Tafreshi M, LI Y, Pittayanon R, Pleskow D, Joshi V, Chiu P, et al. Sa1640 smart Atlas for supporting the interpretation of probe–based confocal LASER endomicroscopy (pCLE) of gastric lesions: first classification results of a computer–aided diagnosis software based on image recognition. Gastrointest Endosc. 2014;79(5):AB285–6.

[8] Chang T, Liu J, Hsiao S, Pan Y, Mach K, Leppert J, et al. Interobserver agreement of confocal laser endomicroscopy for bladder cancer. J Endourol. 2013;27(5):598–603.

[9] Wu K, Liu J, Adams W, Sonn G, Mach K, Pan Y, et al. Dynamic real–time microscopy of the urinary tract using confocal laser endomicroscopy. Urology. 2011;78(1):225–31.

[10] Bui D, Mach K, Zlatev D, Rouse R, Leppert J, Liao J. A pilot study of in vivo confocal laser endomicroscopy of upper tract urothelial carcinoma. J Endourol. 2015;29(12):1418–23.

[11] Campo–Ruiz V, Lauwers G, Anderson R, Delgado–Baeza E, González S. Novel virtual biopsy of the kidney with near infrared, reflectance confocal microscopy. J Urol. 2006;175(1):327–36.

[12] Su L, Kuo J, Allan R, Liao J, Ritari K, Tomeny P, et al. Fiber–optic confocal laser endomicroscopy of small renal masses: toward real–time optical diagnostic biopsy. J Urol. 2016;195(2):486–92. https://doi.org/10.1016/j.juro.2015.07.115.

[13] Sonn G, Jones S, Tarin T, Du C, Mach K, Jensen K, et al. Optical biopsy of human bladder neoplasia with in vivo confocal laser endomicroscopy. J Urol. 2009;182(4):1299–305.

[14] Sonn G, Mach K, Jensen K, Hsiung P, Jones S, Contag C, et al. Fibered confocal microscopy of bladder tumors: anex vivo study. J Endourol. 2009;23(2):197–202.

[15] Becker H, Mohebbi N, Perna A, Ganapathy V, Capasso G, Wagner C. Localization of members of MCT monocarboxylate transporter family Slc16 in the kidney and regulation during metabolic acidosis. Am J Physiol Renal Physiol. 2010;299(1):F141–54.

[16] Berginc K, Žakelj S, Levstik L, Uršič D, Kristl A. Fluorescein transport properties across artificial lipid membranes, Caco–2 cell monolayers and rat jejunum. Eur J Pharm Biopharm. 2007;66(2):281–5.

[17] Marien A, Rock A, Maadarani K, Francois C, Gosset P, Mauroy B, et al. Urothelial tumors and dual–band imaging: a new concept in confocal laser endomicroscopy. J Endourol. 2017;31(5):538–44.

[18] Pan Y, Volkmer J, Mach K, Rouse R, Liu J, Sahoo D, et al. Endoscopic molecular imaging of human bladder cancer using a CD47 antibody. Sci Transl Med. 2014;6(260):260ra148.

[19] Yang X, Zhang F, Luo J, Pang J, Yan S, Luo F, et al. A new non–muscle–invasive bladder tumor–homing peptide identified by phage display in vivo. Oncol Rep. 2016;36(1):79–89.

[20] Muselaers C, Stillebroer A, Rijpkema M, Franssen G, Oosterwijk E, Mulders P, et al. Optical imaging of renal cell carcinoma with anti–carbonic anhydrase IX monoclonal antibody girentuximab. J Nucl Med. 2014;55(6):1035–40.

第 11 章　肾脏肿块活检：未来趋势和发展
Renal Mass Biopsy: Future Trends and Developments

Alireza Aminsharifi　Thomas J. Polascik　著

张俊峰　译

一、概述

随着腹盆腔成像方式的广泛应用，偶发无症状肾脏小肿块的发病率有所增加[1]。小肿块的性质和肿瘤学预后的术前评估及预测对于防止过度治疗至关重要[2]。几十年来，手术切除任何可疑肾脏肿块一直是常规手段，但目前证据表明，存在较多惰性病变患者接受了过度临床治疗。虽然高达 36% 的肾脏小肿块患者（主要基于其肿块大小分类）可能与良性病理相关[3]，但具有侵袭性恶性潜能的肿块需要及时治疗管理以便取得更佳癌症特异性生存[4]。因此，新近研究旨在提高活检标本用于预测肾脏小肿块生物学的准确性。目前，经皮肾脏小肿块活检的总体准确性为 79%～100%[5-7]。预测准确性的主要限制与肿瘤分级的不一致（25%～56%）[8] 和假阴性结果（纤维化 / 坏死）（15%～22%）有关[9-11]。肾脏肿块活检未来发展有三个主要领域：①结合新的成像方式来评估肾脏小肿块；②新型活检方式的应用和验证；③评估新生物标志物的作用，以更好地客观评估标本。

在本章中，我们关注了这一不断发展的领域的最新进展。

二、综合评价肾脏小肿块的新型成像方式

传统上，增强的轴向成像检查中增强的肾脏肿块（CT/MRI）被认为是恶性肾脏肿块。然而，多达 15% 的肾脏肿块可能为良性肿瘤（嗜酸细胞瘤 / 乏脂肪血管平滑肌脂肪瘤），常规成像方法不能可靠地将它们与肾细胞癌区分开来[12]。

传统的成像方式无法检测到脂肪含量 <5% 的血管平滑肌脂肪瘤肿瘤，特别是当肿瘤病变 <4cm 时。因此，这些患者中有许多接受了手术[13]。

Pierorazio 等的研究旨在基于术前增强 CT 模式以区分良性、恶性肾肿瘤和肾细胞癌亚型。这些作者使用肾脏小肿块多相 CT 成像数据作为其血管分布的标志物：高度血管化的肿瘤（肾透明细胞癌）可以有快速和早期的强化，与乏血管病变（如乳头状肾细胞癌）相反。在区分嗜色细胞癌和嫌色细胞癌时一直具有挑战性，肾透明细胞癌（117）最大的 HU 值接近嗜色细胞癌（125），但最大限度增强分别介于皮质髓质阶段与肾造影阶段[14]。此外，作者发现，当肿块没有高度增强时又另当别论。如具有中等水平的增强（40～80HU），27%～41% 的肾脏小肿块是肾透明细胞癌，而

3%～17.5% 为嗜色细胞癌[14]。

最近，99mTc-MIBI 成像被用于鉴别纯嗜色细胞癌、混合嗜色细胞癌 / 嫌色细胞癌和透明细胞癌[15]。99mTc-MIBI 带正电荷放射性示踪剂，对带负电的线粒体膜具有选择性亲和力。由于线粒体的高摄取，MIBI 扫描已被广泛用于甲状旁腺腺瘤和心肌灌注显像[16, 17]。由于嗜色细胞癌中线粒体的数量可观，Rowe 等第一个报道 99mTc-MIBI 单光子发射计算机断层扫描（single-photon emission computed tomography，SPECT）用于区分肾细胞癌中的嗜色细胞癌[18]。他们表明，在嗜色细胞癌中，由于丰富的线粒体亲和力，99mTc-MIBI 的摄取率接近或高于肾实质，但在其他类型肾细胞癌中，肿瘤本身相对于正常肾实质摄取减少。除了线粒体的数量不同之外，其他类型肾细胞癌细胞上多药耐药泵的存在，主动从细胞中泵出 MIBI，导致放射性示踪剂在其他类型肾细胞癌和嗜色细胞癌之间的亲和力存在显著差异[19]。为了进一步填补这方面研究，Gorin 等进行了前瞻性研究评估 99mTc-MIBI 扫描用于区分嗜色细胞与所有其他亚型肾细胞癌。作者招募了一组患有孤立性 T_1 期肾脏肿块的患者术前接受 99mTc-MIBI SPECT/CT。有趣的是，6 例嗜酸细胞癌中的 5 例，2 例混合嗜酸细胞癌 / 嫌色细胞癌肾细胞癌中的 2 个肿块，以及所有肾透明细胞癌和乳头状腺癌均被正确诊断，但 4 个肾嫌色细胞癌中的 2 个被误诊为嗜酸细胞癌。扫描成像的总体敏感性和特异性分别为 57.5% 和 95.2%。虽然大多数小体积肾嫌色细胞癌是惰性病变，这种核成像方式在这类肾细胞癌中的应用需要进一步验证[20]。

最近，Sheikhbahaei 等评估了 99mTc-MIBI SPECT/CT 的附加值及常规轴向成像研究，用于评估肾脏肿块的生物学特征。他们表明

99mTc-MIBI 成像使传统 CT/MRI 识别良性 / 恶性病变提高 29.2%（14/48 个病变），曲线下面积从 0.60 提高到 0.85（$P=0.03$），有显著改善[21]。因此，这种核成像方式很有希望用于良性与恶性 SRM 的无创性鉴别，以潜在地防止对大量偶然发现的肾脏肿块进行过度治疗。将 99mTc-MIBI SPECT/CT 纳入 SRM 诊断和（或）监测协议仍然是目前需要进一步深入探索的课题。

三、分子成像

PET/CT 作为成像的新兴手段，是基于实体肾肿瘤分子生物学活性的监测模式，这一领域近期由 Gofrit 等进行了综述[22]。目前，18F-FDG 是经过充分研究的用于肾细胞癌诊断的 PET 放射性示踪剂。正常细胞和肿瘤细胞之间葡萄糖有氧代谢存在差异，这一差异是 FDG 摄取应用于诊断实性肾脏肿块的基础。然而，与经典横断面成像方式相比，FDG-PET 用于诊断局部肾细胞癌的敏感性是可变的，并且不合标准（31%～77%）[21]。另外，FDG-PET/CT 在评估转移性肾细胞癌（metastatic RCC，mRCC）中具有重要作用。与传统 CT 扫描（89%）[21] 相比，FDG-PET/CT 的转移灶的总体检出率可以更高（94%）。有趣的是，Kayani 等报道了 FDG-PET/CT 用于评估靶向治疗后肿瘤转移进展 / 反应的可行性。虽然病变消退可能在常规成像上很少可见，FDG-PET/CT 可发现靶向治疗后转移部位的生物学变化，并且可能与这些患者的无进展生存期相关[21, 23]。

CA-IX 是另一种极具前景的生物分子标志物，可用于小体积肾脏肿块的诊断，作为肾脏肿块活检的选择性代替诊断工具。124I-cG250 是针对 CA-IX 的一种单克隆抗体。通过多中心 III 期试验，使用手术标本病理诊断作为金标准，124I-cG250 PET 检测肾透明细

胞癌的平均敏感性和特异性约为 85%。[124]I-cG250 检测≤2cm 恶性肾脏肿块的灵敏度为70.8%，而大于 2cm 为 89.4%[24]。[124]I-cG250PET 的诊断准确性似乎可与肾脏肿块活检相媲美，并有望作为活检病理的替代方案或辅助诊断工具，尤其是在不确定是否活检或患者有其他并发症的情况下[24]。

四、新型活检平台

（一）拉曼光谱

　　C.V.Raman 在 1928 年首次描述了拉曼散射现象的原理。光束照射到物体上后，一小部分光子将散射。与照明光相比，材料中分子键的特性决定散射光的频率和波长变化。这种现象在生物医学中的应用将非常令人印象深刻，因为无须组织处理分析即可提取组织的详细分子特征[25, 26]。在拉曼光谱中，光子频率的变化和散射光波长绘制为二维光谱。自从这种拉曼位移与细胞（甚至分子）水平的组织信息相关，用于区分良恶性病变具有重要潜能（图 11-1）。最近，Liu 等分析了不同的肾脏肿块活检的拉曼光谱特性。他们收集了 63 名接受根治性 / 部分肾切除术的患者

的样本，以及每个肿瘤的拉曼光谱评估，并与最终病理结果金标准相对比。拉曼光谱用于区分肾透明细胞癌与嗜酸细胞癌，作者报道准确度为 100%，灵敏度和特异性分别为91.8% 和 71.1%。该技术还能够检测不同的肾细胞癌亚型，准确率为 93.4%（图 11-2 和图 11-3)[27]。

（二）光学相干断层扫描

　　光学相干断层扫描（optical coherence tomography，OCT）是一种新型的成像研究，可提供高分辨率（微米级）的物体表面下映射。OCT 类似于超声检查，不同的是，OCT使用强度、旅行时间及从物体反射的光（而不是声音）的距离作为深度的函数。

原理

　　由于光速较快，与超声波相比，直接测量光的旅行时间在技术上不适用于生物医学。因此，光学"干涉测量法"用于分析组织的表面下层。OCT 使用具有单一波长的相干光（恒定相位差）。这样的光束具有"干涉"特性。图 11-4 描述了基本的相干光束的物理光学，图 11-5 描述了作为 OCT 原理的迈克尔

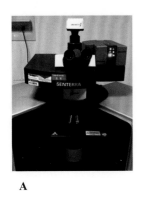
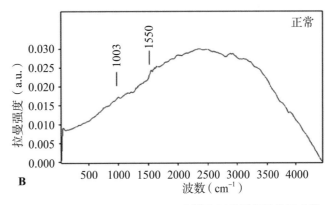

▲ 图 11-1　拉曼光谱仪（Senterra，Bruker Optics，Billerica，MA）[27] 和正常肾组织拉曼光谱

A. 系统是由配备三种不同波长的激光束的光谱仪组成，电荷耦合器件检测器和聚焦在样品上的显微镜并与激光耦合，捕获拉曼信号（散射的激光束）后，由 CCD 和拉曼强度（光频率、波长和强度）在屏幕上显示为拉曼光谱[27]；B. 正常肾组织的拉曼光谱[27]（引自 Liu 等[27]）

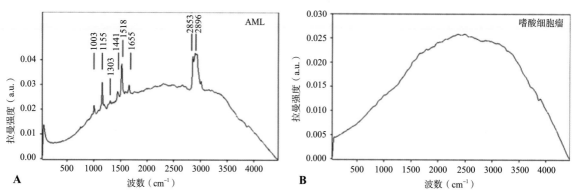

▲ 图 11–2　良性肾肿瘤的平均拉曼光谱

A. AML；B. 嗜酸细胞瘤[27]（引自 Liu 等[27]）

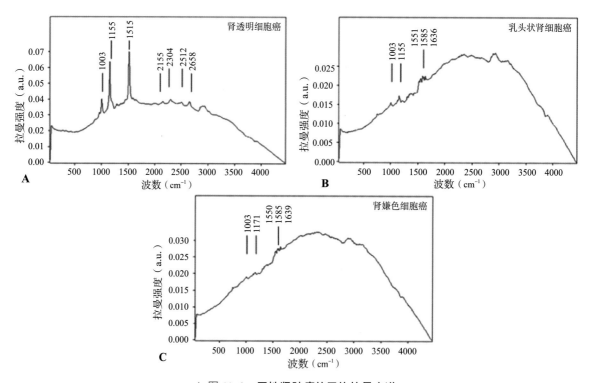

▲ 图 11–3　恶性肾肿瘤的平均拉曼光谱

A. 肾透明细胞癌；B. 乳头状肾细胞癌；C. 肾嫌色细胞癌[27]（引自 Liu 等[27]）

逊干涉测量。

　　近年来，OCT 成像在改进肾脏活检诊断的可操作性方面具有潜在应用。一般来说，具有 10～15μm 分辨率和 2～3mm 组织穿透力的近红外光已有所应用[29]。对于临床应用，衰减系数（μOCT）定义为每毫米组织穿透光的信号强度损失，用于比较组织的光学特性[30]。因此，恶性细胞由于它们不同的

组织分层、细胞密度和超微结构，可能有不同的 μOCT：光散射和穿透特性[31]。Wagstaff 等最近首次报道了基于 OCT 光纤针应用于经皮肾脏肿块活检的临床意义[32]。这些作者收集了包含病理结果的 40 例肾脏肿块活检的 μOCT。肾细胞癌相较嗜酸细胞癌具有明显更高的 μOCT 值。根据他们的经验，OCT 在区分嗜酸细胞癌（$n=4$）和肾细胞癌（$n=36$）方

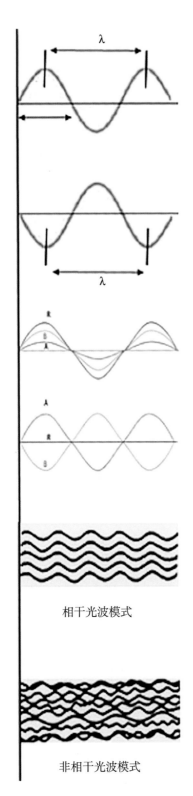

▲ 图 11-4　蓝色光波具有相同的波长（λ），但它们却是不同的；它们的波形变化称为"相位差"

干涉表示光波的总和；当一波的波峰和波谷匹配另一个，它们为同相（建设波或相干模式）；否则，它们是异相的并且有不连贯的模式

面取得了可观的结果（灵敏度为 86%，特异性为 75%）。但是，为了更好地区分嗜酸细胞和肾嫌色细胞癌，仍然需要更多的进一步验证。Buijs 等进行的 95 个标本的队列[33] 研究经验也报道了类似的结果。

OCT 的区分良性与恶性肾脏肿块诊断率和附加值分别为 99% 和 15%，其特异性（67%）和阴性预测值（55%）仍处于临界状态[33]。

（三）液体活检

肿瘤基因组分析通常指对手术切除或活检肿瘤标本进行检测。与组织活检相比，液体活检是一种简单无创的血液检测，通过收集来自循环肿瘤细胞的 DNA，检测和分析肿瘤的基因组特征。除了它的无创优势，液体活检允许连续测量和监测肿瘤治疗后的基因组学[34]。

目前，关于肾细胞癌的液体活检报道主要集中在局部晚期和 mRCC。例如，Ball 等表明，肾切除术后和转移性肾细胞癌的全身治疗后，循环 DNA 的 VHL 突变表达保持在无法检测水平，并随着放射学进展而增加[35]。尽管这种无创"活检"具有优势，但在广泛采用之前仍需要解决几个挑战：只有大约 1/4 的转移性肾细胞癌患者具有可检测到的循环肿瘤细胞[36]；遗传异质性在肾细胞癌中较为常见；携带不同突变的多个细胞克隆可以存在于单个病变，并且并非所有这些克隆都具有相关的循环肿瘤细胞[35, 36]。

（四）肾脏活检机器人平台

成像模式与机器人的集成引发了图像介导的机械臂开发。机器人已集成到成像模式中（超声、CT 或 MRI）以定位感兴趣的病变。目标是改进包括肾脏活检在内的图像引导干

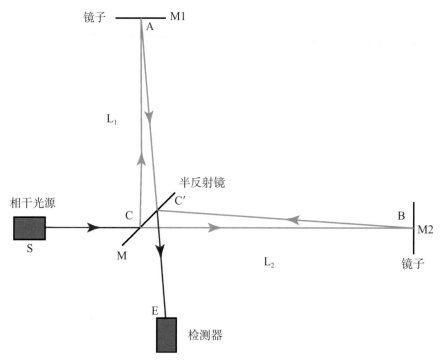

▲ 图 11-5　迈克尔逊干涉仪中的光路

单色相干光源（如激光束）向半反射镜发射光。一半的光向上反射到镜子 M1 并重定向到半反射镜。一半的光通过半反射镜照射到另一面镜子（M2 为组织），返回并向下反射。检测器分析两束反射光束。根据 L_1 或 L_2 距离，反射光束可能会产生建设性和部分建设性破坏性图案和不同亮度的点。如组织（多个层等于多个 M2 反射镜）反射 L_2 波，每个干涉图案在检测器代表一个组织层[28]（引自 Krishnavedala–own work，CC BY-SA 4.0，https://commons.wikimedia.org/w/index.php?curid=36946699. https://en.wikipedia.org/wiki/Michelson_interferometer）

预的准确性和可靠性。除了技术本身的人体工程学和功效之外，在广泛的临床应用之前，还需解决几个问题，如与成像器的兼容性、安全性、无菌性及远程操作的选项。目前，与 MRI 兼容的机器人臂已被开发并应用于前列腺和乳房活检[37]。同时，最近的探索和进展是针对机器人辅助的肾脏活检。在这个平台上，超声波探头可以从远程控制并通过机械臂定位，医生可在超声引导下精准定位肾脏或肿瘤[38]。该平台有希望无须超声专家辅助。带有"内置"超声系统和触觉感知的机械臂正在进行设计、制造和测试[39]。

尽管初步研究显示了光谱学、OCT 和机器人技术等技术用于肾脏活检可行性，这些技术新平台的成本效益仍然存在争议，仍然是其广泛使用的限制障碍。

五、新生物标志物

新的分子标记及染色体和基因表达谱可能具有潜在应用价值，不仅可以提高肾脏肿块活检的性能以对肿瘤进行基因分型，还能区分良恶性病变，并更好地预测病变肿块的侵袭性和自然转归史。事实上，美国泌尿外科协会认为肾脏肿块活检的分子和遗传分析是一个主要的研究空白（www.auanet.org/education/guidelines/renal-mass.cfm）[40]。这些现代检测方法有可能被纳入风险分层，以及保守监测与积极早期干预的管理算法。例如，

HIF-1α 控制 CA-Ⅸ 表达，并且两者任一较高水平均与较高的肿瘤分期或不良结果相关，表现为较快进展和复发[41, 42]。

将免疫组化数据与常规组织病理学信息相结合，在区分嗜酸细胞癌和肾嫌色细胞癌方面似乎非常有效。例如，像 caveolin-1（一种信号转导细胞膜蛋白）和 MOC31（一种细胞表面糖蛋白）在肾嫌色细胞癌中的表达率分别为 87% 和 96%，而嗜酸细胞癌中分别为 0% 和 25%[43]。

肾脏肿块的细胞遗传学分析可以作为亚型分型的诊断工具并预测其生物学行为，近期也得到了广泛的研究。表 11-1 展示了不同的分子和细胞遗传学改变可用于对活检标本中的肾脏肿块进行亚型分组[44, 45]。Furge 等鉴定了 40 多个基因，其表达可以与肾透明细胞癌较差预后相关，并且肾脏活检标本的细胞遗传学特征具有预测肿瘤生物学的附加价值[46]。

最近的进展关注于 DNA 甲基化标志物，即使在低恶性潜能和侵袭性较小的病变中的早期癌变过程也可表达。该测定可以使用聚合酶链反应技术在非常稳定的 DNA 的小样本中检测，似乎具有成本效益[15, 46]。Chopra 等报道 DNA 甲基化标志物在提高肾脏小肿块细针穿刺活检准确性方面具有显著优势。他们提取了来自癌症基因组图谱（TCGA）不同肾细胞癌亚型的恶性病变和来自福尔马林固定、石蜡包埋标本的良性病变的 DNA 甲基化数据。设计和验证分组后，他们使用 DNA 甲基化探针来预测 272 个活检标本肿块的恶性生物学及其亚型。有趣的是，他们报道了不同的良性与恶性病变之间及不同的良性和恶性亚型之间的 DNA 甲基化模式。使用这些探针，他们可以正确地预测 93% 的恶性肿瘤和 85% 的标本的组织学亚型。他们得出的结论是，DNA 甲基化模型可以改进患者管理计划并减少重新活检和连续成像的需要，因此，可以减少与监测协议相关的发病率[47]。

总体而言，探索肾脏活检标本的详细分子指纹图谱，研究其新的细胞遗传标志物具有重大意义。列线图可以通过将常规影像学数据和组织病理学数据相结合来促进这些数

表 11-1　不同肾肿瘤亚型的分子和细胞遗传学特征：潜在的诊断资源[44, 45]

肾细胞癌亚型	分子标志物	基因改变[45]
透明细胞	(+): GST-α, vimentin, ADFP, CA-Ⅸ, EMA, LMWCK, CD10, caveolin-1, MOC-31, CD26 (-): K19, AMACR, keratin7, CK20, CK7, HMWCK, Ron, parvalbumin	-3p25, +5q22, -6q, -8p12, -9p21, -9q22, -10q, -14q
乳头状	(+): AMACR, CA-Ⅱ, keratin7, CD10, CD15, LMWCK (-): GST-α, CA-Ⅸ, Ron, parvalbumin	+3q, +8, -9p21, +12, -14q, +16, +17q21, +20p
嫌色细胞	(+): CA-Ⅱ, parvalbumin, CD74, galactin-3, cytokeratin7, caveolin-1, MOC-31, CK7, E-cadherin, CD10 (-): AMACR, K19, vimentin, ADFP, HMWCK, Ron, CD26	-5q22, -8p, -9p23, -18q22
嗜酸细胞瘤	(+): CA-Ⅱ, parvalbumin, Ron, galectin-3, CD10, LMWCK, E-cadherin, caveolin-1, CD26 (-): GST-α, AMACR, K19, vimentin, CD74, HMWCK	-1p, -8p, -11q13, 14q, -19q, -21q, -X/Y, der (13) t (13;16) (p11;p11)

引自 Lim 等[44]

据的临床应用。

六、总结

归功于广泛的横截面扫描，在肾脏小肿块检出率增加的时代背景下，几种新的成像方式、放射性示踪剂、活检平台正在研究中，以改善传统成像和活检技术的术前和风险评估准确性。液体活检主要适用于转移性病例，并有望实现晚期肾细胞癌的精准管理。新的分子和细胞遗传学生物标志物有助于作为肿瘤生物学的诊断辅助和预测。这些传统模式的新发展组合有利于更好地理解肾脏肿块生物学行为的异质性，将使肾脏小肿块的个性化管理向前迈出重要一步。

参 考 文 献

[1] Tsivian M, Rampersaud EN Jr, del Pilar Laguna Pes M, Joniau S, Leveillee RJ, Shingleton WB, et al. Small renal mass biopsy–how, what and when: report from an international consensus panel. BJU Int. 2014;113(6):854–63.

[2] Welch HG, Black WC. Overdiagnosis in cancer. J Natl Cancer Inst. 2010;102(9):605–13.

[3] Tsivian M, Mouraviev V, Albala DM, Caso JR, Robertson CN, Madden JF, Polascik TJ. Clinical predictors of renal mass pathological features. BJU Int. 2011;107(5):735–40.

[4] Kutikov A, Egleston BL, Canter D, Smaldone MC, Wong YN, Uzzo RG. Competing risks of death in patients with localized renal cell carcinoma: a comorbidity based model. J Urol. 2012;188(6):2077–83.

[5] Lane BR, Samplaski MK, Herts BR, Zhou M, Novick AC, Campbell SC. Renal mass biopsy–a renaissance? J Urol. 2008;179(1):20–7.

[6] Rybicki FJ, Shu KM, Cibas ES, Fielding JR, van Sonnenberg E, Silverman SG. Percutaneous biopsy of renal masses: sensitivity and negative predictive value stratificd by clinical setting and size of masses. AJR Am J Roentgenol. 2003;180(5):1281–7.

[7] Volpe A, Kachura JR, Geddie WR, Evans AJ, Gharajeh A, Saravanan A, Jewett MA. Techniques, safety and accuracy of sampling of renal tumors by fine needle aspiration and core biopsy. J Urol. 2007;178(2):379–86.

[8] Tomaszewski JJ, Uzzo RG, Smaldone MC. Heterogeneity and renal mass biopsy: a review of its role and reliability. Cancer Biol Med. 2014;11(3):162–72.

[9] Shannon BA, Cohen RJ, de Bruto H, Davies RJ. The value of preoperative needle core biopsy for diagnosing benign lesions among small, incidentally detected renal masses. J Urol. 2008;180(4):1257–6.

[10] Prince J, Bultman E, Hinshaw L, Drewry A, Blute M, Best S, et al. Patient and tumor characteristics can predict nondiagnostic renal mass biopsy findings. J Urol. 2015;193(6):1899–904.

[11] Leveridge MJ, Finelli A, Kachura JR, Evans A, Chung H, Shiff DA, et al. Outcomes of small renal mass needle core biopsy, nondiagnostic percutaneous biopsy, and the role of repeat biopsy. Eur Urol. 2011;60(3):578–84.

[12] Ljungberg B, Bensalah K, Canfield S, Dabestani S, Hofmann F, Hora M, et al. EAU guidelines on renal cell carcinoma: 2014 update. Eur Urol. 2015;67(5):913–24.

[13] Farrell C, Noyes SL, Tourojman M, Lane BR. Renal angiomyolipoma: preoperative identification of atypical fat–poor AML. Curr Urol Rep. 2015;16(3):12.

[14] Pierorazio PM, Hyams ES, Tsai S, Feng Z, Trock BJ, Mullins JK, et al. Multiphasic enhancement patterns of small renal masses (≤4 cm) on preoperative computed tomography: utility for distinguishing subtypes of renal cell carcinoma, angiomyolipoma, and oncocytoma. Urology. 2013;81(6):1265–71.

[15] Haifler M, Kutikov A. Update on renal mass biopsy. Curr Urol Rep. 2017;18(4):28.

[16] Judson BL, Shaha AR. Nuclear imaging and minimally invasive surgery in the management of hyperparathyroidism. J Nucl Med. 2008;49(11):1813–8.

[17] Beller GA, Heede RC. SPECT imaging for detecting coronary artery disease and determining prognosis by noninvasive assessment of myocardial perfusion and myocardial viability. J Cardiovasc Transl Res. 2011;4(4):416–24.

[18] Rowe SP, Gorin MA, Gordetsky J, Ball MW, Pierorazio PM, Higuchi T, et al. Initial experience using 99mTc–MIBI SPECT/CT for the differentiation of oncocytoma from renal cell carcinoma. Clin Nucl Med. 2015;40(4):309–13.

[19] Hendrikse NH, Franssen EJ, van der Graaf WT, Meijer C, Piers DA, Vaalburg W, de Vries EG. 99mTc–sestamibi is a substrate for P–glycoprotein and the multidrug resistance–associated protein. Br J Cancer. 1998;77(3):353–8.

[20] Gorin MA, Rowe SP, Baras AS, Solnes LB, Ball MW, Pierorazio PM, et al. Prospective evaluation of (99m) Tc–sestamibi SPECT/CT for the diagnosis of renal

oncocytomas and hybrid oncocytic/chromophobe tumors. Eur Urol. 2016;69(3):413–6.

[21] Sheikhbahaei S, Jones CS, Porter KK, Rowe SP, Gorin MA, Baras AS, et al. Defining the added value of 99mTc–MIBI SPECT/CT to conventional cross-sectional imaging in the characterization of enhancing solid renal masses. Clin Nucl Med. 2017;42(4):e188–93.

[22] Gofrit ON, Orevi M. Diagnostic challenges of kidney cancer: a systematic review of the role of positron emission tomography–computerized tomography. J Urol. 2016;196(3):648–57.

[23] Kayani I, Avril N, Bomanji J, Chowdhury S, Rockall A, Sahdev A, et al. Sequential FDG–PET/ CT as a biomarker of response to Sunitinib in metastatic clear cell renal cancer. Clin Cancer Res. 2011;17(18):6021–8.

[24] Divgi CR, Uzzo RG, Gatsonis C, Bartz R, Treutner S, Yu JQ, et al. Positron emission tomography/ computed tomography identification of clear cell renal cell carcinoma: results from the REDECT trial. J Clin Oncol. 2013;31(2):187–94.

[25] Raman CV, Krishnan KSA. New type of secondary radiation. Nature. 1928;121:501–2.

[26] Hanlon EB, Manoharan R, Koo TW, Shafer KE, Motz JT, Fitzmaurice M, et al. Prospects for in vivo Raman spectroscopy. Phys Med Biol. 2000;45(2):R1–59.

[27] Liu Y, Du Z, Zhang J, Jiang H. Renal mass biopsy using Raman spectroscopy identifies malignant and benign renal tumors: potential for pre–operative diagnosis. Oncotarget. 2017;8(22):36012–9.

[28] https://en.wikipedia.org/wiki/Michelson_interferometer. Image by Krishnavedala – Own work, CC BY–SA 4.0. https://commons.wikimedia.org/w/index.php?curid=36946699.

[29] Wagstaff PG, Swaan A, Ingels A, Zondervan PJ, van Delden OM, Faber DJ, et al. In vivo, percutaneous, needle based, optical coherence tomography of renal masses. J Vis Exp. 2015;30(97). https://doi.org/10.3791/52574.

[30] Mourant JR, Freyer JP, Hielscher AH, Eick AA, Shen D, Johnson TM. Mechanisms of light scattering from biological cells relevant to noninvasive optical–tissue diagnostics. Appl Opt. 1999;37(16):3586–93.

[31] Barwari K, de Bruin DM, Faber DJ, van Leeuwen TG, de la Rosette JJ, Laguna MP. Differentiation between normal renal tissue and renal tumours using functional optical coherence tomography: a phase I in vivo human study. BJU Int. 2012;110(8 Pt B):E415–20.

[32] Wagstaff PG, Ingels A, de Bruin DM, Buijs M, Zondervan PJ, Savci Heijink CD, et al. Percutaneous needle based optical coherence tomography for the differentiation of renal masses: a pilot cohort. J Urol. 2016;195(5):1578–85.

[33] Buijs M, Wagstaff PGK, de Bruin DM, Zondervan PJ, Savci-Heijink CD, van Delden OM, et al. An in–vivo prospective study of the diagnostic yield and accuracy of optical biopsy compared with conventional renal mass biopsy for the diagnosis of renal cell carcinoma: the interim analysis. Eur Urol Focus. 2017;pii:S2405–4569(17)30239–0.

[34] Farber NJ, Kim CJ, Modi PK, Hon JD, Sadimin ET, Singer EA. Renal cell carcinoma: the search for a reliable biomarker. Transl Cancer Res. 2017;6(3):620–32.

[35] Ball MW, Gorin MA, Guner G, Pierorazio PM, Netto G, Paller CJ, et al. Circulating tumor DNA as a marker of therapeutic response in patients with renal cell carcinoma: a pilot study. Clin Genitourin Cancer. 2016;14(5):e515–20.

[36] Gorin MA, Ball MW, Davis DW, Allaf M. Development of an antibody–free method for detecting renal cell carcinoma circulating tumor cells. Fourteenth International Kidney Cancer Symposium. BJU Int. 2015;116(suppl):S5.

[37] Mozer P, Troccaz J, Stoianovici D. Urologic robots and future directions. Curr Opin Urol. 2009;19(1):114–9.

[38] Bruyère F, Ayoub J, Arbeille P. Use of a telerobotic arm to perform ultrasound guidance during renal biopsy in transplant recipients: a preliminary study. J Endourol. 2011;25(2):231–4.

[39] Mathiassen K, Fjellin JE, Glette K, Hol PK, Elle OJ. An ultrasound robotic system using the commercial robot UR5. Front Robot AI. 2016. https://www.frontiersin.org/articles/10.3389/ frobt.2016.00001/full.

[40] American Urological Association. Renal mass and localized renal cancer: AUA guideline. www.auanet.org/education/guidelines/renal–mass.cfm.

[41] Papworth K, Sandlund J, Grankvist K, Ljungberg B, Rasmuson T. Soluble carbonic anhydrase IX is not an independent prognostic factor in human renal cell carcinoma. Anticancer Res. 2010;30(7):2953–7.

[42] Kroeger N, Klatte T, Chamie K, Rao PN, Birkhäuser FD, Sonn GA, et al. Deletions of chromosomes 3p and 14q molecularly subclassify clear cell renal cell carcinoma. Cancer. 2013;119(8):1547–54.

[43] Lee HW, Lee EH, Lee CH, Chang HK, Rha SH. Diagnostic utility of caveolin–1 and MOC–31 in distinguishing chromophobe renal cell carcinoma from renal oncocytoma. Korean J Urol. 2011;52(2):96–103.

[44] Lim A, O'Neil B, Heilbrun ME, Dechet C, Lowrance WT. The contemporary role of renal mass biopsy in the management of small renal tumors. Front Oncol. 2012;2:106.

[45] Koul H, Huh JS, Rove KO, Crompton L, Koul S, Meacham RB, Kim FJ. Molecular aspects of renal cell carcinoma: a review. Am J Cancer Res. 2011;1(2):240–54.

[46] Furge KA, Lucas KA, Takahashi M, Sugimura J, Kort EJ, Kanayama HO, et al. Robust classification of renal cell carcinoma based on gene expression data and predicted cytogenetic profiles. Cancer Res. 2004;64(12):4117–21.

[47] Chopra S, Liu J, Alemozaffar M, Nichols PW, Aron M, Weisenberger DJ, et al. Improving needle biopsy accuracy in small renal mass using tumor–specific DNA methylation markers. Oncotarget. 2017;8(3):5439–48.

第 12 章　肾脏肿块的辅助研究
Ancillary Studies Applied to Renal Masses

Luiz Paulo de Lima Guido　Fiona Hanly　Britney Escobedo　Andre Pinto　Merce Jorda　著

杨扶涵　译

一、概述

肾细胞癌是一组组织病理学和分子异质性肿瘤，具有不同的遗传和表观遗传特征。从不同角度对其进行分类：根据结构和形态学特征（乳头状肾细胞癌）、根据主要的细胞质和染色特征（肾透明细胞癌、肾嫌色细胞癌和肾嗜酸细胞瘤）、综合以上特征（透明细胞乳头状肾细胞癌）、解剖位置（集合管癌和肾髓质癌）、与肾病的关系（获得性囊性疾病相关肾细胞癌）、特异性分子改变（MiTF 家族易位肾细胞癌和琥珀酸脱氢酶缺陷型肾细胞癌）和家族性倾向（遗传性平滑肌瘤病相关 RCC-HLRCC）。因此，必须从个体化治疗的角度选择适当地辅助检查手段，便于鉴别诊断。本章将介绍当前患者全程管理过程中使用的辅助检查手段，明确这些检测手段的特点及其重要性，了解它们的相关性，教授如何正确使用，并对肾脏肿瘤的未来诊疗提出见解。

二、免疫组化

本节旨在概述免疫组化染色技术的整体情况，并详述常见的标志物和组合模块，以及主要的肿瘤聚类。每个肾癌肿瘤类别的阳性标志物列举在表 12-1 中。

表 12-1　各种肿瘤亚型标志物

CCRCC	CA- Ⅸ、RCC Ma、CD10
PRCC	CK7（1 型＞ 2 型）、AMACR
ChRCC	CK7、CD117
CPRCC	CK7、CA- Ⅸ（杯状）、HMWK
CDC	CK7、CK19、PAX8
RO	CD117、S100A1
Xp11.2 TRCC	TFE3、cathepsin-K
6p21 TRCC	TFEB、cathepsin-K
ACD-associated RCC	AMACR、RCC Ma、CD10
TCC	CK7、AMACR、CD10
多房囊性 RNLMP	CA- Ⅸ、CK7
MTSCC	CK7、AMACR
MA	WT1、CD57

CCRCC. 肾透明细胞癌；PRCC. 乳头状肾细胞癌；ChRCC. 肾嫌色细胞癌；CRPCC. 透明细胞乳头状肾细胞癌；CDC. 集合管癌；RO. 肾嗜酸细胞瘤；TRCC. 易位 RCC；ACD-associated RCC. 获得性囊性疾病相关肾细胞癌；TCC. 小管囊性癌；MTSCC. 黏液性肾小管和梭形细胞癌；MA. 后肾腺瘤；CA- Ⅸ. 碳酸酐酶Ⅸ；RCC Ma. 肾细胞癌抗原；CD10. 常见急性淋巴细胞白血病抗原或 CALLA；CK7. 细胞角蛋白 7；AMACR. α- 甲基酰基 –CoA 消旋酶；HMWK. 高分子量角蛋白

肾细胞肿瘤由一组异质性肿瘤组成，这些肿瘤在遗传特点、临床行为和治疗反应方面差异很大。在个体化医疗时代背景下，免疫组化染色是诊断和评估肾脏肿瘤预后的重要手段。就目前而言，迫切需要明确的能够更好预测临床预后和治疗反应的生物标志物。治疗肾肿瘤的手术方式通常根据肿瘤类型决定。腹腔镜肾切除术、保留肾单位的肾部分切除术和经皮消融方法等都基于特定的临床情况，涉及以上情况时就对病理学家提出要求，必须能够仔细评估破译肿瘤类型及其主要特征。此外，化疗和免疫治疗的应用也受这些肿瘤的病理评估指导，包括转移性病灶亦是如此。

当遇到较难诊断的年轻患者肾肿瘤、具有复杂形态或重叠特征的肿瘤、嗜酸细胞瘤、具有透明细胞特征和乳头状生长或异常生长模式特征的肿瘤、提示远端肾单位起源的肿瘤时，以及 MiTF-TRCC/ 肿瘤或 PEComa 难以鉴别的情况下，免疫组化染色发挥着重要的辅助诊断作用。即使在常见肿瘤内，高级别或非保守区域也可能呈现非特异性特征，如实性、囊性、管状、肉瘤样 / 横纹肌样或假乳头状生长，以及细胞质透明化、嗜酸性粒细胞增多或嗜碱性粒细胞增多。众所周知，特定标志物对肿瘤亚型的敏感性和特异性取决于多种因素。例如，标志物在不同肿瘤类型出现的概率（一种常见的肾细胞癌转移亚型中存在的标志物，如 CCRCC 和 PRCC）通常比优先检测非转移亚型的标志物更有用（如肾嫌色细胞癌和黏液管状和梭形细胞癌）。此外，肿瘤分化情况会影响标志物的可靠性，与高级别肿瘤（分化差）相比，低级别肿瘤（分化良好）的染色结果更好[1]。

事实上，相当大比例的成人肾上皮瘤仍然无法分类，这是一项亟须解决的问题，同时也是一项重要挑战。应用遗传学和分子方法并结合先进的形态学评估手段，帮助我们准确诊断这些肿瘤并指导临床治疗。已有大量研究报道使用不同的标志物组合来诊断特定肿瘤类型，而这些肿瘤类型并非针对各种类型的特定特征，这使得病理学家的工作难以在各种临床环境中对许多此类恶性肿瘤进行分类。这些肿瘤的电子显微镜评估提供了相当具体的形态学参数来准确分类这些肿瘤，但超微结构评估的可用性在许多实践中受到限制，并且需要对这些肿瘤进行适当的固定和经验评估，使得这种技术并不流行。对发病机制的更多了解、新的具有临床意义的实体的创建及使用可靠的病理参数以更好分类肾肿瘤的能力，都源于辅助诊断技术的智能使用，这强调了正确使用这些方法的重要性。病理学家将各种技术的发现结合起来，才能做出准确的诊断。应对困难或诊断具有挑战性的肿瘤进行检查，以确保准确的诊断，并为患者提供接受最佳治疗方案的机会[2]。目前为止，还没有任何标志物或一组标志物在预测疾病进展或对治疗的反应方面具有可重复性和临床效用。观察细胞周期进程的标志物，如 Ki-67 或 p53，已被证明与不良预后相关。然而，尚不清楚它们对分级、分期和临床表现状态的影响有多大，并且在临床上未用于确定管理方式。最近描述了与高风险病理特征和疾病进展相关的新标志物；然而，仍然需要更多的研究和验证[1]。

需要记住的是，通常只有分化较好（低级别）的肿瘤才会显示出典型的和预期的免疫表型，而低分化（高级别）的肿瘤更有可能失去特定肿瘤类型的染色特征。抗原的异常或意外表达也是可能的，尤其是在分化程度较低的肿瘤中。尽管 IHC 研究对于解决困难的鉴别诊断问题非常有帮助，但不应在所有情况下随机请求。鉴别诊断应根据形态特征。IHC 标志物的选择必须取决于仔细的光学显微镜分析和鉴别诊断的要求。在绝大多数情况下，仅需要有限数量的抗体即可对活检材料进行正确诊断。IHC 的一个普遍观察结果是，新标志物通常最初被报道为对某种肿瘤类型具有特异性，但在大量病例中研究抗体后，"特异性"经常丢失[3]。标本的大小也是一个需要考虑的因素，特别是在研究小穿刺活检或细针抽吸细胞学样本时。还必须始终考虑抗体类型（单克隆或多克隆、抗体克隆）和所用检测方法的变化，因为 ISUP 预先确定 IHC 得出的相互矛盾或不确定的结果可能导致诊断为未分类的肾细胞癌。目标是避免过度使用生物标志物，并推荐针对解决特定诊断性肿瘤簇的标准化分析物组合；因此，这些标记应作为一个组合使用，同时考虑对染色结果的定量和定性评估具有同等重要性。

三、具体标记

（一）CA-Ⅸ

CA-Ⅸ由碳酸酐酶基因家族的跨膜成员，在 CO_2 转运和 pH 调节中发挥作用。因为它受缺氧诱导因子的调节，在组织缺氧时表达上调。它是肾肿瘤鉴别诊断中非常重要的标志物。在绝大多数原发和转移性 CCRCC 中为弥漫性膜阳性（表 12-1，图 12-1）。关于染色的解读，特别是在活检和细胞团块中，需要特别注意细节，因为 CA-Ⅸ在大多数肿瘤和非肿瘤组织的缺氧区域也存在异常表达。周围坏死区域几乎总是存在 CA-Ⅸ强膜性阳性；因此，在由于缺氧导致的以坏死为主的肿瘤活检组织中，无法使用该标志物准确地诊断 CCRCC。同样，活检中 CA-Ⅸ斑片状着色，这可能是肿瘤缺血的结果，不支持 CCRCC 的诊断。偶尔，CA-Ⅸ在某些肿瘤中可能会出现颗粒状细胞质染色，主要是在那些具有嗜酸性细胞质的肿瘤中。由于 CA-Ⅸ是一种跨膜分子，无膜阳性的细胞质染色不具有特异性，不应视为阳性结果。CA-Ⅸ也在 CPRCC 中广泛表达；然而，染色模式通常是杯状（见第 8 章，图 8-9），而不是 CCRCC 中的盒形。此外，它通常在恶性间皮瘤和尿路上皮癌中为弥漫性膜性表达。因此，必须将形态学、临床病史和其他标志物作为一个队列结合使用考量。大多数表达 CA-Ⅸ的非肾透明细胞癌为不规则阳性，并且通常还会显示出免疫反应性标志物特征，可将这种肿瘤与 CCRCC 区分开来[2]。在 CCRCC 中，75%～100% 的 CA-Ⅸ呈弥漫性存在，25% 的病例呈局灶性。CA-Ⅸ阳性只需考虑膜型而非细胞质型[1]。

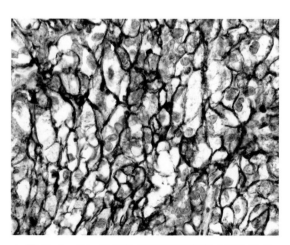

▲ 图 12-1　CA-Ⅸ阳性肾透明细胞癌（CK7 染色，40×）

（二）PAX8 和 PAX2

PAX8 和 PAX2 是配对盒转录因子家族的成员，它们对胎儿发育阶段的神经系统、肾脏、甲状腺、眼睛和女性生殖道很重要。绝大多数肾皮质肿瘤的原发和转移部位的染色模式都是核表达；因此，是临床上常用此标志物确定肾细胞起源。

总体而言，PAX8 比 PAX2 敏感性更高，但在极少时会出现相反情况 [4, 5]。然而，这两种标志物也可能在女性生殖道肿瘤、膀胱透明细胞腺癌、上尿路尿路上皮癌、腹膜间皮瘤、胸腺肿瘤和甲状腺来源的肿瘤中表达。另外，一些肾源性肿瘤可能出现这些标志物呈阴性，尤其是高级别肿瘤，如 CDC 和肉瘤样肾细胞癌，包括具有横纹肌特征的肿瘤、ChRCC 和 RO 也可能显示阴性染色 [6]。

单独对这些标志物的阳性染色不能推断肿瘤是否为肾源性，也不能将染色阴性判定为非肾源性。多数情况下，此两项染色结果能够提供准确的判定。

（三）细胞角蛋白 7

CK7 是一种 II 型角蛋白，通常存在于非角化上皮中，常用于各种器官肿瘤的鉴别诊断。CK7 在 1 型 PRCC（图 12-2）、经典 ChRCC（图 12-3）、CPRCC（图 12-4）、MTSCC 和尿路上皮癌中表现为弥漫性阳性。而在 2 型 PRCC 和嗜酸性细胞型 ChRCC 中显示出非常多变的结果，可能出现 CK7 阴性或仅局部阳性 [6-10]。除一些罕见情况外，CCRCC 中通常 CK7 染色完全阴性，囊性 CCRCC 经常在囊肿周围显示出不规则的阳性。CK7 不能用于鉴别 CPRCC 和 LMP 多房囊性肾肿瘤，因为后者也显示出对该抗体的

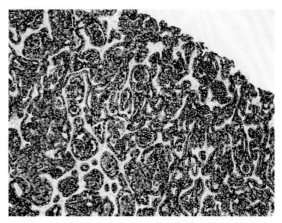

▲ 图 12-2　CK7 阳性，乳头状肾细胞癌（CK7 染色，10×）

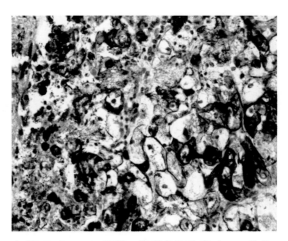

▲ 图 12-3　CK7 阳性，肾嫌色细胞癌（CK7 染色，20×）

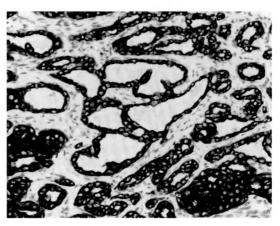

▲ 图 12-4　CK7 阳性，透明细胞乳头状肾细胞癌（CK7 染色，10×）

弥漫性免疫反应性。RO 中通常为阴性，或仅显示散在的阳性细胞。与 1 型 PRCC 不同，MA 中 CK7 通常呈阴性，这是一种密切的鉴别诊断问题。对于其他肾肿瘤，CK7 呈现可变且不一致的。CK7 是一种有效鉴别肾肿瘤的 IHC 标志物，但可能需要额外的标志物来进一步区分 RO 与嗜酸性细胞型 ChRCC，或 2 型 PCRC 与具有突出假乳头结构的其他高级肾细胞癌[4]。

（四）CD117

CD117 是一种 III 型受体酪氨酸激酶，可与干细胞因子或 c-kit 结合。它在 RO（图 12-5）和 ChRCC（图 12-6）中都有表达。主要用于鉴别诊断 ChRCC（弥漫性细胞质阳性表现）和嗜酸性细胞型 CCRCC（阴性表现）。另外，CD117 用于 RO 鉴别诊断时，表现为颗粒样细胞质阳性[11, 12]。

（五）AMACR

AMACR 是一种线粒体过氧化物酶，在胆汁酸中间体和支链脂肪酸的 β- 氧化中必不可少[6]。AMACR 在 1 型 PRCC 中呈弥漫性、颗粒状细胞质阳性，通常在 2 型 PRCC 中也会出现阳性。AMACR 在 CCRCC 是阴性的；许多其他肿瘤也可能显示 AMACR 阳性，如 MTSCC、CDC、肾髓质癌（renal medullary carcinoma，RMC）、MA 和尿路上皮癌。

（六）CD10

CD10 又称脑啡肽酶和急性淋巴母细胞共同抗原（CALLA），是一种 94kDa 的锌依赖性细胞膜金属蛋白，广泛分布于正常组织，包括肾、肝、肠、胎盘、脉络丛、脑、性腺、肾上腺皮质和白细胞[13]。该标志物已广泛用

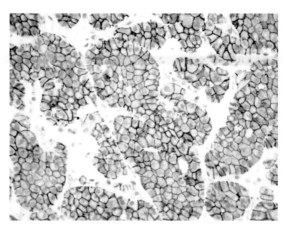

▲ 图 12-5　CD117 阳性，嗜酸细胞瘤（CD117 染色，10×）

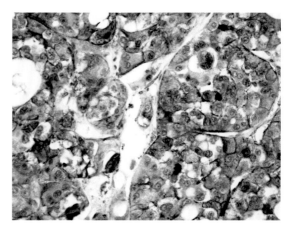

▲ 图 12-6　CD117 阳性，肾嫌色细胞癌（CD117 染色，40×）

于 CCRCC 的诊断，以鉴别肾脏或其他来源肿瘤，原发灶与转移灶均适用。临床上，几乎所有肾细胞癌的透明细胞亚型都可表现为弥漫性膜阳性[14]。此外，PRCC 和结直肠癌、胰腺癌和前列腺癌及一些内皮肿瘤也可能存在膜反应性。良性肝实质和肝细胞癌都显示 CD10 染色的小管模式，这可能被误认为是膜染色。因此，尽管 CD10 在 CCRCC 中已被证明有意义，但鉴于其低特异性，CD10 不应单独用于 CCRCC 的诊断，而应仅用作免疫组化组的一项指标[6]。

四、肿瘤聚类

（一）"透明"细胞为主的肿瘤（表 12-2）

多种肿瘤可呈现透明细胞成分；然而，重要的是要指出，许多肿瘤可以包含局灶性或弥漫性的透明细胞。这组肿瘤的主要鉴别诊断是 CCRCC、CPRCC、ChRCC、上皮样血管平滑肌脂肪瘤（epithelioid angiomyolipoma，E-AML）和易位肿瘤（MiTF-TRCC）。通常，在区分 CCRCC 和 ChRCC 时，选择 CA-Ⅸ、CK7 和 CD117 为标准，因为前者 CCRCC 染色阳性，后两者 ChRCC 染色阳性 [1, 6, 15, 16]。为了区分 CCRCC 和 PRCC，CA-Ⅸ、AMACR 和 CK7 是建议的最佳标志物。CCRCC 可以通过 CA-Ⅸ（CCRCC 阳性）和 cathepsin-K 或 HMB-45 或 MART-1（AML 阳性）与 E-AML 区分开来；建议使用广谱细胞角蛋白（AE1/AE3）或 EMA 来记录上皮谱系的存在与否。区分 CCRCC 和 MiTF-TRCC，建议使用 pankeratin（在 CCRCC 中呈阳性）、cathepsin-K、TFE3 和 TFEB（在 MiTF-TRCC 中呈阳性）。当 TFE3 和 TFEB 免疫染色不确定时（弱或斑片状核染色或高背景），应进行 FISH 检测。E-AML 与 MiTF-TRCC 可以通过

PAX8 核表达和 CA-Ⅸ 完全缺失来区分。在 E-AML 肿瘤（AE1/AE3 和 EMA 阳性）中也存在上皮分化（表 12-2）[1, 6, 15, 16]。

（二）具有明显乳头状成分的肿瘤

这组肿瘤的主要鉴别诊断是 PRCC、具有假多乳头状模式的 CCRCC 和 TRCC。少数情况下，CCRCC 可能表现出突出的乳头状形态。当发生这种情况时，它通常是由于细胞脱落而显示假乳头状生长模式的高级别肿瘤。为了区分乳头状区域的 CCRCC 和 PRCC，建议使用包含 CA-Ⅸ、CK7 和 AMACR 的组合；这一组合还可用于区分 CCRCC 与 PRCC 和 CPRCC [1, 6]。2 型 PRCC 是一组异质性肿瘤，结果可能会呈多样性，通常 AMACR 染色阳性，但 CK7 染色可以从阳性到完全阴性 [15]。MiTF-TRCC 也可能存在明显的乳头状成分，建议染色队列包括 cathepsin-K，多数情况下为弥漫性阳性反应性，但 t（X；17）除外，其上皮标记通常为阴性。针对 TFE3 和 TFEB 蛋白的抗体具有高度特异性，但有些不够敏感，因此针对这些基因融合体的分离型 FISH 探针被认为效率更高，这些肿瘤的部分亚型表现出与黑素细胞标志物（如 HMB-

表 12-2 "透明"细胞为主的肿瘤

肿瘤类型	CA-Ⅸ	CK7	CD117	cathepsin-K	HMB-45
CCRCC	阳性，弥漫性膜性	阴性	阴性	阴性	阴性
CPRCC	阳性，杯状	阳性	阴性	阴性	阴性
ChRCC	阴性	阳性，胞质	阳性，膜性	阴性	阴性
E-AML	阴性	阴性	阴性	阳性，胞质	阳性，胞质
MiTF-TRCC（TFE3 和 TFEB）	可变，但有焦点	阴性	可变	阳性（50%），胞质	可能阳性

经 Wolters Kluwer，Reuter 等 [1] 许可改编

45 和 MART-1）相似的免疫反应性[1, 15]。也可用于鉴别乳头状腺瘤、MA、肾小球旁细胞瘤、肾小球细胞癌和 MTSCC。乳头状腺瘤和 PRCC 不能根据免疫组化或遗传学发现进行区分，只能通过宏观特征。腺瘤被定义为无包膜的低级别乳头状肿瘤，尺寸≤15mm[17]。当多重特征造成诊断困境时，PRCC 特有的染色体畸变，如 7 号染色体三体、17 号染色体三体和 Y 染色体缺失，可能有助于将 PRCC 与 MA 区分。CK7 和 AMACAR 的阴性反应和 CD56、CD57 的强阳性支持 MA 的诊断。此外，EMA、AE1/AE3 和 CK7 在 PRCC 中为阳性表达，但在 MA 中为阴性[2]。遗传性平滑肌瘤病相关肾细胞癌（hereditary leiomyomatosis-associated renal cell carcinoma, HLRCC）是由具有突出细胞核（"包涵体样"）、大细胞核和核仁周围透明质的大细胞组成，显示出不同的结构特点，其中包括乳头状形态。通过免疫组化鉴定的延胡索酸水合酶缺失有助于确认该诊断。

表 12-3 总结了具有显著乳头状部分的肿瘤和免疫组织化学特征（表 12-4）

（三）嗜酸性肿瘤

在这组肿瘤中，RO 和嗜酸性细胞型 ChRCC 通常需要鉴别诊断。大多数情况可以通过仔细检查生长习性及细胞核和细胞质特征来区分。RO 的形态学特点是细胞核呈圆形，边缘平滑，而 ChRCC 的细胞核有褶皱。推荐进行 CK7 染色，在 ChRCC 中显示弥漫性膜性阳性，在 RO 中仅显示散在的阳性细胞[15]。尽管嗜酸性细胞型 ChRCC 可能对 CK7 表现出较低的表达，但 Ksp-cadherin 在 RO 的细胞质及 ChRCC 的细胞膜 / 细胞质中表达[18]。S100A1 在 RO 中以细胞核和细胞质表达为主，对大多数 ChRCC 呈阴性，但需要进一步验证。嗜酸细胞型 PRCC 是一种罕见的肾细胞癌变体，细胞质嗜酸性粒细胞增多，具有非常特征性的生长模式，管腔朝向肿瘤细胞核；由于很少需要 IHC，在此型肿瘤中的表达模式与在 1 型 PRCC 中相似。在极少数情况下，肾 AML 可能完全由嗜酸细胞上皮样细胞组成，但不会出现 CD117 和 CK7 阳性。肾实质内偶尔存在靠近嗜酸性上皮样细胞的脂肪细胞有助于诊断[1]。当核仁看起来比一般情况更明显且存在细胞异型性时，诊断 RO 就会较困难。退行性变化存在于 RO 的一个子集中，造成一些细胞异型性，这可能会被误诊为恶性。细胞边界分明的丰富嗜酸性 / 颗粒细胞质是特征性的，但不能有效地将 RO 与低级别嗜酸性 ChRCC 区分开来。使 RO 和 ChRCC 之间的区分复杂化的另一个方面是混

表 12-3　具有明显乳头状成分的肿瘤

	CA-Ⅸ	CK7	AMACR	cathepsin-K	34BE12	TFE3/TFEB
CCRCC 伴假头状生长	阳性，膜性	阴性	阴性	阴性	阴性	阴性
PRCC "Ⅰ型"	阴性	阳性	阴性	阴性	阴性	阴性
PRCC "Ⅱ型"	阴性	可能阴性	阳性	阴性	阴性	阴性
CPRCC	阳性，杯状	阳性，弥漫性	阴性	阴性	阴性	阴性
MiTF-TFE TRCC	可变，但有焦点	阴性	阳性	阳性（50%）	阴性	阳性 a

经 Wolters Kluwer，Reuter 等[1] 许可改编

a. 抗体难以在自动化平台上标准化。FISH 检测更可靠

合肿瘤的存在。ChRCC 在细胞质弥漫性蓝染色中呈 Hale 胶体铁阳性，具有明显的网状或粗液滴状图案，但一些 RO 也可存在部分阳性，主要在细胞的顶端部分，使区分十分困难。该问题源于组织化学和免疫模式可能重叠的事实[2]。

琥珀酸脱氢酶缺陷型肾细胞癌的特征是中等大小的嗜酸细胞，其具有"神经内分泌样"细胞核和嗜酸性细胞质，内含淡染至嗜酸性染色不等的内含物。通过免疫组化检测 SDHB 表达不具有特征性。建议对 SDH 家族突变直接进行针对性测序（表 12-5）。

（四）以肉瘤样生长为主的肿瘤

大量高级别肾上皮肿瘤可呈现肉瘤样生长模式。当该成分为局灶性时，病变的正确

分类通常很简单。然而，如果肉瘤样成分占肿瘤的大部分或全部，或者不存在与低级别区域的明确过渡，则分类可能具有挑战性。波形蛋白在这种情况下的作用有限，因为许多高级别梭形细胞上皮肿瘤和间充质肿瘤均会表达这种抗原。

需要指出的是，很大一部分尿路上皮癌可能表现出肉瘤样特征，在这种情况下，必须考虑尿路上皮标志物，如 GATA3、p63、细胞角蛋白 34BE12 和血栓调节蛋白[19]。在肾单相滑膜肉瘤囊性成分的上皮衬里中，表达 PAX2 和 PAX8[20]。

平滑肌肉瘤是最常见的原发性肾肉瘤，而通过转移或直接从腹膜后侵犯而来的继发于肾脏的肉瘤也很常见，如脂肪肉瘤。脂肪肉瘤的去分化形式可能类似于肉瘤样癌，在这些情况下，建议使用 MDM2 和 CDK4，前者显示出核阳性。肌动蛋白和结蛋白在平滑肌肉瘤中应为阳性，而 PAX8 和 CA- IX 为阴性。PAX8 可用于将诊断范围缩小到肾脏或尿路上皮起源，排除转移性疾病[1]。

据报道，CA- IX 在大多数弥漫性膜性的肉瘤样 CCRCC 中呈阳性，但在其他肾细胞癌类型中为阴性；然而，很大一部分具有肉

表 12-4　实体 PRCC 和后肾腺瘤对比

	CK7	AMACR	WT1	CD57
实体 PRCC	阳性	阳性	阴性	阴性
MA	阴性或有焦点	阴性	阳性	阳性

改编自 Reuter 等[1]
PRCC. 乳头状肾细胞癌；MA. 后肾腺瘤；CK7. 细胞角蛋白 7；AMACR. α- 甲基酰基 –CoA 消旋酶

表 12-5　具有嗜酸性质的肿瘤特征 [a]

	CD117	CK7	Ksp-cadherin	HMB-45	cathepsin-K
RO	阳性，膜性	阴性	阳性	阴性	阴性
ChRCC，嗜酸性变体	阳性，膜性	可变	+/– 阳性	阴性	阴性
嗜酸细胞 PRCC	阴性	阳性，有焦点	未知	阴性	未知
嗜酸细胞 AML	阴性	阴性	阴性	阳性，有焦点	阴性

经 Wolters Kluwer，Reuter 等[1] 许可改编
据报道，在嗜酸细胞瘤和肾嫌色细胞癌上差异表达的其他 Ab 在嗜酸细胞瘤中呈阳性，在嫌色细胞 S100A1 中呈阴性
a. Hale 胶体铁：虽然是一种组织化学而非 IHC 染色，但它可用于区分肾嫌色细胞癌（细胞质颗粒染色）和嗜酸细胞瘤（阴性或管腔染色）。然而，这是一种技术要求很高的染色，可靠性取决于实验室

瘤样特征的尿路上皮癌也可能呈阳性。因此，在这些情况下，必须将 CA-Ⅸ 与其他标志物结合使用[21]。高级别 CCRCC、肉瘤样癌和横纹肌样瘤可能需要鉴别诊断。人们认为肉瘤样癌代表了肾癌"去分化"的最终模式，无论亚型如何，因此找到与之相关的上皮成分对于做出正确的评估至关重要。

高级别淋巴瘤也可以鉴别，尤其是间变性大细胞淋巴瘤。CD15 和 CD30 的免疫染色将有助于辨别淋巴瘤和癌，在某些情况下流式细胞术可能至关重要。然而，需要注意 CD15 也在具有近端肾小管分化的肾肿瘤中表达，但很少在分化差或肉瘤样区域表达[2]。在处理此类肿瘤时，强烈建议使用流式细胞术鉴别。

特别强调横纹肌样肿瘤，去分化肿瘤中常存在横纹肌样细胞。肾细胞癌中的横纹肌特征可能代表克隆进化的终点，尤其是在 CCRCC 中。具有横纹肌样特征的 CCRCC 是一种高度侵袭性的肿瘤，过表达 p53[22]。电子显微镜在鉴别间变性肿瘤为上皮、淋巴和肉瘤等基本类别时非常有用（表 12-6）。

（五）远端肾单位样癌

这一组肿瘤中主要鉴别诊断 CDC、MRC 和尿路上皮癌。CDC 和 MRC 通常是高级别肿瘤，具有实性、管状或乳头状生长，并与一定程度的间质反应和炎症浸润有关。

RMC 患者需关注血红蛋白病情况，如镰状细胞性状，但是否所有 RMC 都必须与血红蛋白病有关仍存在争议。PAX8 不是辨别尿路上皮癌与 CDC 和 RMC 的最优选择，因为它会在多达 20% 的上尿路尿路上皮癌和所有源自肾小管上皮的肿瘤中表达。因此，建议使用免疫组化组包括 GATA3 和 p63，它们在尿路上皮癌中呈阳性，而在 CDC 和 RMC 中呈阴性，以及细胞角蛋白 34BE12，其可能在 CDC 中表达，但不在髓样癌中表达[19]。

INI-1 不仅在 100% 的 RMC 中丢失，而且在 15% 的 CDC 中丢失。OCT4 在 RMC 中选择性过表达；然而，需要更多数据来确定 INI-1 和 OCT4 在这些肿瘤的鉴别诊断中的价值[1]。

起源于髓质的两种最常见的低级别肿瘤

表 12-6　以肉瘤样生长为主的肿瘤

	波形蛋白	CA-Ⅸ	PAX8	CK7	34BE12	GATA3	P63
CCRCC	阳性 a	阳性，膜性	阳性	阴性	阴性	阴性	阴性
PRCC	阳性 a	阴性	阳性	有焦点或阴性	阴性	阴性	阴性
ChRCC	阳性 a	阴性	阳性	阳性	阴性	阴性	阴性
MTSCC	阳性 a	阴性	阳性	阳性	可变	阴性	阴性
尿路上皮癌	阳性 a	+/- 阴性	阴性 b	阳性	阳性	阳性	阳性
肉瘤	阳性	阴性	阴性	阴性	阴性	阴性	阴性

经 Wolters Kluwer, Reuter 等[1] 许可改编
a. 染色应在分化较好或上皮样最多的区域进行
b. 在肉瘤样成分中

是 TCC 和 MTSCC。TCC 出现在髓质中，具有不同于高级别 CDC 和 RMC 的分子特征。一些学者认为它代表了低级别的 CDC，而其他学者则认为它应该属于单独的类别[23]。建议使用 CK7 作为一个标志物，因为 CK7 在62% 的病例中染色呈阳性；然而，免疫反应有时也是局灶性的或弱阳性的。如果鉴别诊断中存在低级别 PRCC，CK7 将显示强烈且弥漫的免疫反应[15]。在混合性上皮和间质瘤中，间质成分波形蛋白呈阳性，肌动蛋白和结蛋白呈不同程度的阳性；还可观察到女性雌激素和孕激素受体的核染色。此外，上皮成分为角蛋白阳性[2]（表 12-7）。

表 12-7　远端肾单位样癌

	集合管癌	肾髓质癌	尿路上皮癌
IN-1/BAF47	保留[a]	丢失	保留
OCT4	阴性	未出版数据	阴性
GATA3	阴性	阴性	阳性
PAX8	阳性	阳性	阴性[b]

经 Wolters Kluwer，Reuter 等[1] 许可改编
a. 一项研究报道 15% 的 CDC INI-1 丢失
b. 20% 呈阳性

（六）未分类的肾细胞癌

在评估所有肿瘤特征并对其进行尽可能分类之前，不应将其归类为未分类的肾细胞癌。根据定义，这组肾肿瘤不是一个明确诊断，而是一个疑似的诊断。因此，没有建议特定的 IHC 组；染色指标将取决于鉴别诊断中考虑的其他实体肿瘤。在某些系列中，无法分类的肾肿瘤可能占所有肿瘤的 5%～7%。这一事实表明，为了更好地理解这些肿瘤并将其分成具有临床意义的组，还有很多工作

要做。在低分化肿瘤的情况下，应先选择 PAX8 鉴别肾上皮起源[1]。

五、遗传学

本节旨在回顾当前肾细胞癌遗传研究进展，介绍不同的检测、相关性和实用性，以及在不同肿瘤类型中观察到的特定基因突变。

（一）概述

已经开发了多种分子测试手段，应用有限的临床材料（包括福尔马林固定石蜡包埋组织）表征癌症基因组学。荧光原位杂交是一种更为成熟的细胞遗传学检测方法，已被纳入肾肿瘤的临床诊断。基于阵列的单核苷酸多态性（single-nucleotide polymorphism，SNP）和比较基因组杂交（comparative genomic hybridization，CGH）分析可以定义全基因组细胞遗传学畸变，并提高临床环境中的诊断准确性[24]。microRNA 表达和甲基化状态等表观遗传检测也显示出作为诊断、预后和监测目的的生物标志物的前景。虽然组织学评估和 IHC 仍然是肾脏活检诊断的基础，但肾肿瘤的细胞遗传学和分子特征已越来越多地用于临床环境，以帮助改进组织学分类和制订疾病管理决策。肾上皮肿瘤通常具有独特的拷贝数改变，其中许多是染色体臂级水平的增益或丢失。染色体结构畸变（如易位）是肾上皮肿瘤其他亚组中的特征性分子发现。这些细胞遗传学属性是帮助定义肾肿瘤亚型的重要分子特征。虽然大多数肾细胞癌是散发性的，但有一小部分病例是遗传性综合征的一部分。一些基因已被证实在散发性肿瘤的发展中也很关键。因此，对于临床表现可疑的遗传病患者，除了病理诊断外，遗传咨询和生殖系分子检测也很重要。随着各种分

子检测对有限活检材料的鉴别程度提高，分子检测在肾脏活检诊断中的作用有望在未来增加[6]。

在组织学和免疫组化谱不能明确区分亚型的情况下，遗传分析有助于识别肿瘤，因为基因组和分子研究揭示了每个亚型的独特遗传畸变。对遗传性和散发性肾肿瘤中遗传变化的了解有助于深入了解参与肿瘤形成和进展的各种蛋白质和信号通路，因为每个肾肿瘤的每个遗传畸变都会产生相关的蛋白质产物及受影响的通路，尽管不同肿瘤之间的畸变会存在一些重叠。这种基因表达谱能够识别肾细胞癌亚型中可能存在差异表达的蛋白质。这些蛋白质可以成为用于诊断肾细胞癌亚型的 IHC 组的一部分。因此，检测遗传或染色体变化可能是一种有用的诊断或预后工具，成为常规免疫组化和组织学的辅助手段。

泛癌分析揭示了超出组织学界限的共同致癌途径或突变。依据五个基因组数据平台（DNA 甲基化、DNA 拷贝改变、mRNA 表达、microRNA 表达和蛋白质表达），患者存活率和特定途径改变的差异，包括缺氧、代谢、NRF2-ARE、Hippo、免疫检查点和 PI3K/AKT/mTOR，可以进一步区分肾细胞癌亚型[25]。传统的分析方法包括染色体比较基因组杂交、荧光原位杂交、G 显带和基于聚合酶链反应（polymerase chain reaction，PCR）的杂合性丢失（loss of heterozygosity，LOH）分析。阵列 CGH（array CGH，aCGH）、单核苷酸多态性阵列和下一代测序等新技术已允许对已知畸变进行高通量分析，以及识别新的遗传改变。重复、缺失、易位、高甲基化或突变等遗传改变导致基因的激活或失活，以及肾细胞癌中相应蛋白质的过度表达或表达不足[26]。

FISH 检测的一个优点是，它们很容易适用于有限的 FFPE 组织，并且是肾上皮肿瘤鉴别诊断中非常有用的工具。它的主要用途是检测基因重排或融合事件。一种常用的策略是分离分析，其中双色标记的探针与感兴趣的基因 / 基因座中断裂点区域侧翼的序列结合，融合导致两个信号的分离。凭借在不了解所涉及的融合物质的先验知识的情况下发现融合事件的优势，分离式 FISH 检测灵敏且适合初始筛选。使用双融合策略或聚合酶追踪反应测试放大特定融合产物的其他 FISH 检测可以帮助确定融合伙伴。FISH 检测还可用于使用识别着丝粒或着丝粒周围重复卫星序列的基因座特异性探针或染色体计数探针（chromosome enumeration probe，CEP）来研究特定基因座或染色体的拷贝数[6]。

基于阵列的单核苷酸多态性或比较基因组杂交阵列检测被用于检测临床 FFPE 材料。两者都可以提供对拷贝数变异的快速而全面的评估，尽管 SNP 阵列还可以检测拷贝数中的杂合性丢失，当一个染色体的一个片段被另一个等位基因替换时，拷贝数没有变化。这些平台所需的 DNA 量越来越少，并且可以预见，这些检测将在不久的将来被纳入临床实践中，用于诊断具有挑战性的病例[6]。

当病理学家根据临床表现和组织学评估怀疑遗传性或综合征性疾病时，应向患者提供遗传咨询和生殖系基因检测。体系基因检测方法通常将测序与拷贝数评估相结合，以识别目标基因中的突变和大缺失。此外，描绘肾肿瘤的体细胞改变对揭示肿瘤发生和进展的分子机制也有重要意义，甚至有助于开发新的靶向药物[27, 28]。新一代测序确实提供了一个平台，可以在有限的 FFPE 材料中完成相当全面的分子表征[28]（表 12-8 和表 12-9）。

表 12-8　肾细胞癌的主要类型及其分子特征

肿瘤亚型	临床特征	分子特征
CCRCC	65%～70% 成人肾细胞癌	VHL 功能丧失；3p 染色体删除；HIF 的不适当稳定；PI3K/AKT 通路的基因突变；*SETD2*、*BAP1* 和 *MTOR* 的突变；侵袭性 CCRCC 表现出代谢转变
PRCC	15%～20% 成人肾细胞癌，1 型显示比 2 型更好的预后	7 号染色体和（或）17 号染色体获得；Y 染色体的丢失；1 型，MET 改变；2 型，CDKN2A 沉默；SETD2 突变；根据 TCGA 的 3 种亚型，包括具有 FH 突变的 CIMP 相关的侵袭性亚型
ChRCC	5%～7% 成人肾细胞癌，预后良好，具有 *FLCN* 突变的 Birt-Hogg-Dube 综合征	1 号、2 号、6 号、10 号、13 号和 17 号染色体缺失，线粒体 DNA 体细胞突变，*TP53* 和 *PTEN* 突变，染色体重复不平衡，通过 TERT 启动子区域内的 DNA 重排与 kataegis 高 TERT 表达

改编自 Inamura[29]

CCRCC. 肾透明细胞癌；PRCC. 乳头状肾细胞癌；ChRCC. 肾嫌色细胞癌

表 12-9　2016 版 WHO 分型的最新肾细胞肿瘤亚型及其分子特征

新的肾细胞癌亚型	临床特征	分子特征
LMP 的多房囊性肾肿瘤	预后良好	VHL 突变，3p 染色体缺失
MiTF-TRCC	儿童至年轻成人患者，平均年龄 30 岁	Xp11 TRCC、TFE3 重排；t（6；12）RCC、TFEB 重排
TCC	男性多见	7 号和 17 号染色体获得，Y 染色体丢失
获得性囊性病相关肾细胞癌	ESRD 或 ACD，惰性	3 号、16 号、Y 染色体获得
CPRCC	3%～4% 的肾肿瘤，惰性，终末期肾病，VHL 病	在 CCRCC/PRCC 中缺乏观察到的基因组改变
SDH 缺陷型肾细胞癌	0.05%～0.2% 的肾癌，平均年龄 37 岁，预后良好，SDH 基因之一发生胚系突变	SDH 基因之一的双重打击失活，最常见的是 *SDHB*，*VHL*、*PIK3CA*、*AKT*、*MTOR*、*MET* 或 *TP53* 中没有突变
HLRCC 相关 RCC	HLRCC 综合征，侵袭性	FH 中的种系突变，代谢转变为有氧糖酵解，富马酸盐和 HIF1α 增加

改编自 Inamura[29]

LMP. 低恶性潜能；TRCC. 易位性肾细胞癌；TCC. 肾小管囊性癌；CPRCC. 透明细胞乳头状肾细胞癌；SDH-deficient RCC. 琥珀酸脱氢酶缺陷肾细胞癌；HLRCC. 遗传性平滑肌瘤病相关肾细胞癌

（二）遗传异质性

在了解肾脏肿瘤时，必须承认保守的染色体突变（如 VHL、7 号染色体三体）的持续存在，尽管亚克隆突变之间存在肿瘤内异质性。有研究认为，这些突变是所有后续突变的可能来源[30]。该模型还假设空间异质性突变可能发生在不同的时间点，但整体基因组谱不可避免地变得相似[31]。评估肿瘤内异质性，通过亚克隆群体评估获得性异质性和保守体系突变的平衡。瘤内异质性可能解释了这样的现象，尽管在各种肾细胞癌亚型中看到了"经典"的体系突变，并且存在这些常见的分子畸变，但个体肿瘤的表现可能非常不同。先前报道的所有 CCRCC 中，VHL 突变和染色体 3p 缺失，以及 mTOR、BAP1、PTEN、p53 和 SETD2 等突变，仅在亚克隆群体中被发现，并且在空间上具有异质性。亚克隆的空间分离和各种亚克隆驱动突变支持了肾细胞癌可以同时经历独特的信号通路的论点，尽管这些通路来自相同的主干突变[32]。在不同的肿瘤病灶及匹配的转移位点内观察到显著的肿瘤内异质性，特别是在具有不同体细胞拷贝数畸变和驱动突变的亚克隆中[33]。

肿瘤产生多样的、空间独特的亚克隆变化的能力可以解释肾细胞癌如何适应外部压力，如免疫反应、缺氧，甚至治疗干预。许多研究已经明确，对分子畸变的单次活检评估是不够的[34]。此外，作为单次活检取样，不能低估多焦点取样对评估肿瘤转录组和整体基因组谱范围的重要性。

虽然局部采样在评估肿瘤异质性方面不是最佳的，但即使是多焦点外显子组测序也可能不是最佳的，因为可能会遗漏非编码区域的差异[35]。

采样方面的进展已经考虑到通过循环肿瘤 DNA（circulating tumor DNA，ctDNA）对肿瘤遗传信息进行非侵入性评估的可能性[36,37]。

如果亚克隆驱动因素实际上是肿瘤进展的原因，则可以解释许多药物耐药的原因[32]。此外，这将使转移部位的体系突变的相对保留变得无关紧要，因为它们不再是驱动疾病进展的因素[34]。

（三）表观遗传学

过去几年对肾癌生物学的研究已经明确了改变基因表达的表观遗传调控在肿瘤发展和进展中的核心作用。研究发现与肾癌相关的一些关键基因被证实受到表观遗传调控致使机制失调或沉默，如通过启动子 CpG 岛（通常位于转录起始位点周围的 DNA 区域）的甲基化或特定 microRNA 调控。DNA 甲基化、microRNA 失调和组蛋白修饰酶的突变会破坏肾癌的细胞通路[38]。

随着甲基化特异性微阵列、表观基因组测序和 RNA 测序等详细分析工具带来的信息不断增加，表观遗传调控网络的综合分析很可能会阐明肾细胞癌发展的新的、临床可靶向的机制。几个信号网络被启动子甲基化破坏，这种机制通常是导致同一肿瘤细胞内多个调控基因沉默的原因。因此，靶向启动子甲基化可能是一种很好的治疗策略。转移性肿瘤在基因水平上经历分支进化，导致许多情况下的转移不再与原发肿瘤在基因上相同。然而，全基因组甲基化分析表明，原发性肾肿瘤和由此产生的转移在 DNA 甲基化水平上仍然非常相似；换句话说，DNA 甲基化的瘤内异质性可能不如基因组变化的瘤内异质性那么明显。原发性和转移性肿瘤之间的持续相似性可能为开发新疗法提供了良好的机会[38]。

与许多其他肿瘤不同，肿瘤抑制基因 *TP53* 和 *RB1* 的失活突变在肾细胞癌中并不常见。TP53 在 11% 的肾癌中发生突变，RB1 在 <1% 的肾癌中发生突变，而另一种已知的肿瘤抑制因子 *CDKN2A* 据报道在 10% 的肾细胞癌患者中发生突变[39]。VHL 的体细胞失活在 CCRCC 中非常常见（约 52% 的患者）[40]。大多数失活事件是点突变。VHL 在 11%～30% 的 CCRCC 和 PRCC 中因启动子甲基化而失活。pVHL 具有多种功能，最著名的是通过靶向降解缺氧诱导因子 HIF1 和

HIF2 来调节氧气和能量感应。1 型 PRCC 中最常见的遗传畸变是 MET 的激活突变，在大约 15% 的肿瘤中发现了这种突变。2 型 PRCC 中最常见的突变涉及 *CDKN2A*（约占肿瘤的 8%）。ChRCC 中最常见的体细胞突变是 *TP53*（占肿瘤的 32%）和 *PTEN*（占肿瘤的 9%）。在大约 20% 的 CCRCC 和 7% 的 PRCC 中发现了 CpG 岛的甲基化因子，这与总体存活率低的侵袭性表型有关[38]。

肾细胞癌中 miRNA 表达的筛选显示出广泛的 miRNA 失调。与其他肿瘤抑制基因一样，单个 miRNA 在肾细胞癌中通常通过启动子甲基化被沉默或下调[40-42]，并具有单核苷酸多态性。这些 SNP 改变了 miRNA 结合靶序列的能力，并与肾细胞癌易感性相关[43]。在体外，miRNA 在诱导细胞周期停滞和细胞凋亡及抑制侵袭方面非常成功，而在体内局部递送 miRNA 可能具有减小肿瘤大小的潜力[44]。

肾细胞癌中的其他突变途径是通过染色质重塑基因（如 *PBRM1*、*BAP1*、*SETD2*、*KDM5A* 和 *KDM6A*）及组蛋白修饰酶（如 *BAP1* 和 *PBRM1*）中的突变鉴定。后者调节肾细胞癌中通常失调的多种细胞信号通路（如 mTOR、p53 和 pRB-E2F），为开发新疗法提供了另一个机会[38]。

（四）肾透明细胞癌

CCRCC 的分子病理生理学反映在多种不同的形态学特征中，这些发现可能是复杂的转录或转录后反应的结果，以及导致肾细胞癌形态异质性的各种遗传畸变。CCRCC 细胞充满了脂质和糖原。这一特征是由于肿瘤抑制基因 VHL 几乎普遍失活，导致 HIF 活性不受控制，随后抑制线粒体功能，葡萄糖和谷氨酰胺重新定向用于糖原和脂质合成[45]。VHL 的病理性丧失是 CCRCC 富含血管、脂质和糖原的基础。另外，VHL 的病理性丧失并不足以发展为表观遗传事件的 CCRCC。高达 75% 的 VHL 综合征患者会发展为 CCRCC，这是这些患者的主要死亡原因[46, 47]。此外，只有大约 1.6% 的 CCRCC 病例与遗传性 VHL 综合征有关。患有 VHL 疾病的个体具有一个野生型 VHL 等位基因和一个失活的 VHL 等位基因。根据 Knudson 二次打击模型，当剩余的拷贝被自发突变灭活时，双等位基因 VHL 失活就实现了[48]。散发性肾肿瘤需要两个野生型 VHL 等位基因的自发突变。

VHL 在 3p25—26 的功能丧失几乎无处不在。超过 90% 的 CCRCC 病例发生染色体 3p 杂合性的丧失，并且通过遗传（点突变、插入和缺失）或表观遗传（启动子甲基化）调控位于 3p25 的 VHL 抑癌基因完全丧失机制，发生在 80% 以上的情况下。因此，VHL 丢失构成了 CCRCC 发展中最早和最基本的驱动事件。VHL 是 von Hippel-Lindau 病的突变基因，编码 pVHL，pVHL 是一种蛋白质，其功能是泛素化蛋白质并标记它们降解，缺氧诱导因子 α 是一种转录因子，控制血管生成、葡萄糖摄取，通过 VEGF、PDGF、TGFα 和 CXCR4 等下游靶点促进细胞增殖和凋亡。pVHL 是 E3 连接酶复合物的一个组成部分，负责泛素化 HIF1α 和 HIF2α，用于蛋白酶体介导的降解。在 VHL 野生型、染色体 3 完整的 CCRCC 肿瘤中，已经确定了 *TCEB1*（VHL E3 连接酶复合物的一个组成部分）的复发热点突变[25, 29]。

已经报道了染色体 3 区域的其他易位，如 t（1；3）（q32；q13）、t（2；3）（q33；q21）、t（2；3）（q35；q21）、t（3；6）（q12；

q15）和 t（3；8）（p13；q24），都是在家族性 CCRCC 中发现的。已经提出几种肿瘤抑制基因参与其中，如 t（1；3）（q32；q13）（NORE1 和 LSAMP）、t（2；3）（q33；q21）（DIRC1）、t（2；3）（q35；q21）（DIRC2 和 DIRC3）和 t（3；8）（p14.2；q24）（FHIT 和 TRC8）。然而，这些易位没有可识别的断点，并且一些易位没有可识别的断点相关基因。因此，已经为家族性染色体 3 易位 CCRCC 提出了一个三步模型。首先是染色体 3 的遗传易位，其次是 3p 片段的丢失，最后是剩余的 3p 等位基因的体细胞突变，其中可能包含位于 3p 的 VHL 基因或其他 TSG[49]。对于具有或不具有 VHL 改变的 3p 缺失的 CCRCC，3p12—p21 处 TSG 的失活似乎在肿瘤发生中发挥作用[50, 51]。另一类似基因是位于 3p14.2 区域的 FHIT。t（3；8）（p14.2；q24）的染色体易位首先在遗传性肾细胞癌中，并且在散发性 CCRCC 中发现了 3 号染色体的一个常见丢失区域[52, 53]。FHIT 基因已在其他几种恶性肿瘤（包括肺癌、乳腺癌、宫颈癌、胃癌和膀胱癌）中的该位点被鉴定。FHIT 基因包含染色体位点 FRA3B，这是包括肾细胞癌在内的许多癌症中经常观察到的突变位点[54, 55]。大多数 CCRCC 肿瘤中 FHIT 蛋白表达较低或不存在[56, 57]。据报道，FHIT 蛋白表达低或缺失与低级别和早期 CCRCC 肿瘤之间存在显著相关性，表明 FHIT 的 LOH 可能在早期肿瘤发展中发挥作用[56, 57]。另一个与 3p 染色体区域 CCRCC 相关的 TSG 是位于 3p21.3 的 RASSF1A 基因。RASSF1A 蛋白调节微管形成、细胞周期和细胞凋亡。NGS 或外显子组测序研究发现了几个涉及染色质修饰的新基因，这些基因在 CCRCC 中发生了突变。新发现的基因是 PBRM1、ARID1A、BAP1 和

KDM5C[25]。在多达 41% 的 CCRCC 中发现 PBRM1 突变，使其成为仅次于 VHL 的第二大突变基因。PBRM1、BAP1 和 SETD2 都位于 3p21 区域附近，与 VHL 类似，推测可能通过 Knudson 二次打击模型失活。由于 CCRCC 中 3p 染色体区域的丢失或缺失很常见，因此这些基因的失活是通过剩余等位基因的进一步突变实现的[58]。BAP1 缺失与转移、Fuhrman 分级、肉瘤样分化及疾病特异性和较差的生存相关[25]。与仅针对 PBRM1 突变的肿瘤相比，仅具有 BAP1 突变的肿瘤具有不利的临床病理学特征和预后[59, 60]。基于这些发现，BAP1 突变状态似乎是 CCRCC 的一个强有力的预后因素。低 ARID1A mRNA 和 BAF250a（ARID1A 的蛋白质产物）水平也与较高的分期、分级和较差的预后相关，而 SETD2 突变与较差的疾病特异性生存相关[24]。其他感兴趣的遗传畸变，如染色体区域 5q、8p、9p 和 14 的变化，可能会影响 CCRCC 的预后。5q 的拷贝数增加提示良好的预后，而丢失则产生了不利影响[61-63]。8p、9p 和 14q 中的 LOH 与更高的分级和分期、不良预后和肿瘤复发有关[64, 65]。

肾细胞癌中的抑癌基因突变涉及 PBRM1（40%）、SETD2（与广泛的 DNA 低甲基化相关，15%）、BAP1（15%）、KDM5C（7%）、TP53（5%）和致癌基因 MTOR（5%～6%）。SQSTM1 被证明是由常见（约 70%）染色体 5q 增益事件引起的关键癌基因畸变。此外，PBRM1、SETD2 和 BAP1 编码的染色质和组蛋白调节肿瘤抑制蛋白表明表观遗传失调是 CCRCC 中的一个会聚致病原因。调节血管生成、细胞周期进程和增殖的 PI3K/AKT/MTOR 通路中的反复突变代表了一个潜在的治疗靶点，因为它们目前是依维莫司和替西

罗莫司等药物的靶点。参与该途径的基因（包括 *MTOR*、*PTEN*、*PIK3CA*、*AKT2* 等 ）在 26%～28% 的 CCRCC 肿瘤中发生改变[25, 26, 40]。

由于 VHL 丢失是 CCRCC 发展过程中的主干事件，其突变状态对临床结果没有影响，而当考虑 CCRCC 的所有阶段时，*PBRM1*、*SETD2*、*BAP1*、*KDM5C*、*TP53* 和 *TERT* 启动子突变与更具侵袭性的临床特征相关，这些突变作为第二次、第三次或更进一步的下游事件发生的观点一致[26]。

（五）乳头状肾细胞癌

PRCC 通常表现为 7 号和 17 号染色体的增加。在小的乳头状肾细胞瘤中发现的 7 号和 17 号染色体三体表明这些基因改变可能与最初的肿瘤发展有关[66]。7 号染色体多体不是乳头状肾肿瘤的存活、分期、分级或增殖率的可靠预测指标[67-70]。1 型肿瘤相关的遗传性 PRCC 是由 MET 原癌基因 7q31 的突变引起的[26]（图 12-7）。

MET 基因的激活错义突变和 7 号染色体的重复被认为会增加 MET 的致癌作用[71, 72]。

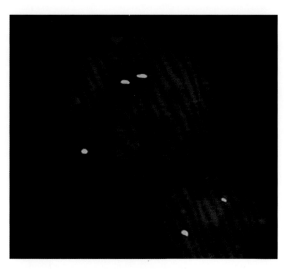

▲ 图 12-7　乳头状肾细胞癌中的 17 号染色体三体（**FISH**）

MET 突变相关的遗传性 PRCC 和散发性 PRCC 通常是具有多个病变的低级别双侧肿瘤[73, 74]。MET 基因的蛋白质产物是 c-met，即一种肝细胞生长因子受体（hepatocyte growth factor receptor，HGFR）。肝细胞生长因子（hepatocyte growth factor，HGF）或 c-met 与 MET 受体的结合诱导了几种促进肿瘤发生的生物反应，包括细胞运动、细胞分化、增殖、血管生成和侵袭[75]。c-met 在散发性 PRCC 中的作用尚未明确阐明，但在遗传性 PRCC 中，提示 MET 基因的种系突变促进微粒增殖、肾小管形成和肿瘤发生[76]。据估计，5%～21% 的散发性 PRCC 中存在 MET 突变[26]。c-met 蛋白在 80%～90% 的 PRCC 中强烈表达，表明 MET 拷贝数增加在蛋白质激活中的作用。有趣的是，1 型和 2 型 PRCC 中的 c-met 表达没有显著差异，表明了 MET 拷贝数增加在蛋白质激活中的作用。特别的是，尽管具有 MET 突变的肿瘤更倾向于 1 型组织学表现，但 1 型和 2 型 PRCC 中的 c-met 表达没有显著差异。c-met 在 CCRCC 中的表达较低，但研究表明阳性 c-met 免疫反应与转移和分期显著相关[26]。

另一个明确的突变是 FH 基因的种系突变，定位到染色体 1q42—43[77, 78]。富马酸水合酶蛋白是一种负责在三羧酸循环中将延胡索酸转化为苹果酸的酶。由于 FH 基因的错义、移码、插入 / 缺失、无义或完全缺失，FH 的酶活性显著降低[79]。FH 活性的丧失导致富马酸盐的积累，富马酸盐可作为 HIF 脯氨酰羟化酶（HIF prolyl hydroxylase，HPH）的竞争性抑制药。HPH 在常氧条件下降解缺氧诱导因子；因此，富马酸盐水平升高会导致 HIF 的稳定和积累[80]。升高的 HIF 促进血管生成和肿瘤进展。与 VHL 和 MET 相比，散发性肾细胞癌中 FH 的突变非常罕见[81]。

其他突变也有报道，PRCC 肿瘤的染色体 X 和 Y 中经常发现缺失。除了 7 号和 17 号染色体的倍体外，在乳头状肾腺瘤中也检测到 12 号、16 号和 20 号染色体的增加和 Y 染色体的丢失，表明这些染色体改变可能与 PRCC 的早期肿瘤变化有关[82, 83]。多区域测序分析证实，7 号、12 号、16 号和 17 号染色体的增加是 PRCC 肿瘤发生中普遍存在的早期事件。BAP1、SETD2、ARID2 和 Nrf2 通路基因（KEAP1、NHE2L2 和 CUL3）被确定为 PRCC 驱动突变，通常在肿瘤亚克隆中发现。ARID2 形成 SWI/SNF 染色质重塑复合物的亚基，在功能上与 ARID1A 相关，而 NrF2 通路保护细胞免受氧化应激并调节细胞存活[84, 85]。

9p 染色体的丢失可能是一个有希望的预后标志物，与更高的分期、淋巴结受累和因 PRCC 死亡的风险增加有关。3p 染色体等位基因的改变是 CCRCC 的特征性改变，也在 PRCC 中发现，尽管发生率较低。据描述，PRCC 中 3p 的缺失与较差的预后有关，如较高的 T 分期和分级、淋巴结受累、远处转移、较大的肿瘤体积和较差的生存率[70]。

已显示 2 型 PRCC 比 1 型肿瘤包含更多的染色体异型。例如，2 型肿瘤的 3p、8 号和 18 号染色体丢失和 1q、2 号和 8q 染色体增加的频率更高。2 型 PRCC 的特征是 CKDN2A 沉默、SETD2 突变、NF2 突变、CUL3 突变、TERT 启动子突变和 NRF2 抗氧化途径的表达增加。使用多平台分析，2 型 PRCC 被分为三个集群（C_{2a}、C_{2b} 和 C_{2c}）。C_{2c} PRCC 是 CpG 岛甲基化表型（CIMP）相关肿瘤，其特征是存活率低，存在 FH 突变。C_{2a} PRCC 与肿瘤发展的早期阶段有关。C_{2b} PRCC 与肿瘤

发展的后期阶段和 SETD2 突变相关[25, 29]。

（六）嗜铬肾细胞癌

结合线粒体 DNA 和 RNA 分析表明氧化磷酸化缺陷，解释了在 ChRCC 细胞中通常观察到线粒体过多的现象。遗传性 ChRCC 见于 Birt-Hogg-Dube 综合征（Birt-Hogg-Dube syndrome，BHD），是一种常染色体显性遗传疾病。在 BHD 综合征家族中发现了 BHD 或 foll-liculin 基因的种系突变，并将其定位到染色体 17p11.2[86, 87]。LOH、移码或错义突变使 BHD 基因失活，降低 BHD mRNA 水平和卵泡蛋白表达[88, 89]。卵泡蛋白的功能尚未完全阐明，但研究表明，卵泡蛋白在 mTORC1 调节中发挥作用[90, 91]。肾脏特异性 BHD 基因敲除小鼠科发生多囊肾，Akt-mTOR 信号通路上调，提示 BHD 丢失和肾癌发生之间存在联系[90, 91]。线粒体 DNA 中的体细胞突变很常见。TP53 和 PTEN 经常发生突变，在 ChRCC 中发生的比例分别是 32% 和 9%。在 10% 的 ChRCC 病例中发现 TERT 启动子区域内的复发性 DNA 重排断点[92]，不同于点突变在各种恶性肿瘤中观察到 TERT，这与 TERT 高表达和 kataegis 的表现相关，代表了这些肿瘤中 TERT 表达增加的机制。据描述，转移性 ChRCC 的特征是 TP53 突变（58%）、PTEN 突变（24%）和染色体重复不平衡（imbalanced chromosome duplication，ICD）（25%），表明这些基因组变化与 ChRCC 的转移进化有关[26]。

超过 93% 的 ChRCC 中发现了 2 号、6 号、10 号、13 号、17 号和 21 号染色体的缺失，而 RO 不具备这些特征，因此可用于区分两种肿瘤类型。嗜酸性细胞型 ChRCC 可能具有较少的遗传损失[93-95]。

（七）罕见的肾脏肿瘤

比较肉瘤样肾细胞癌与邻近上皮肾细胞癌的早期研究表明，TP53 失活是唯一的复发性遗传事件[96, 97]。近期研究中发现组合复发性体细胞事件包括 TP53、BAP1、ARID1A、PTEN、CDKN2A 和 NF2 的突变[98, 99]。

未分类的肾细胞癌是一系列具有低频、混合特征，异质性临床结局，尚未识别 / 确诊的肾癌[100, 101]。先前对 62 个侵袭性 uRCC 的综合分子特征进行的研究表明，存在 NF2（18%）、SETD2（18%）、BAP1（13%）、KMT2C（10%）和 MTOR（8%）复发性突变，以及 NF2 中的通路改变 /Hippo（26%）、MOTRC1（21%）和染色质 /DNA 损伤（21%）[26]。CDC 的基因组学确定了 NF2、SETD2、SMARCB1、FH 和 CDKN2A 的反复突变[102]。MRC 显示 SMARCB1/INI1 肿瘤抑制蛋白的核染色丢失[103]，这是由杂合性和平衡易位[104]、丢失[105] 或双等位基因丢失[105]造成的。TFE3 或 TEFB 易位相关肾细胞癌被描述为具有多个易位基因，包括 SFPQ、ASPSCR1、PRCC、NONO、CLTC、KSHRP 和 LUC7L3[106, 107]。

后肾腺瘤在 7 号、17 号、X 或 Y 染色体并未报道异常[108-110]，但发现了 19 号染色体获得和 2 号染色体缺失[109, 111, 112]。发现了 BRAF 基因中的激活错义突变，这可能是后肾腺瘤特异的[112, 113]。BRAF 基因位于 7q34，除了在 PRCC 中，没有在其他肾细胞癌亚型中检测到 BRAF 突变[113, 114]。与 ChRCC 类似，BHD 综合征使受影响的个体易患 RO，而在散发病例中很少发现 BHD 突变[115]。RO 的其他遗传改变特征是染色体 1 号、14 号和 Y 的丢失，以及 11q13 染色体重排[116]。CCND1基因的重排与 11q13 的易位有关[116, 117]。已经报道了 RO 中存在 11q13 重排及细胞周期蛋白 D1（CCDN1 基因的蛋白质产物）过表达。细胞周期蛋白 D1 参与 G_1～S 期细胞周期的调节，在 B 细胞淋巴瘤、乳腺癌和鳞状细胞癌等少数肿瘤中过度表达[118]。细胞周期蛋白 D1 的失调可能导致细胞过度增殖，导致 RO 形成[25]。

恶性潜能低的多房囊性肾肿瘤与 CCRCC 基因相关[119]，分别与 74% 和 25% 的肿瘤中的染色体 3p 缺失和 VHL 突变相关[120, 121]。对于 MiT-TRCC，Xp11 易位和 t（6；11）RCC 的特征是 MiT 转录因子 TFE3 和 TFEB[122]（图 12-8）的重排。Xp11/TFEB TRCC 是通过在福尔马林固定石蜡包埋标本中利用 TFE3/TFEB 免疫组化或分离的 TFE3/TFEB 荧光原位杂交来诊断的[123-127]。研究表明，反转录酶 - 聚合酶链反应是一种高度敏感和特异的方法，可用于 FFPE 组织诊断 Xp11 TRCC[128]。最近的另一项研究表明，TFEB 扩增的肾细胞癌伴或不伴 TFEB 易位，其临床特征是具有侵袭性，形态多变，异常表达黑色素细胞标记，以及高频率 TFEB 免疫组化阳性[129]。

TCRCC 表现为 7 号和 17 号染色体增加而 Y 染色体丢失，提示与 PRCC 相似[29]。

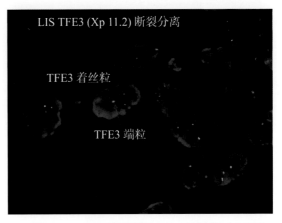

▲ 图 12-8　MiT 转录因子 TFE3 的重排（FISH）

获得性囊性疾病相关肾细胞癌显示出 3 号、16 号和 Y 染色体增益的高患病率，与可能存在形态学和免疫组化重叠的 PRCC 不同[29]。

CPRCC 通常缺乏 CCRCC/PRCC 中观察到的基因组改变，它缺乏 3p 缺失、VHL 突变、VHL 启动子高甲基化和 7 号或 17 号染色体的增益[130, 131]；之前的研究没有通过比较基因组杂交检测到染色体失衡[132]。

SDH 缺陷型肾细胞癌被描述为以下 SDH 基因之一具有种系突变：*SDHA*、*SDHB*（最常见）、*SDHC* 或 *SDHD*。常染色体 SDH 基因编码的蛋白质在线粒体内膜组装形成线粒体复合物[133]。SDH 缺陷型肾细胞癌中定义的分子异常是 SDH 基因之一的双重打击失活，最常见的是 *SDHB*[29]。

HLRCC 患者发生遗传性平滑肌瘤病相关肾细胞癌综合征，这是一种常染色体显性遗传病，与染色体 1q42.3—q43 的 FH 种系突变相关；因此，诊断种系 FH 突变的存在证实了这一点。在这些肿瘤中，氧化磷酸化受损；因此，肿瘤细胞表现出代谢转向有氧糖酵解。在 FH 缺乏的情况下，富马酸盐增加并成为癌代谢物。富马酸增加会损害 HIF 脯氨酰羟化酶，这导致 HIF1α 水平升高[17]。

参考文献

[1] Reuter VE, Argani P, Zhou M, Delahunt B. Best practices recommendations in the application of immunohistochemistry in the kidney tumors: report from the International Society of Urologic Pathology consensus conference. Am J Surg Pathol. 2014;38(8):e35–49.

[2] Herrera GA, Turbat-Herrera EA. Ancillary diagnostic techniques in the evaluation of adult epithelial renal neoplasms: indications, caveats, and pitfalls. Appl Immunohistochem Mol Morphol. 2014;22(2):77–98.

[3] Kuroda N, Tanaka A, Ohe C, Nagashima Y. Recent advances of immunohistochemistry for diagnosis of renal tumors. Pathol Int. 2013;63(8):381–90.

[4] Ozcan A, de la Roza G, Ro JY, Shen SS, Truong LD. PAX2 and PAX8 expression in primary and metastatic renal tumors: a comprehensive comparison. Arch Pathol Lab Med. 2012;136(12):1541–51.

[5] Ordonez NG. Value of PAX2 immunostaining in tumor diagnosis: a review and update. Adv Anat Pathol. 2012;19(6):401–9.

[6] Tickoo SK, Chen YB, Zynger DL. Biopsy interpretation of the kidney and adrenal gland. Philadelphia: Wolters Kluwer; 2015.

[7] Bing Z, Lal P, Lu S, Ziober A, Tomaszewski JE. Role of carbonic anhydrase IX, alpha-methylacyl coenzyme a racemase, cytokeratin 7, and galectin-3 in the evaluation of renal neoplasms: a tissue microarray immunohistochemical study. Ann Diagn Pathol. 2013;17(1):58–62.

[8] Rohan SM, Xiao Y, Liang Y, Dudas ME, Al-Ahmadie HA, Fine SW, et al. Clear-cell papillary renal cell carcinoma: molecular and immunohistochemical analysis with emphasis on the von Hippel-Lindau gene and hypoxia-inducible factor pathway-related proteins. Mod Pathol. 2011;24(9):1207–20. https://doi.org/10.1038/modpathol.2011.80.

[9] Williamson SR, Eble JN, Cheng L, Grignon DJ. Clear cell papillary renal cell carcinoma: differential diagnosis and extended immunohistochemical profile. Mod Pathol. 2013;26(5):697–708. https://doi.org/10.1038/modpathol.2012.204.

[10] Skinnider BF, Folpe AL, Hennigar RA, Lim SD, Cohen C, Tamboli P, et al. Distribution of cytokeratins and vimentin in adult renal neoplasms and normal renal tissue: potential utility of a cytokeratin antibody panel in the differential diagnosis of renal tumors. Am J Surg Pathol. 2005;29(6):747–54.

[11] Al-Ahmadie HA, Alden D, Qin LX, Olgac S, Fine SW, Gopalan A, et al. Carbonic anhydrase IX expression in clear cell renal cell carcinoma: an immunohistochemical study comparing 2 antibodies. Am J Surg Pathol. 2008 Mar;32(3):377–82. https://doi.org/10.1097/ PAS.0b013e3181570343.

[12] Zhou M, Roma A, Magi-Galluzzi C. The usefulness of immunohistochemical markers in the differential diagnosis of renal neoplasms. Clin Lab Med. 2005;25(2):247–57.

[13] Turner AJ, Tanzawa K. Mammalian membrane metallopeptidases: NEP, ECE, KELL, and PEX. FASEB J. 1997;11(5):355–64.

[14] Avery AK, Beckstead J, Renshaw AA, Corless CL. Use of antibodies to RCC and CD10 in the differential diagnosis of renal neoplasms. Am J Surg Pathol. 2000;24(2):203–10.

[15] Tan PH, Cheng L, Rioux-Leclercq N, Merino MJ, Netto G, Reuter VE, et al. ISUP renal tumor panel. Renal tumors: diagnostic and prognostic biomarkers. Am J Surg Pathol. 2013;37(10):1518–31. https://doi. org/10.1097/PAS.0b013e318299f12e.

[16] Delahunt B, Egevad L, Montironi R, Srigley JR. International Society of Urological Pathology (ISUP) consensus conference on renal neoplasia: rationale and organization. Am J Surg Pathol. 2013;37(10):1463–8. https://doi.org/10.1097/PAS.0b013e318299f14a.

[17] Moch H, Cubilla AL, Humphrey PA, Reuter VE, Ulbright TM. The 2016 WHO classification of tumours of the urinary system and male genital organs-Part A: renal, penile, and testicular tumours. Eur Urol. 2016;70(1):93–105. https://doi.org/10.1016/ j.eururo.2016.02.029.

[18] Kuehn A, Paner GP, Skinnider BF, Cohen C, Datta MW, Young AN, et al. Expression analysis of kidney-specific cadherin in a wide spectrum of traditional and newly recognized renal epithelial neoplasms: diagnostic and histogenetic implications. Am J Surg Pathol. 2007;31(10):1528–33.

[19] Srigley JR, Delahunt B, Eble JN, Egevad L, Epstein JI, Grignon D, et al. ISUP renal tumor panel. The International Society of Urological Pathology (ISUP) Vancouver classification of renal neoplasia. Am J Surg Pathol. 2013;37(10):1469–89. https://doi.org/10.1097/ PAS.0b013e318299f2d1.

[20] Karafin M, Parwani AV, Netto GJ, Illei PB, Epstein JI, Ladanyi M, Argani P. Diffuse expression of PAX2 and PAX8 in the cystic epithelium of mixed epithelial stromal tumor, angiomyolipoma with epithelial cysts, and primary renal synovial sarcoma: evidence supporting renal tubular differentiation. Am J Surg Pathol. 2011;35(9):1264–73.

[21] Tickoo SK, Alden D, Olgac S, Fine SW, Russo P, Kondagunta GV, et al. Immunohistochemical expression of hypoxia inducible factor-1alpha and its downstream molecules in sarcomatoid renal cell carcinoma. J Urol. 2007;177(4):1258–63.

[22] Leroy X, Zini L, Buob D, Ballereau C, Villers A, Aubert S. Renal cell carcinoma with rhabdoid features: an aggressive neoplasm with overexpression of p53. Arch Pathol Lab Med. 2007;131(1):102–6.

[23] Yang XJ, Zhou M, Hes O, Shen S, Li R, Lopez J, et al. Tubulocystic carcinoma of the kidney: clinicopathologic and molecular characterization.

Am J Surg Pathol. 2008;32(2):177–87. https://doi. org/10.1097/PAS.0b013e318150df1d.

[24] Kim HJ, Shen SS, Ayala AG, Ro JY, Truong LD, Alvarez K, et al. Virtual-karyotyping with SNP microarrays in morphologically challenging renal cell neoplasms: a practical and useful diagnostic modality. Am J Surg Pathol. 2009;33(9):1276–86. https://doi. org/10.1097/ PAS.0b013e3181a2aa36.

[25] Yap NY, Rajandram R, Ng KL, Pailoor J, Fadzli A, Gobe GC. Genetic and chromosomal aberrations and their clinical significance in renal neoplasms. Biomed Res Int. 2015;2015:476508. https://doi. org/10.1155/2015/476508.

[26] Hsieh JJ, Le V, Cao D, Cheng EH, Creighton CJ. Genomic classifications of renal cell carcinoma: a critical step towards the future application of personalized kidney cancer care with pan-omics precision. J Pathol. 2018;244(5):525–37. https://doi. org/10.1002/path.5022.

[27] Molina AM, Motzer RJ. Clinical practice guidelines for the treatment of metastatic renal cell carcinoma: today and tomorrow. Oncologist. 2011;16(Suppl 2):45–50. https://doi.org/10.1634/ theoncologist.2011–S2–45.

[28] Frampton GM, Fichtenholtz A, Otto GA, Wang K, Downing SR, He J, et al. Development and validation of a clinical cancer genomic profiling test based on massively parallel DNA sequencing. Nat Biotechnol. 2013;31(11):1023–31. https://doi.org/10.1038/nbt.2696.

[29] Inamura K. Renal cell tumors: understanding their molecular pathological epidemiology and the 2016 WHO classification. Int J Mol Sci. 2017;18(10):pii: E2195. https://doi.org/10.3390/ ijms18102195.

[30] Hsieh JJ, Manley BJ, Khan N, Gao J, Carlo MI, Cheng EH. Overcome tumor heterogeneity-imposed therapeutic barriers through convergent genomic biomarker discovery: a braided cancer river model of kidney cancer. Semin Cell Dev Biol. 2017;64:98–106. https://doi. org/10.1016/j.semcdb.2016.09.002.

[31] Hsieh JJ, Purdue MP, Signoretti S, Swanton C, Albiges L, Schmidinger M, et al. Renal cell carcinoma. Nat Rev Dis Primers. 2017;3:17009. https://doi.org/10.1038/nrdp.2017.9.

[32] Gerlinger M, Horswell S, Larkin J, Rowan AJ, Salm MP, Varela I, et al. Genomic architecture and evolution of clear cell renal cell carcinomas defined by multiregion sequencing. Nat Genet. 2014;46(3):225–33. https://doi.org/10.1038/ng.2891.

[33] Gulati S, Martinez P, Joshi T, Birkbak NJ, Santos CR, Rowan AJ, et al. Systematic evaluation of the prognostic impact and intratumour heterogeneity of clear cell renal cell carcinoma biomarkers. Eur Urol. 2014;66(5):936–48. https://doi.org/10.1016/ j.eururo.2014.06.053.

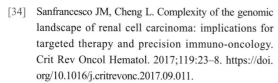

[34] Sanfrancesco JM, Cheng L. Complexity of the genomic landscape of renal cell carcinoma: implications for targeted therapy and precision immuno-oncology. Crit Rev Oncol Hematol. 2017;119:23–8. https://doi. org/10.1016/j.critrevonc.2017.09.011.

[35] Andor N, Graham TA, Jansen M, Xia LC, Aktipis CA, Petritsch C, et al. Pan-cancer analysis of the extent and consequences of intratumor heterogeneity. Nat Med. 2016;22(1):105–13. https://doi.org/10.1038/nm.3984.

[36] Abbosh C, Birkbak NJ, Wilson GA, Jamal-Hanjani M, Constantin T, Salari R, et al. TRACERx consortium; PEACE consortium. Phylogenetic ctDNA analysis depicts early-stage lung cancer evolution. Nature. 2017;545(7655):446–51. https://doi.org/10.1038/nature22364.

[37] Wan JCM, Massie C, Garcia-Corbacho J, Mouliere F, Brenton JD, Caldas C, et al. Liquid biopsies come of age: towards implementation of circulating tumour DNA. Nat Rev Cancer. 2017;17(4):223–38. https://doi.org/10.1038/nrc.2017.7.

[38] Morris MR, Latif F. The epigenetic landscape of renal cancer. Nat Rev Nephrol. 2017;13(1):47–60. https://doi.org/10.1038/nrneph.2016.168.

[39] Forbes SA, Beare D, Gunasekaran P, Leung K, Bindal N, Boutselakis H, et al. COSMIC: exploring the world's knowledge of somatic mutations in human cancer. Nucleic Acids Res. 2015;43(Database issue):D805–11. https://doi.org/10.1093/nar/gku1075.

[40] Cancer Genome Atlas Research Network. Comprehensive molecular characterization of clear cell renal cell carcinoma. Nature. 2013;499(7456):43–9. https://doi.org/10.1038/nature12222.

[41] Gebauer K, Peters I, Dubrowinskaja N, Hennenlotter J, Abbas M, Scherer R, et al. Hsa-mir- 124– 3 CpG island methylation is associated with advanced tumours and disease recurrence of patients with clear cell renal cell carcinoma. Br J Cancer. 2013;108(1):131–8. https:// doi.org/10.1038/bjc.2012.537.

[42] Du M, Lu D, Wang Q, Chu H, Tong N, Pan X, et al. Genetic variations in microRNAs and the risk and survival of renal cell cancer. Carcinogenesis. 2014;35(7):1629–35. https://doi.org/10.1093/carcin/bgu082.

[43] Wu MK, Sabbaghian N, Xu B, Addidou-Kalucki S, Bernard C, Zou D, et al. Biallelic DICER1 mutations occur in Wilms tumours. J Pathol. 2013;230(2):154–64. https://doi.org/10.1002/path.4196.

[44] Chen Y, Gao DY, Huang L. In vivo delivery of miRNAs for cancer therapy: challenges and strategies. Adv Drug Deliv Rev. 2015;81:128–41.

[45] Hakimi AA, Reznik E, Lee CH, Creighton CJ, Brannon AR, Luna A, et al. An integrated metabolic atlas of clear cell renal cell carcinoma. Cancer

Cell. 2016;29(1):104–16. https://doi. org/10.1016/j.ccell.2015.12.004.

[46] Richard S, Gardie B, Couvé S, Gad S. Von Hippel-Lindau: how a rare disease illuminates cancer biology. Semin Cancer Biol. 2013;23(1):26–37. https://doi.org/10.1016/j. semcancer.2012.05.005.

[47] Friedrich CA. Von Hippel-Lindau syndrome. A pleomorphic condition. Cancer. 1999;86(11 Suppl):2478–82.

[48] Kim WY, Kaelin WG. Role of VHL gene mutation in human cancer. J Clin Oncol. 2004;22(24):4991–5004.

[49] Bodmer D, Eleveld MJ, Ligtenberg MJ, Weterman MA, Janssen BA, Smeets DF, et al. An alternative route for multistep tumorigenesis in a novel case of hereditary renal cell cancer and a t(2;3)(q35;q21) chromosome translocation. Am J Hum Genet. 1998;62(6):1475–83.

[50] Moch H, Schraml P, Bubendorf L, Richter J, Gasser TC, Mihatsch MJ, Sauter G. Intratumoral heterogeneity of von Hippel-Lindau gene deletions in renal cell carcinoma detected by fluorescence in situ hybridization. Cancer Res. 1998;58(11):2304–9.

[51] Martinez A, Fullwood P, Kondo K, Kishida T, Yao M, Maher ER, Latif F. Role of chromosome 3p12– p21 tumour suppressor genes in clear cell renal cell carcinoma: analysis of VHL dependent and VHL independent pathways of tumorigenesis. Mol Pathol. 2000;53(3):137–44.

[52] Sükösd F, Kuroda N, Beothe T, Kaur AP, Kovacs G. Deletion of chromosome 3p14.2–p25 involving the VHL and FHIT genes in conventional renal cell carcinoma. Cancer Res. 2003;63(2):455–7.

[53] Singh RB, Amare Kadam PS. Investigation of tumor suppressor genes apart from VHL on 3p by deletion mapping in sporadic clear cell renal cell carcinoma (cRCC). Urol Oncol. 2013;31(7):1333–42. https://doi.org/10.1016/j.urolonc.2011.08.012.

[54] Shridhar V, Wang L, Rosati R, Paradee W, Shridhar R, Mullins C, et al. Frequent breakpoints in the region surrounding FRA3B in sporadic renal cell carcinomas. Oncogene. 1997;14(11):1269–77.

[55] Karras JR, Paisie CA, Huebner K. Replicative stress and the FHIT gene: roles in tumor suppression, genome stability and prevention of carcinogenesis. Cancers (Basel). 2014;6(2):1208–19. https://doi.org/10.3390/cancers6021208.

[56] Ramp U, Caliskan E, Ebert T, Karagiannidis C, Willers R, Gabbert HE, Gerharz CD. FHIT expression in clear cell renal carcinomas: versatility of protein levels and correlation with survival. J Pathol. 2002;196(4):430–6.

[57] Eyzaguirre EJ, Miettinen M, Norris BA, Gatalica Z. Different immunohistochemical patterns of Fhit protein expression in renal neoplasms. Mod Pathol.

1999;12(10):979–83.

[58] Varela I, Tarpey P, Raine K, Huang D, Ong CK, Stephens P, et al. Exome sequencing identifies frequent mutation of the SWI/SNF complex gene PBRM1 in renal carcinoma. Nature. 2011;469(7331):539–42. https://doi.org/10.1038/nature09639.

[59] Gossage L, Murtaza M, Slatter AF, Lichtenstein CP, Warren A, Haynes B, et al. Clinical and pathological impact of VHL, PBRM1, BAP1, SETD2, KDM6A, and JARID1c in clear cell renal cell carcinoma. Genes Chromosomes Cancer. 2014;53(1):38–51.

[60] Kapur P, Peña-Llopis S, Christie A, Zhrebker L, Pavía-Jiménez A, Rathmell WK, et al. Effects on survival of BAP1 and PBRM1 mutations in sporadic clear-cell renal-cell carcinoma: a retrospective analysis with independent validation. Lancet Oncol. 2013;14(2):159–67. https:// doi.org/10.1016/S1470–2045(12)70584–3.

[61] Nagao K, Yoshihiro S, Matsuyama H, Yamaguchi S, Oba K, Naito K. Clinical significance of allelic loss of chromosome region 5q22.3 approximately q23.2 in nonpapillary renal cell carcinoma. Cancer Genet Cytogenet. 2002;136(1):23–30.

[62] Nagao K, Yamaguchi S, Matsuyama H, Korenaga Y, Hirata H, Yoshihiro S, et al. Allelic loss of 3p25 associated with alterations of 5q22.3~q23.2 may affect the prognosis of conventional renal cell carcinoma. Cancer Genet Cytogenet. 2005;160(1):43–8.

[63] Gunawan B, Huber W, Holtrup M, von Heydebreck A, Efferth T, Poustka A, et al. Prognostic impacts of cytogenetic findings in clear cell renal cell carcinoma: gain of 5q31-qter predicts a distinct clinical phenotype with favorable prognosis. Cancer Res. 2001;61(21):7731–8.

[64] Presti JC Jr, Wilhelm M, Reuter V, Russo P, Motzer R, Waldman F. Allelic loss on chromosomes 8 and 9 correlates with clinical outcome in locally advanced clear cell carcinoma of the kidney. J Urol. 2002;167(3):1464–8.

[65] Schullerus D, Herbers J, Chudek J, Kanamaru H, Kovacs G. Loss of heterozygosity at chromosomes 8p, 9p, and 14q is associated with stage and grade of non-papillary renal cell carcinomas. J Pathol. 1997;183(2):151–5.

[66] Brunelli M, Eble JN, Zhang S, Martignoni G, Cheng L. Gains of chromosomes 7, 17, 12, 16, and 20 and loss of Y occur early in the evolution of papillary renal cell neoplasia: a fluorescent in situ hybridization study. Mod Pathol. 2003;16(10):1053–9.

[67] Balint I, Szponar A, Jauch A, Kovacs G. Trisomy 7 and 17 mark papillary renal cell tumours irrespectively of variation of the phenotype. J Clin Pathol. 2009;62(10):892–5. https://doi. org/10.1136/jcp.2009.066423.

[68] Amare Kadam PS, Varghese C, Bharde SH, Narasimhamoorthy NK, Desai S, Advani SH, et al. Proliferating cell nuclear antigen and epidermal growth factor receptor (EGFr) status in renal cell carcinoma patients with polysomy of chromosome 7. Cancer Genet Cytogenet. 2001;125(2):139–46.

[69] Pailoor J, Rajandram R, Yap NY, Ng KL, Wang Z, Iyengar KR. Chromosome 7 aneuploidy in clear cell and papillary renal cell carcinoma: detection using silver in situ hybridization technique. Indian J Pathol Microbiol. 2013;56(2):98–102. https://doi. org/10.4103/0377–4929.118688.

[70] Klatte T, Pantuck AJ, Said JW, Seligson DB, Rao NP, LaRochelle JC, et al. Cytogenetic and molecular tumor profiling for type 1 and type 2 papillary renal cell carcinoma. Clin Cancer Res. 2009;15(4):1162–9. https://doi.org/10.1158/1078–0432.CCR-08–1229.

[71] Fischer J, Palmedo G, von Knobloch R, Bugert P, Prayer-Galetti T, Pagano F, Kovacs G. Duplication and overexpression of the mutant allele of the MET proto-oncogene in multiple hereditary papillary renal cell tumours. Oncogene. 1998;17(6):733–9.

[72] Zhuang Z, Park WS, Pack S, Schmidt L, Vortmeyer AO, Pak E, et al. Trisomy 7–harbouring non-random duplication of the mutant MET allele in hereditary papillary renal carcinomas. Nat Genet. 1998;20(1):66–9.

[73] Salvi A, Marchina E, Benetti A, Grigolato P, De Petro G, Barlati S. Germline and somatic c-met mutations in multifocal/bilateral and sporadic papillary renal carcinomas of selected patients. Int J Oncol. 2008;33(2):271–6.

[74] Lubensky IA, Schmidt L, Zhuang Z, Weirich G, Pack S, Zambrano N, et al. Hereditary and sporadic papillary renal carcinomas with c-met mutations share a distinct morphological phenotype. Am J Pathol. 1999;155(2):517–26.

[75] Organ SL, Tsao MS. An overview of the c-MET signaling pathway. Ther Adv Med Oncol. 2011;3(1 Suppl):S7–S19. https://doi.org/10.1177/1758834011422556.

[76] Sweeney P, El-Naggar AK, Lin SH, Pisters LL. Biological significance of c-met over expression in papillary renal cell carcinoma. J Urol. 2002;168(1):51–5.

[77] Toro JR, Nickerson ML, Wei MH, Warren MB, Glenn GM, Turner ML, et al. Mutations in the fumarate hydratase gene cause hereditary leiomyomatosis and renal cell cancer in families in North America. Am J Hum Genet. 2003;73(1):95–106.

[78] Smit DL, Mensenkamp AR, Badeloe S, Breuning MH, Simon ME, van Spaendonck KY, et al. Hereditary leiomyomatosis and renal cell cancer in families referred for fumarate hydratase germline mutation analysis. Clin Genet. 2011;79(1):49–59. https://doi. org/10.1111/j.1399–0004.2010.01486.x.

157

[79] Gardie B, Remenieras A, Kattygnarath D, Bombled J, Lefèvre S, Perrier-Trudova V, et al. French National Cancer Institute "Inherited predisposition to kidney cancer" network. Novel FH mutations in families with hereditary leiomyomatosis and renal cell cancer (HLRCC) and patients with isolated type 2 papillary renal cell carcinoma. J Med Genet. 2011;48(4):226–34. https://doi.org/10.1136/jmg.2010.085068.

[80] Isaacs JS, Jung YJ, Mole DR, Lee S, Torres-Cabala C, Chung YL, et al. HIF overexpression correlates with biallelic loss of fumarate hydratase in renal cancer: novel role of fumarate in regulation of HIF stability. Cancer Cell. 2005;8(2):143–53.

[81] Kiuru M, Lehtonen R, Arola J, Salovaara R, Järvinen H, Aittomäki K, et al. Few FH mutations in sporadic counterparts of tumor types observed in hereditary leiomyomatosis and renal cell cancer families. Cancer Res. 2002;62(16):4554–7.

[82] Brunelli M, Gobbo S, Cossu-Rocca P, Cheng L, Hes O, Delahunt B, et al. Chromosomal gains in the sarcomatoid transformation of chromophobe renal cell carcinoma. Mod Pathol. 2007;20(3):303–9.

[83] Kovacs G, Fuzesi L, Emanual A, Kung HF. Cytogenetics of papillary renal cell tumors. Genes Chromosomes Cancer. 1991;3(4):249–55.

[84] Kovac M, Navas C, Horswell S, Salm M, Bardella C, Rowan A, et al. Recurrent chromosomal gains and heterogeneous driver mutations characterise papillary renal cancer evolution. Nat Commun. 2015;6:6336. https://doi.org/10.1038/ncomms7336.

[85] Jaramillo MC, Zhang DD. The emerging role of the Nrf2–Keap1 signaling pathway in cancer. Genes Dev. 2013;27(20):2179–91. https://doi.org/10.1101/gad.225680.113.

[86] Schmidt LS, Nickerson ML, Warren MB, Glenn GM, Toro JR, Merino MJ, et al. Germline BHD-mutation spectrum and phenotype analysis of a large cohort of families with Birt-Hogg- Dube syndrome. Am J Hum Genet. 2005;76(6):1023–33.

[87] Nickerson ML, Warren MB, Toro JR, Matrosova V, Glenn G, Turner ML, et al. Mutations in a novel gene lead to kidney tumors, lung wall defects, and benign tumors of the hair follicle in patients with the Birt-Hogg-Dube syndrome. Cancer Cell. 2002;2(2):157–64.

[88] Warren MB, Torres-Cabala CA, Turner ML, Merino MJ, Matrosova VY, Nickerson ML, et al. Expression of Birt-Hogg-Dube gene mRNA in normal and neoplastic human tissues. Mod Pathol. 2004;17(8):998–1011.

[89] Vocke CD, Yang Y, Pavlovich CP, Schmidt LS, Nickerson ML, Torres-Cabala CA, et al. High frequency of somatic frameshift BHD gene mutations in Birt-Hogg-Dube-associated renal tumors. J Natl Cancer Inst. 2005;97(12):931–5.

[90] Chen J, Futami K, Petillo D, Peng J, Wang P, Knol J, et al. Deficiency of FLCN in mouse kidney led to development of polycystic kidneys and renal neoplasia. PLoS One. 2008;3(10):e3581. https://doi.org/10.1371/journal.pone.0003581.

[91] Baba M, Furihata M, Hong SB, Tessarollo L, Haines DC, Southon E, et al. Kidney-targeted Birt-Hogg-Dube gene inactivation in a mouse model: Erk1/2 and Akt-mTOR activation, cell hyperproliferation, and polycystic kidneys. J Natl Cancer Inst. 2008;100(2):140–54. https:// doi.org/10.1093/jnci/djm288.

[92] Davis CF, Ricketts CJ, Wang M, Yang L, Cherniack AD, Shen H, et al. The somatic genomic landscape of chromophobe renal cell carcinoma. Cancer Cell. 2014;26(3):319–30. https:// doi.org/10.1016/j.ccr.2014.07.014.

[93] Brunelli M, Delahunt B, Gobbo S, Tardanico R, Eccher A, Bersani S, et al. Diagnostic usefulness of fluorescent cytogenetics in differentiating chromophobe renal cell carcinoma from renal oncocytoma: a validation study combining metaphase and interphase analyses. Am J Clin Pathol. 2010;133(1):116–26. https://doi.org/10.1309/AJCPSATJTKBI6J4N.

[94] Yusenko MV, Kuiper RP, Boethe T, Ljungberg B, van Kessel AG, Kovacs G. High-resolution DNA copy number and gene expression analyses distinguish chromophobe renal cell carcinomas and renal oncocytomas. BMC Cancer. 2009;9:152. https://doi.org/10.1186/1471–2407–9–152.

[95] Tan MH, Wong CF, Tan HL, Yang XJ, Ditlev J, Matsuda D, et al. Genomic expression and single-nucleotide polymorphism profiling discriminates chromophobe renal cell carcinoma and oncocytoma. BMC Cancer. 2010;10:196. https://doi.org/10.1186/1471–2407–10–196.

[96] Jones TD, Eble JN, Wang M, Maclennan GT, Jain S, Cheng L. Clonal divergence and genetic heterogeneity in clear cell renal cell carcinomas with sarcomatoid transformation. Cancer. 2005;104(6):1195–203.

[97] Manley BJ, Hsieh JJ. Sarcomatoid renal cell carcinoma: genomic insights from sequencing of matched sarcomatous and carcinomatous components. Transl Cancer Res. 2016;5(Suppl 2):S160–5. https://doi.org/10.21037/tcr.2016.07.30.

[98] Bi M, Zhao S, Said JW, Merino MJ, Adeniran AJ, Xie Z, et al. Genomic characterization of sarcomatoid transformation in clear cell renal cell carcinoma. Proc Natl Acad Sci U S A. 2016;113(8):2170–5. https://doi.org/10.1073/pnas.1525735113.

[99] Malouf GG, Ali SM, Wang K, Balasubramanian S, Ross JS, Miller VA, et al. Genomic characterization of renal cell carcinoma with sarcomatoid dedifferentiation pinpoints recurrent genomic

alterations. Eur Urol. 2016;70(2):348–57. https://doi. org/10.1016/j. eururo.2016.01.051.

[100] Zisman A, Chao DH, Pantuck AJ, Kim HJ, Wieder JA, Figlin RA, et al. Unclassified renal cell carcinoma: clinical features and prognostic impact of a new histological subtype. J Urol. 2002;168(3):950–5.

[101] Crispen PL, Tabidian MR, Allmer C, Lohse CM, Breau RH, Blute ML, et al. Unclassified renal cell carcinoma: impact on survival following nephrectomy. Urology. 2010;76(3):580–6. https:// doi.org/10.1016/j.urology.2009.12.037.

[102] Pal SK, Choueiri TK, Wang K, Khaira D, Karam JA, Van Allen E, et al. Characterization of clinical cases of collecting duct carcinoma of the kidney assessed by comprehensive genomic profiling. Eur Urol. 2016;70(3):516–21. https://doi.org/10.1016/ j.eururo.2015.06.019.

[103] Lopez-Beltran A, Cheng L, Raspollini MR, Montironi R. SMARCB1/INI1 genetic alterations in renal medullary carcinomas. Eur Urol. 2016;69(6):1062–4. https://doi.org/10.1016/j. eururo.2016.01.002.

[104] Calderaro J, Masliah-Planchon J, Richer W, Maillot L, Maille P, Mansuy L, et al. Balanced translocations disrupting SMARCB1 are hallmark recurrent genetic alterations in renal medullary carcinomas. Eur Urol. 2016;69(6):1055–61. https://doi.org/10.1016/j. eururo.2015.09.027.

[105] Carlo MI, Chaim J, Patil S, Kemel Y, Schram AM, Woo K, et al. Genomic characterization of renal medullary carcinoma and treatment outcomes. Clin Genitourin Cancer. 2017;15(6):e987–94. https://doi. org/10.1016/j.clgc.2017.04.012.

[106] Kauffman EC, Ricketts CJ, Rais-Bahrami S, Yang Y, Merino MJ, Bottaro DP, et al. Molecular genetics and cellular features of TFE3 and TFEB fusion kidney cancers. Nat Rev Urol. 2014;11(8):465–75. https://doi.org/10.1038/nrurol.2014.162.

[107] Malouf GG, Su X, Yao H, Gao J, Xiong L, He Q, et al. Next-generation sequencing of translocation renal cell carcinoma reveals novel RNA splicing partners and frequent mutations of chromatin-remodeling genes. Clin Cancer Res. 2014;20(15):4129–40. https://doi. org/10.1158/1078–0432.CCR-13–3036.

[108] Szponar A, Yusenko MV, Kovacs G. High-resolution array CGH of metanephric adenomas: lack of DNA copy number changes. Histopathology. 2010;56(2):212–6. https://doi. org/10.1111/j.1365–2559.2009.03473.x.

[109] Pan CC, Epstein JI. Detection of chromosome copy number alterations in metanephric adenomas by array comparative genomic hybridization. Mod Pathol. 2010;23(12):1634–40. https://doi. org/10.1038/modpathol.2010.162.

[110] Brunelli M, Eble JN, Zhang S, Martignoni G,

Cheng L. Metanephric adenoma lacks the gains of chromosomes 7 and 17 and loss of Y that are typical of papillary renal cell carcinoma and papillary adenoma. Mod Pathol. 2003;16(10):1060–3.

[111] Stumm M, Koch A, Wieacker PF, Phillip C, Steinbach F, Allhoff EP, et al. Partial monosomy 2p as the single chromosomal anomaly in a case of renal metanephric adenoma. Cancer Genet Cytogenet. 1999;115(1):82–5.

[112] Dadone B, Ambrosetti D, Carpentier X, Duranton-Tanneur V, Burel-Vandenbos F, Amiel J, Pedeutour F. A renal metanephric adenoma showing both a 2p16e24 deletion and BRAF V600E mutation: a synergistic role for a tumor suppressor gene on chromosome 2p and BRAF activation? Cancer Genet. 2013;206(9–10):347–52.

[113] Choueiri TK, Cheville J, Palescandolo E, Fay AP, Kantoff PW, Atkins MB, et al. BRAF mutations in metanephric adenoma of the kidney. Eur Urol. 2012;62(5):917–22. https://doi. org/10.1016/ j.eururo.2012.05.051.

[114] Gattenlöhner S, Etschmann B, Riedmiller H, Müller-Hermelink HK. Lack of KRAS and BRAF mutation in renal cell carcinoma. Eur Urol. 2009;55(6):1490–1. https://doi. org/10.1016/j.eururo.2009.02.024.

[115] Nagy A, Zoubakov D, Stupar Z, Kovacs G. Lack of mutation of the folliculin gene in sporadic chromophobe renal cell carcinoma and renal oncocytoma. Int J Cancer. 2004;109(3):472–5.

[116] Jhang JS, Narayan G, Murty VV, Mansukhani MM. Renal oncocytomas with 11q13 rearrangements: cytogenetic, molecular, and immunohistochemical analysis of cyclin D1. Cancer Genet Cytogenet. 2004;149(2):114–9.

[117] Sukov WR, Ketterling RP, Lager DJ, Carlson AW, Sinnwell JP, Chow GK, et al. CCND1 rearrangements and cyclin D1 overexpression in renal oncocytomas: frequency, clinicopathologic features, and utility in differentiation from chromophobe renal cell carcinoma. Hum Pathol. 2009;40(9):1296–303. https://doi.org/10.1016/j.humpath.2009.01.016.

[118] Zanssen S, Gunawan B, Fuzesi L, Warburton D, Schon EA. Renal oncocytomas with rearrangements involving 11q13 contain breakpoints near CCND1. Cancer Genet Cytogenet. 2004;149(2):120–4.

[119] Williamson SR, Halat S, Eble JN, Grignon DJ, Lopez-Beltran A, Montironi R, et al. Multilocular cystic renal cell carcinoma: similarities and differences in immunoprofile compared with clear cell renal cell carcinoma. Am J Surg Pathol. 2012;36(10):1425–33.

[120] Halat S, Eble JN, Grignon DJ, Lopez-Beltran A, Montironi R, Tan P-H, et al. Multilocular cystic renal cell carcinoma is a subtype of clear cell renal cell

carcinoma. Mod Pathol. 2010;23:931.

[121] von Teichman A, Compérat E, Behnke S, Storz M, Moch H, Schraml P. VHL mutations and dysregulation of pVHL- and PTEN-controlled pathways in multilocular cystic renal cell carcinoma. Mod Pathol. 2011;24(4):571–8. https://doi.org/10.1038/modpathol.2010.222.

[122] Inamura K. Translocation renal cell carcinoma: an update on clinicopathological and molecular features. Cancers (Basel). 2017;9(9):pii: E111. https://doi.org/10.3390/cancers9090111.

[123] Argani P, Yonescu R, Morsberger L, Morris K, Netto GJ, Smith N, et al. Molecular confirmation of t(6;11)(p21;q12) renal cell carcinoma in archival paraffin-embedded material using a break-apart TFEB FISH assay expands its clinicopathologic spectrum. Am J Surg Pathol. 2012;36(10):1516–26. https://doi.org/10.1097/PAS.0b013e3182613d8f.

[124] Inamura K, Fujiwara M, Togashi Y, Nomura K, Mukai H, Fujii Y, et al. Diverse fusion patterns and heterogeneous clinicopathologic features of renal cell carcinoma with t(6;11) translocation. Am J Surg Pathol. 2012;36(1):35–42. https://doi.org/10.1097/PAS.0b013e3182293ec3.

[125] Argani P, Lal P, Hutchinson B, Lui MY, Reuter VE, Ladanyi M. Aberrant nuclear immunoreactivity for TFE3 in neoplasms with TFE3 gene fusions: a sensitive and specific immunohistochemical assay. Am J Surg Pathol. 2003;27(6):750–61.

[126] Rao Q, Williamson SR, Zhang S, Eble JN, Grignon DJ, Wang M, et al. TFE3 break-apart FISH has a higher sensitivity for Xp11.2 translocation-associated renal cell carcinoma compared with TFE3 or cathepsin K immunohistochemical staining alone: expanding the morphologic spectrum. Am J Surg Pathol. 2013;37(6):804–15. https://doi.org/10.1097/PAS.0b013e31827e17cb.

[127] Green WM, Yonescu R, Morsberger L, Morris K, Netto GJ, Epstein JI, et al. Utilization of a TFE3 break-apart FISH assay in a renal tumor consultation service. Am J Surg Pathol. 2013;37(8):1150–63. https://doi.org/10.1097/PAS.0b013e31828a69ae.

[128] Lee HJ, Shin DH, Noh GY, Kim YK, Kim A, Shin N, et al. Combination of immunohistochemistry, FISH and RT-PCR shows high incidence of Xp11 translocation RCC: comparison of three different diagnostic methods. Oncotarget. 2017;8(19):30756–65. https://doi.org/10.18632/oncotarget.16481.

[129] Argani P, Reuter VE, Zhang L, Sung YS, Ning Y, Epstein JI, et al. TFEB-amplified renal cell carcinomas: an aggressive molecular subset demonstrating variable melanocytic marker expression and morphologic heterogeneity. Am J Surg Pathol. 2016;40(11):1484–95.

[130] Aydin H, Chen L, Cheng L, Vaziri S, He H, Ganapathi R, et al. Clear cell tubulopapillary renal cell carcinoma: a study of 36 distinctive low-grade epithelial tumors of the kidney. Am J Surg Pathol. 2010;34(11):1608–21. https://doi.org/10.1097/PAS.0b013e3181f2ee0b.

[131] Gobbo S, Eble JN, Grignon DJ, Martignoni G, MacLennan GT, Shah RB, et al. Clear cell papillary renal cell carcinoma: a distinct histopathologic and molecular genetic entity. Am J Surg Pathol. 2008;32(8):1239–45.

[132] Adam J, Couturier J, Molinié V, Vieillefond A, Sibony M. Clear-cell papillary renal cell carcinoma: 24 cases of a distinct low-grade renal tumour and a comparative genomic hybridization array study of seven cases. Histopathology. 2011;58(7):1064–71. https://doi.org/10.1111/j.1365–2559.2011.03857.

[133] Gill AJ. Succinate dehydrogenase (SDH) and mitochondrial driven neoplasia. Pathology. 2012;44(4):285–92.